BREAST
RECONSTRUCTION
POST MASTECTOMY PREVENTION AND TREATMENT OF LYMPHEDEMA

乳腺癌术后
乳房再造
上 肢 淋 巴 水 肿 预 防 及 治 疗

主审　李森恺

主编　穆籣（穆兰花）

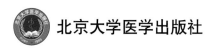
北京大学医学出版社

图书在版编目（CIP）数据

乳腺癌术后乳房再造　上肢淋巴水肿预防及治疗 / 穆蘭主编 . —北京：北京大学医学出版社，
2022.10
　　ISBN 978-7-5659-2704-1

　　Ⅰ . ①乳… 　Ⅱ . ①穆… 　　Ⅲ . ①乳房－整形外科学②上肢－淋巴水肿－防治
Ⅳ . ① R655.8 ② R551.2

　　中国版本图书馆 CIP 数据核字（2022）第 139168 号

乳腺癌术后乳房再造　上肢淋巴水肿预防及治疗

主　　编：穆　蘭（穆兰花）
出版发行：北京大学医学出版社
地　　址：（100191）北京市海淀区学院路 38 号　北京大学医学部院内
电　　话：发行部 010-82802230；图书邮购 010-82802495
网　　址：http://www.pumpress.com.cn
E - m a i l：booksale@bjmu.edu.cn
印　　刷：北京强华印刷厂
经　　销：新华书店
责任编辑：高　瑾　梁　洁　　责任校对：靳新强　　责任印制：李　啸
开　　本：889 mm×1194 mm　1/16　　印张：14.25　　字数：420 千字
版　　次：2022 年 10 月第 1 版　2022 年 10 月第 1 次印刷
书　　号：ISBN 978-7-5659-2704-1
定　　价：120.00 元

本书由

北京大学医学出版基金资助出版

主审简介

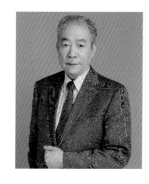

李森恺，二级教授，享受国务院颁发政府特殊津贴。

1961 年就读于中国医科大学（现北京协和医学院）。1979 年师从我国整形外科学创始人宋儒耀教授，并跟随指导老师李式瀛做临床研究工作。1982 年获硕士学位，而后至今任职于中国医学科学院整形外科医院，其间于 1986 年赴日本北里大学病院形成外科学习 1 年。从事整形美容外科临床工作 40 多年来，得益于恩师科学学术思维的传授和外科基本功的严格训练，打下了坚实的整形外科学学术功底。在对 40 余位研究生的"医、教、研"培养过程中，努力做到把老一辈的科学学术思想"二传到位"。更加注重中华传统文化的学习与传承，倡导学术民主，鼓励学术辩论，杜绝盲目的学术服从，在继承的前提下，活跃学术创新气氛。让每个人都明确认识到"教学相长""吾爱吾师，吾尤爱真理"的深远意义。

曾任中国医学科学院整形外科医院原副院长、科主任。曾任第十届、第十一届全国政协委员。

主编出版专著《尿道下裂学》《实用尿道下裂手术》《中华医学百科全书·整形美容外科学》《埋没导引缝合技术》等。

座右铭：

顺应自然，勤于创新。

生正逢时，感恩敬业。

肯再出发，永不嫌迟。

主编简介

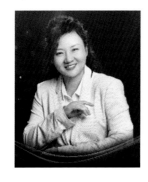

穆蘭（曾用名：穆兰花），医学博士，主任医师，博士生导师。海南医学院第二附属医院乳腺外科首席专家、整形外科特聘教授，北京大学人民医院整形美容科教授，北京大学国际医院整形美容中心教授，北京大学三级教授。

穆蘭教授于1988年毕业于中山医科大学临床医学系，获医学学士学位，同年入职中国医学科学院整形外科医院从事整形美容医、教、研、管理工作。1997年毕业于中国协和医科大学，获医学博士学位，师从凌怡淳教授和李森恺教授。先后于1999年、2000年及2009年赴比利时、美国和英国学习深造乳房整形与再造的先进理论和技术。2000年作为中国大陆第3位获得美国整形外科教育基金的学者赴美留学。擅长乳腺癌术后乳房再造修复与乳房整形美容手术、脂肪抽吸腹壁整形术、微整面部年轻化、私密整形等。发表论文100余篇，SCI论文17篇，编著学术专著30余部，团队拥有国家专利7项。主持、参与国家卫生健康委员会、国家教育部、院校基金的多项课题研究。获第七届北京青年优秀科技论文二等奖（2003）、北京市石景山区科学技术奖二等奖（2010）、北京市科学技术奖三等奖（2010）。荣获"2017敬佑生命·荣耀医者"专科精英奖、第十一届中国健康传播大使奖。海南自由贸易港C类人才、海南省卫生健康首批"银发精英"人才。

曾任中国医学科学院整形外科医院乳房整形再造中心副主任、院长助理、医教处副处长；曾任北京大学人民医院整形外科主任、医疗美容科主任；曾任北京大学国际医院整形外科主任；曾任海南省肿瘤医院整形外科主任、医疗美容科主任。主要学术兼职：海南省医疗美容旅游分会副会长、中华医学会整形外科学分会乳房整形美容学组委员、肿瘤整形学组原副组长、淋巴水肿学组原副组长；中华医学会医学美学与美容学分会乳房学组副组长；中国整形美容协会精准与数字医学分会乳房精准修复委员会原主任委员；中国医师协会美容与整形医师分会乳房亚专业委员会原副主任委员；中国女医师协会整形美容专业委员会原主任委员；中国整形美容协会美容与再生医学分会原副会长；美国显微重建外科协会（ASRM）会员；国际乳房整形再造专家组（GABR）创始专家组成员；国际美容外科协会（ISAPS）会员；*Microsurgery* 编委；*Annuls Plastic Surgery* 审稿专家；首届全球华裔整形外科医师大会创始会员。

编者名单

主　审　李森恺

主　编　穆　簡（穆兰花）

副主编　刘　岩　吴煌福　郑武平　汤鹏　钟晓捷　陈　茹

编　者　（按姓氏汉语拼音排序）

毕　晔　北京大学人民医院

曹赛赛　北京大学人民医院

曹迎明　北京大学人民医院

陈恒余　海南医学院第二附属医院

陈　茹　海南省人民医院

陈秀秀　海南医学院第二附属医院

程　琳　北京大学人民医院

郭佳佳　北京大学人民医院

何贵省　海南医学院第二附属医院

蒋曼妃　海南省肿瘤医院

李广学　北京大学人民医院

李佳旭　海南省肿瘤医院

李森恺　中国医学科学院整形外科医院

李　巍　首都医科大学附属天坛医院

刘　侠　海南省肿瘤医院

刘　淼　北京大学人民医院

刘翔宇　中国医学科学院整形外科医院

刘新梅　海口市人民医院

刘　岩　北京大学人民医院、北京积水潭医院

穆　簡　海南医学院第二附属医院、北京大学人民医院、北京和睦家医院、慈铭博鳌国际医院

潘俊博　海南医学院第二附属医院

钱幼蕾　北京世纪坛医院

宋景涌　海南省肿瘤医院

宋　韬　海南医学院第二附属医院

孙传伟　海南医学院第二附属医院

孙　洋　海南省肿瘤医院

汤　慧　北京大学人民医院

汤　鹏　海南省肿瘤医院

佟富仲　北京大学人民医院

编者名单

王　林　首都医科大学附属天坛医院
王　琳　大连市中心医院
王佩茹　海南医学院第二附属医院
王丕琳　首都医科大学附属天坛医院
王　殊　北京大学人民医院
王一方　北京大学
王　祎　中国医学科学院整形外科医院
吴煌福　海南医学院第二附属医院
谢　菲　北京大学人民医院
修　骋　海南省肿瘤医院
许艺莲　海南医学院第二附属医院
严义坪　中国医学科学院整形外科医院
杨厚圃　北京大学人民医院
杨　锴　北京大学人民医院、北京积水潭医院
叶　青　海南省肿瘤医院
臧荟然　北京大学人民医院
张沛阳　北京大学人民医院
张亚珍　海南医学院第二附属医院
张　妍　中国医学科学院整形外科医院
郑慧凝　海南省肿瘤医院
郑立平　海南医学院第一附属医院
郑武平　海南医学院第二附属医院
钟晓捷　海南省肿瘤医院
周艳红　海南省肿瘤医院
朱　怡　北京大学人民医院

特邀点评专家
Robert J. Allen　美国路易斯安那州立大学医院
董佳生　上海交通大学第九人民医院
亓发芝　复旦大学中山医院
李　赞　中南大学湘雅医学院附属肿瘤医院

策　划
黄　雷　北京积水潭医院

序

　　捧读《乳腺癌术后乳房再造　上肢淋巴水肿预防及治疗》，颇有感慨！穆籣医生是我引以为豪的学生之一，这本专著再次印证了她的睿智与执着！

　　记得 25 年前，她作为我带教的博士研究生（导师是凌怡淳教授），选择了任务艰巨的课题《胸廓内动静脉远近心端在胸壁修复和乳房再造中的应用》。3 年当中虽然只有两例乳房再造患者，但她十分勤奋、刻苦，在动物实验、解剖学研究方面做了大量细致的工作，与解剖学专家合作制成的胸腹壁全层纯形态学透明标本完整清楚地显示了胸腹壁血管，得到了华裔美国乳房再造专家 William W. Shaw 的赞赏，他说道："我和我的学生都没有做出来，没想到你们做出来了！"该标本现在还珍藏在中国医学科学院整形外科医院解剖室。目前胸廓内动静脉远近心端的应用技术也已在国际（美国、英国、意大利、加拿大等）、国内临床医学界广泛应用。

　　从整形外科专科医院到综合性的北京大学人民医院，再到海南省肿瘤医院和海南医学院第二附属医院，从延期乳房再造到即刻乳房再造，从全乳再造到局部乳房缺损的精准修复，从淋巴水肿的治疗到预防，从胸廓内动静脉远近心端供血的临床应用到胸廓内动静脉穿支皮瓣的应用，三十余年的学术历程，脚踏实地，水到渠成，步步不忘初衷，目标始终如一，体现了全力以赴的使命感。

　　穆籣教授团队的成功，得益于传承宋儒耀、凌怡淳、李式瀛等老一辈整形外科学专家的学术思想与学术作风，积累了坚实的整形外科学功底，灵活应用整形外科学原则与技术并将其融入对患者及其疾病的全面评估，强调乳腺癌术后胸壁畸形、乳房缺损（部分或全部）、腋窝凹陷及上肢淋巴水肿的全面、系统的治疗与预防，兼顾乳房形态和上肢功能。

　　对于乳腺癌患者的综合治疗，从肿瘤根治到胸部及乳房再造的修复与重建，以及恢复女性的形态与功能（不包括哺乳），达到身心健康，需要多学科专家的精诚协作。整形外科学专家必须先向肿瘤科及其他科专家学习，整合各科的先进技术，集大成于一身，实现系统工程的整体优化，做到 1+1 > 2，这是很不容易的！穆籣教授做到了，并且树立了典范。

　　把对职业的热爱、对专业的执着和个人的兴趣爱好融合在一起，栉风沐雨，砥砺前行；没有最好，只有更好；顺应自然，敬畏生命，肯再出发，永不嫌迟。方有今天的成书硕果！

　　本书是以乳腺癌术后乳房再造和相关修复为主线的临床病例汇集，系统地阐述了相关手术步骤、手术技巧、围手术期管理等核心技术，是国内不可多得的临床珍贵案例作品。真实之伟大高于一切。病例治疗逻辑思维清晰，资料撰写结构严谨，具有较好的实用、参考价值。

　　坚持就是胜利，我祝愿穆籣团队再接再励，再创辉煌！

李森恺

中国医学科学院整形外科医院

2022 年 6 月 26 日于北京西山八大处

致辞

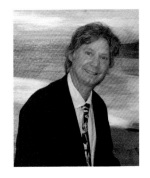

    I first met Dr Lan Mu over 20 years ago when she was the Visiting International Scholar for the Plastic Surgery Education Foundation. Lan Mu spent several months at my institution, Louisiana State University Health Sciences Center in New Orleans, Louisiana. She observed and participated in many cases of microsurgical breast reconstruction. Lan Mu subsequently became a Co-Founding member of the Group for the Advancement of Breast Reconstruction and hosted an international meeting in Beijing. We have collaborated on projects and kept in contact since her initial visit. I am proud to play a role in Lan Mu's career becoming one of the most prominent Microsurgical Breast Reconstructive Surgeons in the world.

Robt J Allen, mmj

Clinical Professor of Plastic Surgery
Louisiana State University Health Sciences Center
May 10，2022

前言

　　"乳房再造，可能要等到我退休的时候，大家才会重视"，这是我在中国医学科学院整形外科医院苦读了3年博士，毕业时深有感触地对导师李森恺教授说的话，要坚持下去，路还很长。

　　"乳房再造"是导师建议的方向，也为我一生的事业指明了方向，现在我和我的研究生们也一直在坚持。

　　1999年，我在比利时根特大学跟随Phillip N. Blondeel教授学习，第一次接触到"穿支"皮瓣的理论和技术。2000—2001年，作为中国大陆第3位美国整形外科教育基金获得者（PSEF）赴美留学1年，我先后师从M.D. Anderson癌症中心Stephen S. Kroll教授、路易斯安娜州立大学整形外科Robert J. Allen教授、加利福尼亚州立大学洛杉矶分校整形外科William W.Shaw教授和乳腺中心主任Helena R. Chang教授。他们让我进一步认识到，"乳房再造"和"乳腺外科"是一个团队，必须共同努力。2009年我在英国利物浦大学留学3个月，2010年去往澳大利亚墨尔本皇家医院G.I. Taylor实验室学习，2018年亲临日本东京大学观摩Isao Koshima教授手术。

　　这些经历让我受益匪浅，"乳房再造"对于女性患者的重要意义激励着我回国后积极地开展相关工作，努力和乳腺外科合作并组成一个团队，让患者获得最大受益。

　　如今，无论是整形外科界还是乳腺外科界，"乳房再造"已成为大家普遍关注的技术，也是乳腺癌患者和家属普遍谈论的话题。

　　在过去的33年，执着，沉淀了一定的深度和广度，把实际工作加以总结，鞭策自己，分享同道，受益患者。在中国医学科学院整形外科医院26年的成长，北京大学人民医院整形美容科5年的锻炼，再到海南省肿瘤医院开创整形外科，又到海南医学院第二附属医院乳腺外科创立多学科"乳腺中心"，开疆拓土，还是执着"乳房再造"。执着，注定继续精益求精！

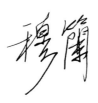

海南医学院第二附属医院乳腺外科首席专家、整形外科特聘教授

北京大学人民医院整形美容科教授

北京大学国际医院整形美容中心教授

北京和睦家医院整形外科乳房再造及整形美容首席专家

慈铭博鳌国际医院

北京大学三级教授

2021年12月24日于北京

目　录

第一章

乳房相关人文与心理

第1节

乳房的人文意象与疾苦叙事

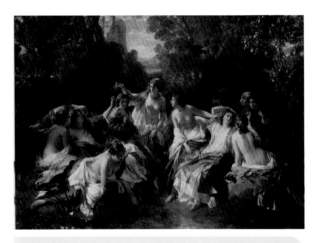

图1-1-1 芙林达（弗朗斯·克萨韦尔·温特哈尔特，德国，1852年，现由伊丽莎白二世收藏）

乳房是人类命名的基础——我们都被称为"哺乳动物"，这就命定了人类与乳房、乳腺、乳汁的不解之缘。不过，在人类生活中，对乳房的意识、观念、态度是多视角、多维度的。

回望乳房的文化史，荷马在史诗《伊利亚特》里赞美的繁殖女神阿蒂米斯，她的石雕像是一位胸前长有20个疑似乳房的丰腴熟女，寓示她是一位生命力旺盛、子孙众多的母亲；埃及人认为，人的离世不是生命的终结，而是生命的开启，金字塔就如同一尊尊高耸的乳房，镇守在无垠的沙漠里，寓意着母亲一般的大地养育着这里的人民；罗马的标志性雕塑"罗马之母"是一头母狼，相传这头母狼用她的乳汁哺育了两个弃婴，婴孩长大后规划建设了最初的罗马老城。

在中西传统文化中，缠足、贞操带、束腰习俗都给性器官加之以束缚，唯有胸部的乳房得以解放。例如，宽袍大袖的汉唐服饰以及随后的兜肚、袍衫，均赋予乳房以自由的尺度，也解放了生育及哺乳中的乳房。

从艺术上看，乳房是审美的对象。油画《芙林达》展现了一群半裸少女聚会的场面，静若处子、动若脱兔的酥胸，成为永恒的青春猜想与生命记忆（图1-1-1）。为再现天使之美，法国画家雷诺阿曾说过："如果世上的女性没了丰腴的乳房与肥硕的臀部，我就不再绘画了。"

伴随着女性主义（女权）意识的兴起，乳房被赋予性别政治的意涵，女性的丰乳肥臀不再是为了招惹男性的目光，而是作为性别歧视的物证和男女平权的关注点。女性解放运动，就是要从男性那里夺回乳房的视觉解释权。

医学的乳房，作为生理-病理组织的存在，是导致痛苦、死亡的痼瘵及动因，有正常与异常之分，神圣与世俗之别。乳腺癌患者失乳，不仅是器官的缺损，还伴随着心理与社会的波动，灵性与文化的倾斜，出现失落-失意-失魂-失重的多重连锁反应，每扩大一寸清扫范围，就多销蚀几分女性的身心完整性。因此，伴随着疾病康复进程的胸部整容修复十分必要。医者修复的不仅是组织器官，还有女性的自信与尊严。此时，乳房承载着女性的性心理、性征、情色象征，不可或缺。但是，高科技、高消费的医疗直接导致医学去神圣化，马斯洛在《超越宗教》一书中记述了这样一幕：

我亲眼目睹的一台乳腺癌清扫手术，几乎是去神圣化的一个典型案例，也就是在神圣境遇下剥去敬畏、隐私、羞涩、谨慎，在崇高场所摒弃谦逊、内省、自律的活脱演示，一位女性患者的乳房被一把灼热的电刀切除，当一股烤肉的气味弥漫在手术室空间里，主刀医生面无表情地随意评论着术式选择与操作的衔接，完全没有在意手术团队中有人极度不安地冲出手术室，伴随着"叭哒"一声，主刀医生随手将割下的乳房从空中掷向手术车上的托盘里，这团在许多人心中充满神圣感的女性器官变成一团被抛弃的烂肉。此刻，没有忧伤，没有含蓄，没有悲悯，以及任何心中的庄严感、仪式感，仿佛回到了蛮荒时代，这不过就是一次纯粹的技术处置节目，面无表情，也缺少共情，还不时流露出几丝吹嘘、炫耀的意味[1]。

读完这段故事，无论作为当事人还是旁观者，都会意识到技术裸奔的医学需要反思。

玛丽莲·亚隆在《乳房的历史》一书中不无感慨地指出："乳房虽是性、生命与哺育亘古不变的符号，但也同时承载了疾病与死亡。"[2]也就是说，女性一直被迫面对乳房的两大内涵——它既是生命的养育者，也是生命的摧毁者。前者是指哺乳后代，后者是指乳腺癌的死亡危机。需要指出的是，乳腺癌带来的影响是多方面的，不仅有肉体的折磨，也有精神上的痛苦。为探寻病因而进行的查体总是过于严肃，也容易带来压力，而最能让患者阐述和抒发的"叙事医学"还没有被广泛实践。

医学不应只关注技术，还要关注患者的遭遇与情绪变化。因此，医护人员要学会聆听患者的声音，与他们共情，主动帮助他们排解内心的痛苦。"叙事医学"创始人丽塔·卡伦指出，过度强调诊疗技术和治疗效果，将让医疗服务显得冷漠和傲慢。医疗服务应该充满温情，成为医患关系和谐共融的最好见证，这也是医学真正的价值。

很显然，乳腺癌叙事是癌症文学（当下最成熟的叙事医学板块）的一部分。癌症罹难的文学化叙事、省思，具有书写生命的意义。癌症文学的体裁多样，有纪实文学（源自医者、患者、家属的亲历体验）、小说（癌症人格塑造、人性透视）、诗歌（癌症的隐喻、比兴）、随笔（病中的生命体察与感念）、戏剧、电影。它们关注的焦点在医疗技术之外，是对至暗之中的生命的深度理解，展现它们的灵性与诗性。

癌症文学记录了患者的求医历程，也展示了患者生命的价值与意义。从抗拒到接受，从不甘到坦然，穿越生死，包含了疾苦叙事、死亡叙事、疗愈叙事，富含苦难体验的咀嚼。癌症考验了生命的韧性，癌症文学则刻录了这种韧性，它的每一段描述都能直抵我们的心灵，让每个人冥思回想，也改变和升华了每一个人。

癌症文学的心理/心灵分析包括以下10个桥段：

1. 病前的幸福生活。

2. 癌前体征的蛛丝马迹（不祥征兆）与梦境（悬崖历险、黑屋/洞逃脱、灵兽报信等）。

3. 就诊史的曲折跌宕，包括确诊与漏诊、误诊，沟通感受等。

4. 宿命拷打：为何厄运总是降临在好人头上？前世罪孽的报应感/罪感/羞耻感，患癌之后的难舍之爱，包括亲情、爱情、友情等。

5. 治疗（住院）抗争史的艰辛与磨难，乐观与悲伤，长坡与陡坡，速胜与速亡，代价与风险。

6. 缓解与复发的身心颠簸（淬火），满怀希望与绝望，不甘与顺应。

7. 死亡的张望与遐思，恐惧与淡定，逃避与荒诞，设计死亡（自杀、自然死或技术干预死），灵修（阅读、修炼）。

8. 身后事与身外事，未了的情/愿，安顺与安顿，如何缔结爱的遗产？

9. 灵性归宿，魂归何处？

10. 身边亲朋的记忆与情感创伤，逐渐恢复平静。

生命不仅是写出来、说出来，还要分享开来、反思开来。以故事的形式重述和解析生命，我们才能得以看见更真实的生命，理解生命的意义。而很多时候，医疗技术的干预并不能终结我们内心的痛苦与彷徨，因为它往往是程序性的，难于达到共情，也就不可能通过我们的彻悟，重新给予生活的希望与力量，以至于我们常常错过倾听生命呻吟、呼救和呐喊。对此，癌症文学是一种检讨与补救。

叙事医学始于患者的疾苦叙事。乳腺癌患者于娟是复旦大学年轻的讲师，突如其来的恶疾让她一夜之间成熟起来，由纤弱变得坚强，由迷惘走向豁达。在与乳腺癌周旋480天之后，她终于带着"此生未完成"的背影和"我们要用多大的代价，才能认清活着的意义"的发问飞向天国。

肯·威尔伯的《恩宠与勇气》一书记载了乳腺癌给女性的巨大身心冲击：在与肯·威尔伯结婚前，36岁的崔雅意外发现患有乳腺癌，两个人被迫面对不幸。抗癌五年，从无怨无悔的付出到对病情的恐惧，再到彼此抱怨、伤害，崔雅和肯·威尔伯经历了很多癌症情侣都可能经历的情节。崔雅在饱受病痛折磨的同时，也在不断理解与感悟，升华为人处世的智慧，触动观者的心扉。

每一位乳腺癌患者都有这样的疑问：为什么是我？然后产生一系列病理的遐思。作为丈夫，也是心理学家、哲学家的肯·威尔伯如何拨开妻子心头的疑云？他认为，导致人生病的因素可以包括躯体、心智、情绪和灵性。无论是哪个因素发生异变，都可能生病。但疾病并非一无是处，治愈的过程往往是患者对生命的重新理解过程，也让他得到成长。

癌症最终要面对的是死神，豁达生死是灵修的终极使命，也是生命彻悟的最高境界。崔雅抵达了这一境地，借助诗歌《不要在我的坟头哭泣》，她明确地表露了自己的意志：不要在我的坟头哭泣，我不在那里，也未沉睡。我是呼啸的狂风；我是雪上闪耀的钻石。我是麦田上的阳光；我是温和的秋雨。你在晨曦的寂静中醒来，我已化成无语的鸟儿振翅疾飞。我是温柔的星群，在暗夜中闪烁着微光。不要在我的坟上哭泣，我不在那里……[3]

为了生存，舍弃胸前丰腴的乳房，这一份代价何等地沉重？"太平"公主的滋味怎样的苦涩，心中的郁闷何以宣泄？作家梅姿格选择公开展示。她将术后少了一只乳房的照片寄给了《斗士》杂志，作为封面刊发，照片中她自信地展开双臂，清晰地展示了一侧乳房被手术割除，伤口瘢痕处的刺青。这张照片后来被印刷成海报和月历牌，触动了社会敏感的神经。人们惊叹：少了一只乳房，依然很美，依然很自信。无独有偶，瑜伽教练郭健以特有的瑜伽姿势展现了自己的裸胸，手术瘢痕处被纹上红丝带。照片上题写了她的格言："我的身体虽然残缺了，但是我的精神的完美的。"郭健曾是一位眼科医生，因为对瑜伽的热爱，她创办了瑜伽中心，后来成为中国首届瑜伽大赛总评判长，很显然，她追求的不是外表上的光鲜照人，她爱的是健康积极的美，这种生命意志最终体现在对待疾病的态度上，在她看来："患病，也是上苍的恩赐。"2005年，她将粉红丝带标志"系"在失去的乳房上，勇敢地面对镜头，拍下了中国第一帧乳腺癌患者正面裸照，成为中国粉红丝带乳腺癌防治史上具有纪念意义的照片[4]。

电视编导叶丹阳的纪实作品《珍爱乳房》《新生日》[5-6]记录了自己与乳腺癌周旋的生命历险。10年军旅生涯，意志得到淬火，面对突如其来的恶疾，她没有消沉，而是把癌症体验当作创作素材，拍纪录片、开博客、出书。她声称，虽然得了癌，但同时也得到了来自家人、同事、社会的浓烈的爱。

再看毕淑敏的长篇小说《拯救乳房》[7]。这是我国第一部由心理学家撰写的心理治疗小说，探讨癌症患者的精神尊严、人性完美等终极话题。小说讲述心理学博士程远青招募乳腺癌患者，为她们进行心理治疗的故事。这些主动应招的乳腺癌患者形形色色，各有故事，或是政府高干，或是企业白领，或是高校研究生，又或是在人前抬不起头来的失足女。她们都经历了病痛的摧残，脸色难看，眼神迷离，躯体羸弱，但聚集到程远青的身边后，她们接受了一系列的治疗安排，如角色扮演、墓地游戏、倾诉等，原本彼此冷漠的氛围逐渐溶解，最后甚至还产生了亲人般难舍难离的感情。她们的生活激情被成功点燃，再次憧憬着自己的未来。

叙事医学的建制化带来平行（人文）病历的普及，在叙事中实现医患共情与共同决策。发掘主客间性，让医者与患者身心相应，即在疾苦的深处与患者相遇，伦理（道德）呼唤，共情反思之下[8]，医者的神圣感、悲悯感悄然而至。

对医护人员来说，有一些临床人文胜任力期待开掘。例如，与癌症患者双轨／双主题对话——技术话语（诊疗预后的沟通）与人文话语（生死爱痛的抚慰）。面对癌症诊断，是告知还是隐瞒？是个体深聊，还是家庭会议？癌症疗效与预后（恶化预期），坏消息如何告知？复发与转移资讯如何告知？癌症治疗中消杀与代价（躯体损伤与经济负担）的权衡，知利害、知轻重易，知进退、知收放难。更进一步讲，如何导入尊严疗法，帮助患者回望、分析生命历程（拾脚印），凸显个体价值？如何导入尊严死，开展临终心理疏导，缔结爱的遗产，实现安宁 – 哀伤关怀的一体化？

诚然，找证据与讲故事、循证医学与叙事医学的有机结合，是乳腺癌诊疗历程中的人文突围。丽塔·卡伦有两点忠告：一是仅有证据是不够的；二是故事即证据，不能被人理解的痛苦就无从谈起解除痛苦。

循证医学固然重视证据，但也重视患者价值观的尊重。如何面对风险、代价、预后？如何选择干预手段？如何面对"失乳"境遇？都应该充分尊重患者本人的价值选择。既要认同安吉丽娜·朱莉的选择 —— 发现 *BRCA1* 基因存在缺陷后，毅然决然地进行乳房（预先）切除手术。基因缺陷与乳腺癌预防性手术属于个人隐私，大部分名人都选择严格保密，但朱莉却选择公开，因为其母亲死于癌症，她想以自己的行为改变社会观念。

其实，许多业内专家对此也有分歧，因为预防性手术切除双侧乳房确实能在很大程度上（90%～95%）降低乳腺癌发病风险，但也并非一劳永逸，仍需定期监测。

同样，我们也应该尊重同为著名演员的陈晓旭不接纳手术，以出家禅修应对乳腺癌的选择。或许，叙事医学作为"新的医学"类型，而非循证医学的逻辑延伸，通过阅读、共情、反思及生命书写，提供给医护人员全新的临床胜任力，给患者全新的就医体验、医患交往体验，为和谐医疗、民主医疗奠定人文基石，增添哲学智慧。

（王一方）

参考文献

［1］艾尔金斯. 超越宗教：在传统宗教之外构建个人精神生活. 顾肃，杨晓明，王文娟，译. 上海：上海人民出版社，2007.

［2］亚隆. 乳房的历史. 何颖怡，译. 北京：华龄出版社，2001.

［3］威尔伯. 超越死亡：恩宠与勇气. 胡因梦，刘青彦，译. 北京：生活·读书·新知三联书店，2006.

［4］张晓丹. 放慢生命的脚步 —— 访著名瑜伽师郭健. 抗癌之窗，2007，5：35-37.

［5］叶丹阳. 珍爱乳房. 北京：中国青年出版社，2006.

［6］叶丹阳. 新生日：飞过人间的无常. 天津：天津教育出版社，2008.

［7］毕淑敏. 拯救乳房. 重庆：重庆出版社，2009.

［8］卡伦. 叙事医学：尊重疾病的故事. 郭莉萍，译. 北京：北京大学医学出版社，2015.

第 2 节

乳房再造相关心理问题及干预

随着乳腺癌检测手段和治疗手段的进步，患者的存活率不断提高，生存期不断延长。从 20 世纪 70 年代起，乳腺癌已经逐渐从致命性疾病转变为一种慢性疾病。但癌症对患者的心理影响持续存在，且乳腺癌的诊疗也给患者的心理带来了不容忽视的负面影响。在患者生命得以保障的基础上，实现身心同治、全面提高患者的生活质量已逐渐成为乳腺癌治疗备受关注的新目标；另外，随着现代医学"社会 – 心理 – 生理"医学模式的建立和发展，在重视躯体疾病的同时关注患者的心理问题是医学人文精神的回归。

乳房再造患者的心理尤为复杂，接受乳房切除术的患者不仅经历着乳腺癌患者普遍存在的心理痛苦和压力，在追求美的过程中也可能存在着不同程度的心理问题。了解乳房再造患者的心理，给予患者充分的心理评估、适当的心理支持及干预，不仅可以帮助患者解决心理问题，还有助于术者选择合适的手术患者，提高手术的成功率和患者的满意率，减少潜在的医疗纠纷，建立良好的医患关系。

一、乳房切除后乳腺癌患者的心理问题

进行乳房再造手术的患者多为先天性乳房缺失（Poland 综合征）或后天乳房缺失者，后者即接受乳房切除术的患者，其中乳腺癌患者占绝大多数，因此本节主要探讨乳腺癌切除术后的乳房再造。乳腺癌改良根治术等乳房切除术是目前治疗乳腺癌的常用术式，虽可有效治疗疾病，但乳房切除通常会给患者带来严重的心理问题。

乳房是女性的第二性征器官，乳房的功能除泌乳、哺乳外，更多还体现在性、爱、美三个方面。乳房对女性具有特殊意义。接受乳房切除术的女性常会经历一个脆弱的心理阶段。许多研究已经证实了乳房切除术后心理后遗症的存在，包括自我形象紊乱、情感障碍以及人际交往、性生活、夫妻关系的功能紊乱等[1]。患者常认为乳房切除后失去了女性魅力、性吸引力和性功能，并对自己的身体感到羞愧、回避性生活以致产生不同程度的性心理障碍。此外，乳腺癌术后患者因乳房残缺、身体形态的改变，常有情绪低落、绝望、不敢面对现实、自尊心受损、自卑、无助及自我价值感降低等心理问题，甚至导致行为失常而发生自我形象紊乱（自我形象紊乱是北美护理诊断协会于 1973 年通过的一项护理诊断，其定义为肿瘤患者可能会发生身体或功能上的一些变化，使个体在感知自我形象时受到干扰），影响治疗疗效和术后生活质量。相较于保乳手术，接受乳腺癌根治术的患者自我形象紊乱的发生率更高。乳腺癌根治术对女性患者的性生活质量也会造成影响。有研究通过问卷调查和面谈的方式对育龄女性乳腺癌根治术后性生活频率、性生活满意度等情况进行了调查，结果发现乳腺癌根治术后患者的性生活质量明显低于手术前[2]。相较于配偶方面的因素，女性自身的因素对性生活质量的影响更大。形体的改变以及瘢痕形成等使女性感到自卑，担心自己身体的残缺会引起配偶的反感或嫌弃，不敢提出或降低性要求，严重挫伤自信心。

二、乳房再造对乳腺癌患者心理状况的影响

（一）乳房再造的心理学意义

乳房再造术可以对乳房切除术患者起到心理矫正的作用，对重建心理健康起着较为重要的作用。乳房再造术能在一定程度上纠正乳腺癌术后患者形体的缺陷，减少患者负面情绪，缓解其心理压力。

研究结果表明，乳房再造术可明显改善患者的体象，提高自尊状态，有利于患者回归社会[3]。有研究对 404 例接受不同手术类型的乳腺癌患者的生活质量状况进行了调查，采用欧洲癌症研究和治疗组织（EORTC）开发的生命质量测定量表（QLQ-C30）、罗森伯格自尊量表（RESE）、贝克抑郁自评量表（BDI）、体象量表（BIS）及癌症康复评估系统（CARES）对保乳术、改良根治术和乳房再造术患者术后 2 年的生活质量进行综合评估，结果发现与根治术相比，保乳术和乳房再造术显著改善患者自尊、体象方面的生活质量[4]。

国外研究显示[5-11]，在帮助患者保护和重塑心理健康方面，即刻乳房再造术比延期再造效果更优；保留皮肤的乳房切除术后即刻乳房再造术与保留乳房的肿瘤切除术相比，其满意率相当。

一项针对高生存质量的乳腺癌术后乳房再造患者生活体验的质性研究发现，乳腺癌患者术后乳房缺失不仅造成身体可见部分的缺失，更会给患者带来较大的压力；对于乳房切除术患者，乳房再造使得大部分患者重拾昔日的美丽，带给她们像以前一样的自信心，弥补她们心灵上的缺失；许多患者进行乳房再造术后坚定了生活信心，提高了社会适应能力，加强了与其他人之间的交流[12]。

（二）中国乳腺癌患者对乳房再造的认知现状

乳房再造术有利于乳房切除的女性患者重新树立生活信心，显著改善自身及家庭生活质量，并有助于患者重返社会。2014 年美国外科医师学会调查研究显示，美国乳腺癌患者术后即刻再造率超过 50%，2016 年英国乳腺癌患者的乳房再造率为 42%。我国乳腺癌患者乳房再造的比例仍处于较低水平，了解乳腺癌患者对乳房再造术的认知及相关影响因素，有助于提高我国乳腺癌患者乳房再造的比例。

一项关于中国乳腺癌患者乳房再造意愿的多中心调查对 525 例女性乳腺癌患者进行了问卷调查，研究发现患者普遍对乳房再造认知不足，有乳房再造意愿者占 35.1%（170/484），无再造意愿者占 40.7%（197/484），24.2%（117/484）对乳房再造没有明确态度。年龄、职业、经济收入及地域等对患者意愿均有不同程度的影响。患者乳房再造意愿与家庭年收入、医疗费用类别及其对乳房再造的态度呈正相关，收入越高、年龄越小、对乳房再造的态度越积极，再造意愿越高[13]。另一项研究以 178 例乳腺癌术后患者为研究对象，对其进行乳房再造认知及态度的评估，结果发现乳腺癌术后患者对乳房再造的认知态度并不理想（对乳房再造认知及态度较好者分别为 80 例及 94 例，占 44.94% 及 52.81%），而年龄、文化程度、职业、收入及社会支持程度等是影响患者对乳房再造认知及态度的因素[14]。也有研究发现乳腺癌患者对乳房再造的认同度与医生是否向患者介绍乳房再造密切相关。一项对 423 例门诊复查的早期乳腺癌改良根治术后患者的调查研究发现，385 例患者表示在手术时对乳房再造不了解，在向患者宣传乳房再造的知识后，97 例患者有再造乳房的意向[15]。由此可见，科普宣传对提高乳房再造率具有重要作用。

为了提高乳腺癌患者的乳房再造意愿，医务人员应将乳房再造纳入乳腺癌手术的整体治疗规划中，对有乳房再造术适应证的患者，应向其充分介绍乳房再造术的手术方式、手术流程、术后效果以及所需费用等相关信息，进而改善患者及其家属对乳房再造的认知程度和态度。

三、乳房再造患者的心理干预

由于乳房的特殊意义，女性乳腺癌患者经受着不同于一般恶性肿瘤患者的心理创伤。随着医疗技术的发展，乳腺癌患者的生存率不断提高，治疗效果的评估也由降低发病率、病死率等客观指标逐渐转向改善患者情绪、提高患者生活质量等主观指标。心理干预（psychological intervention）已成为乳腺癌患者整体治疗的重要组成部分，不但可以增强疾病治疗的效果、延长患者生存期，同时有利于提高患者的生活质量，使患者达到身心康复的目标。心理干预是指在心理学理论指导下有计划、按步骤地对患者的心理活动、个性特征或心理问题施加影响，使之发生朝向预期目标变化的过程。心理干预的本质是以人为本，现代医学内涵的转变要求医务人员除了为患者提供必需的治疗照护外，还要为其提供精神、文化、情感的支持和关怀。

（一）常用的心理干预技术

心理干预包括健康促进、预防性干预、心理咨询和心理治疗等。健康促进（health promotion）是指在普通人群中建立良好的行为、思想和生活方式。预防性干预（preventive intervention）是指有针对性的采取降低危险因素和增强保护因素的措施。心理咨询（psychological counseling）是指受过专业训练的咨询者依据心理学理论和技术，通过与来访者建立良好的咨询关系，帮助其认识自己，克服心理困扰，充分发挥个人潜能，促进其成长的过程。心理治疗（psychotherapy）是由受过专业训练的治疗者，在一定的程序中通过与患者的不断交流，在构成密切的治疗关系的基础上，运用心理治疗的有关理论和技术，使患者产生心理、行为甚至生理的变化，促进人格的发展和成熟，消除或缓解其心身症状的心理干预过程。健康促进面向普通人群，目标是促进心理健康和幸福，属于一级干预。预防性干预针对高危人群，目标是减小发生心理障碍的风险，属于二级预防。心理治疗针对已经出现心理障碍的个体，目标是减轻障碍，属于三级预防。对普通人群、有心理困扰、社会适应不良、经历重大事件后生活发生巨大变化以及存在综合医院各临床学科的心理问题、精神科患者均应进行心理干预。

常见的肿瘤心理干预技术包括支持性心理治疗、认知疗法、行为治疗等。其他新兴的治疗手段包括家庭治疗、音乐治疗、冥想治疗、叙事疗法等。支持性心理治疗是最常用的心理治疗方法之一，主要包括5种成分：解释、鼓励、保证、指导和促进环境改善，广义的支持性治疗还包括心理健康教育等相关信息的提供。认知疗法于1979年由贝克正式提出，认知疗法理论认为，不合理的想法导致心理障碍，因此心理障碍治疗的关键即认知重建，用新的、更合理的信念来取代不合理信念，从而改变行为和情绪后果。行为干预是应用强化和观察学习的心理学原理来校正患者的不良行为和习得的疾病症状，包括松弛训练、系统脱敏、正强化、示范疗法、生物反馈等，常用于处理疼痛、焦虑、失眠、治疗不依从以及呕吐等身心症状。

心理治疗的形式可分为个体心理治疗和团体心理治疗。团体心理治疗是指为了共同目的将多个当事人集中起来加以治疗的心理干预方法，在团体情境中为参与者提供心理帮助与指导，相较于个体干预，其优点在于能节省治疗所需的人力，也能利用集体的力量产生积极效应[16]。

（二）乳房再造患者的心理干预策略

乳房再造患者的心理干预是医生和患者通过心理咨询的技术和方法来解决心理问题的过程，其目的是帮助在审美方面存在心理问题以及接受乳房再造术前后出现心理不适应的患者。需要接受心理干预的乳房再造患者主要包括：①自我体象认识错误者；②手术前有不良情绪者；③接受手术后不适应者；④希望通过心理调节达到美容效果者。心理干预只能解决一般的心理问题和轻度的心理障碍，如果接受乳房再造者有严重的心理障碍或有人格异常，则需要进行专业的心理治疗[17]。

进行心理干预的意义在于为乳房再造患者解决心理问题，形成正确的自我体象，促进患者的心理健康；帮助引导患者树立正确的审美观，形成良好心态；作为辅助手段改善患者术后的不良心理反应，达到满意的手术效果；为术者选择合适的病例，减少术后医疗纠纷。

对乳房再造患者的心理干预分为如下4个阶段：

1.初诊患者的心理干预

与开展整形美容较早的欧美等国家相比，国人对于整形美容手术的接受度不高，有的人甚至存在排斥心理。对于初诊患者来说，他们对整形手术的整体流程以及相关手术的了解甚少，因此在手术前与患者进行良好的沟通尤为重要。

是否对存在一定程度心理障碍的就诊者行整形手术是一个十分棘手的问题，医生有时很难做出恰当的选择，对初诊患者进行良好的心理观察和适当沟通有助于医生选择合适的病例。一般来说，乳房切除术后或面临即将开展乳房切除术的患者可能对整形手术寄予很大的期望，希望借助乳房重建找回正常的人格和自我评价，从而提升自我价值。但是，也有部分患者对整形手术的效果期望值过高、过偏，或情绪多变、心理承受能力差，对该类患者的手术应慎之又慎。

2.乳房再造术前患者的心理干预

乳腺癌术后乳房再造一般分为两种：即刻再造和延期再造。即刻再造即手术后即刻再造乳房外观，而延期再造则是待患者完成乳房切除手术及放化疗的综合治疗后再择期行乳房再造。对于乳腺癌术后乳房再造的患者，心理支持尤为重要。大多数乳腺癌患者会由于癌症本身而出现焦虑、抑郁、恐惧等心理问题，此刻给予患者及时的心理支持和心理干预可以有效地缓解患者的不良情绪。此外，术前应该向患者充分交代具体的手术步骤、近期和远期并发症等（近期并发症包括转移皮瓣或肌皮瓣坏死、术区和供区出血、感染、血肿等；远期并发症包括供区和手术切口的瘢痕增生等）。术前应与患者充分沟通，帮助患者树立正确的人生观、价值观，使她们对手术产生合理的期望值，最终具备良好、成熟的心理承受能力，为手术的进行做好准备。通过术前的心理支持可使受术者及早形成正确的审美观，有利于术后获得满意的效果[18]。

3.乳房再造术后患者的心理干预

乳房再造术后的心理干预主要针对手术后受术者的情绪反应、体象不适应、对手术效果不满意或手术失败等情况。接受乳房再造术的患者术后由于对手术效果的不确定性，部分患者会出现情绪紊乱，可表现为焦虑、失眠、易激惹、过度敏感等。在此期间，医护人员应关注患者，给予安慰，使之调整好心态，尽快康复和恢复自信。

受术者的性格、对手术效果期待过高等因素可影响其对手术效果的满意度，医生的技术和主观感觉也会影响手术的结果，因此医生应具备一定的心理学知识并和受术者共同商定手术方案，建立沟通良好的、相互信任的医患关系，从而更好地发现受术者对于手术的真正动机和期望，避免患者术后过多的挑剔。

我国某三甲医院乳腺中心对100例乳房再造术后患者进行了问卷调查[19]，结果显示30%（30/100）的患者表示后悔行乳房再造术，自我效能及对信息支持满意度较低的患者更倾向于后悔行乳房再造术。因此，医护人员应给予乳房再造术后患者正性引导，提供个体化的健康宣教及信息支持，使之积极应对这一负性事件。

4.乳房再造患者康复期的心理干预

乳房再造患者康复期仍需要心理干预，其中出院后的随访十分重要。术后定期随访可以让医生及时了解患者术后的身体状态和心理状况，对出现的问题给予解答和处理，从而有助于避免乳房再造患者产生严重的心理问题。

与其他手术相比，乳房再造术的效果需要动态观察[20]，术后短期内通常难以达到手术的最佳效果。例如，由于个人体质的差异，术后瘢痕的生长程度会有所不同。因此，医生应当向患者充分交代，介绍相关知识，纠正患者的错误认知和过高的期望，使患者对乳房再造手术的效果有更为全面、成熟的认知。

（三）对乳房再造患者实施心理干预的效果

我国某三甲医院乳腺中心对乳腺癌术后患者在乳房再造术前后的心身症状进行了评价，同时在手术前后对患者进行心理干预治疗并评价治疗效果，心理干预治疗包括对认知矫正、心理支持（劝导、解释、鼓励、安慰、保证等）及放松训练等。结果发现，心理干预治疗降低了乳房再造术前焦虑、抑郁、自卑、躯体症状及对外形不满意的发生率，乳房再造术后心身症状发生率在干预治疗后低于心理干预治疗前；心理干预治疗显著降低腹直肌皮瓣重建术后心身症状的发生率，也可降低背阔肌皮瓣重建后焦虑、抑郁及躯体症状的发生率，同时降低假体重建术后焦虑抑郁的发生率[21]。另有研究对接受乳房再造术后的乳腺癌患者采用心理社会问题筛查问卷进行心理问题筛查，并针对存在的心理问题采取一般干预与特殊心理干预，患者在抑郁、焦虑、压力和愤怒方面的评分明显下降，社会支持方面的评分无显著变化[22]。因此，心理干预可减轻乳房再造术患者的心理问题，对提高乳腺癌患者的生活质量有积极作用。一项研究根据乳腺癌术后乳房再造患者的疾病特点尝试建立了以人文关怀为基础的个案管理模式，针对患者术后生活质量的改变情况，拟定个体化的康复方案，并在实施过程中评定乳腺癌康复方案，于术前、术后1周和术后6个月评估患者生活质量及身体意象、性调节、创伤后成长指标。结果发现，患者术前、术后1周、术后6个月的生活质量和创伤后成长、性调节和身体意象评分随个案管理时间的延长而逐渐趋于理想。以人文关怀为基础的个案管理模式能满足乳腺癌乳房再造患者的身心灵觉和文化需求，提高了患者的生活质量，改善了患者的整体康复状态[23]。

四、常用的心理状态评估方法

心理状态评估的基本方法包括调查法、观察法、会谈法、作品分析法和心理测验法等。调查法一般采用询问、调查表（问卷、量表）等形式，其中量表是指依据心理学理论，使用一定的操作程序，量化人的能力、人格及心理健康等心理特性和行为。问卷是指调查者根据研究目的和研究内容，就调查项目编制相应的问题序列，并按一定的原则排列，以书面试卷的形式发给调查对象，请求书面回答，然后对问卷回收整理，并进行统计分析从而得出研究结果的研究方法。观察法是通过对被评估者行为表现直接或间接的观察或观测而进行心理评估的一种方法。会谈法的基本形式是面对面的语言交流，也是心理评估中最常用的一种基本方法。会谈的形式包括自由式会谈和结构式会谈。前者的谈话为开放式，被评估者较少受到约束；后者根据特定目的预先设定结构和程序，谈话内容有所限定，效率较高。会谈是一个互动的过程，评估者掌握和正确使用会谈技巧十分重要。作品分析法又称产品分析法，所谓"作品"指被评估者所做的日记、书信、图画、工艺等文化性创作，也包括其生活和劳动过程中所做的事和物品。通过分析这些作品（产品）可以有效地评估其心理水平和心理状态，并可作为客观依据留存。心理测验法在心理评估中占有十分重要的地位，它可以对心理现象的某些特定方面进行系统评定，且遵循标准化、数量化的原则，所得结果可以参照常模进行比较，避免了主观因素的影响[24]。

目前，心理测评量表是临床心理学研究的主要手段，在整形美容心理学研究中常用心理量表评估患者的一般心理健康状况，其中90项症状自评量表（SCL-90）和艾森克人格问卷（EPQ）应用最为广泛[25]。SCL-90共90个项目，包含全面的精神症状学内容，从感觉、情感、思维、意识、行为到生活习惯、人际关系、饮食睡眠等均有涉及。该量表适用范围广，能较准确地评估患者的自觉症状特点，故可用于了解受检者的心理卫生问题。在应用SCL-90进行评定前，首先由工作人员向自评者交待评分方法和要求，然后让其做出独立、不受他人影响的自我评定，最好用铅笔（便于改正）填写。

对文化程度较低的自评者，可由工作人员逐项口述，并以中性、不带任何暗示和偏向的方式将问题的本意告知自评者，通常单次评定时间约 20 min，还应注意评定时间的范围是"现在"或是"最近一个星期"；评定结束时工作人员应仔细检查自评表，有漏评或重复评定时均应提醒自评者重新考虑评定，以免影响分析的准确性。EPQ 由英国伦敦大学心理学家艾森克教授编制，他搜集了大量非认知方面的特征，通过因素分析归纳出 3 个互相成正交的维度，从而提出决定人格的 3 个基本因素：内外向性（E）、神经质（又称情绪性）（N）和精神质（又称倔强、讲求实际）（P），人们在这三方面的不同倾向和不同表现程度构成了不同的人格特征。EPQ 是专用于人格测量的心理测验工具，包括 4 个分量表：内外倾向量表（E）、情绪性量表（N）、心理变态量表（P）和效度量表（L）。内外向评分高表示人格外向，可能好交际、渴望刺激和冒险，情感易于冲动；评分低表示人格内向，可能好静，富于内省。神经质反映正常行为，与病症无关，评分高可能易出现焦虑、担心、郁郁不乐、忧心忡忡，有强烈的情绪反应，以至于出现不理智的行为。精神质并非指精神病，每个人均存在精神质，只是程度不同，但如果程度显著，则易发展成行为异常。评分高可能出现孤独、不关心他人、难以适应外部环境、不近人情、感觉迟钝、与他人不友好、喜欢寻衅搅扰，喜欢干奇特的事情，并且不顾危险。EPQ 题目少，使用方便，是目前医学、司法、教育和心理咨询等领域应用最为广泛的问卷之一。

周正猷于 1997 年编制的《美容心理状态自评量表》是目前整形美容学应用较广泛的特异性心理状况评价量表。该量表是在"体象心理状态可以分级评定"的基础上，参照了原有对美容心理状态评估的方法，根据心理状态测评的一般原则设计的"整形美容手术者心理状态自评量表"。量表包括 4 个分量表，分别用于测试被试者的一般体象心理问题、体象障碍及体象障碍的具体内容、心理障碍以及心因性生理障碍和偏执状态等、严重的神经系统和精神疾病。该量表不仅能够为了解整形美容手术者体象心理障碍的程度（或是负性心理的程度），协助施术者确定手术方案及术前心理和其他治疗的力度，预测手术效果，减少手术纠纷等提供依据，还可以为整形美容科临床研究或美容心理学以及整形美容工作中的心理卫生研究等提供统一的测量标准。该量表应用于医学心理学领域时可单独建立体象障碍的诊断，以区别于其他心理障碍以及神经精神疾病所伴发的体象障碍症状，可能成为整形外科、美容行业、心理和精神医学等领域均适用的跨行业、跨学科的心理测量工具。

（王林　王丕琳）

参考文献

[1] Avis N E, Crawford S, Manuel J. Psychosocial problems among younger women with breast cancer. Psychooncology, 2004, 13（5）：295-308.

[2] 陈雪梅. 已婚育龄妇女乳腺癌术后性生活质量的调查分析. 中国实用护理杂志, 2006, 22（8）：10-11.

[3] 刘晨, 栾杰, 丛中, 等. 乳房再造手术对乳房缺失者的心理影响. 中华医学美学美容杂志, 2008, 14（3）：187-189.

[4] 陈丽明, 向川江, 韦征霞, 等. 不同手术方式的乳腺癌患者术后 2 年生活质量对比研究. 护理研究, 2017, 31（19）：2329-2333.

[5] Kamali P, Zettervall S L, Wu W, et al. Differences in the reporting of racial and socioeconomic disparities among three large national databases for breast reconstruction. Plast Reconstr Surg, 2017, 223（4）：795-807.

[6] EI Gammal M M, Lim M, Uppal R, et al. Improved immediate breast reconstruction as a result of oncoplastic multidisciplinary meeting. Breast Cancer（Dove Med Press）, 2017, 9：293-296.

[7] Shridharani S M, Magarakis M, Manson P N, et al. Psychology of plastic and reconstructive surgery: a systematic clinical review. Plast Reconstr Surg, 2010, 126（6）：2243-2251.

［8］Al-Ghazal S K, Sully L, Fallowfield L, et al. The psychological impact of immediate rather than delayed breast reconstruction. Eur J Surg Oncol, 2000, 26（1）：17-19.

［9］Ueda S, Tamaki Y, Yano K, et al. Cosmetic outcome and patient satisfaction after skin-sparing mastectomy for breast cancer with immediate reconstruction of the breast. Surgery, 2008, 143（3）：414-425.

［10］Agarwal S, Liu J H, Crisera C A, et al. Survival in breast cancer patients undergoing immediate breast reconstruction. Breast J, 2010, 16（5）：503-509.

［11］Levine S M, Levine A, Raghubir J, et al. A 10-year review of breast reconstruction in a university-based public hospital. Ann Plast Surg, 2012, 69（4）：376-379.

［12］彭翠娥，李赞，周晓，等.11例高生存质量乳腺癌术后乳房重建患者的生活体验.中国护理管理，2015, 15（6）：674-677.

［13］王晖，胡学庆，郭松雪，等.中国女性乳腺癌患者乳房重建意愿的多中心调查.中华整形外科杂志，2018, 34（2）：110-115.

［14］马建勋，李比，李健宁，等.影响乳腺癌术后患者对于乳房再造认同度的相关因素.组织工程与重建外科杂志，2010, 6（6）：334-338.

［15］杨红健.早期乳腺癌行乳房切除患者的心理调查分析.浙江临床医学，2005, 7（5）：2.

［16］王丕琳，张铁，智迎辉.乳腺癌诊疗过程中的心理问题及干预策略研究.肿瘤防治杂志，2005, 12（22）：1691-1694.

［17］曾文婷.国内美容心理的研究现状及展望.商，2015（2）：253-254.

［18］乔群，孙家明.乳房整形美容外科学.浙江：浙江科学技术出版社，2004.

［19］谢玉莲，姚日群，郭波，等.乳房重建术后患者决策后悔与其自我效能、围手术期信息支持满意度的相关性分析.中国实用护理杂志，2016, 32（31）：2437-2440.

［20］何伦，方彰林.美容医学心理学.北京：北京出版社，1997.

［21］肖春花，卢国华，张学慧，等.心理干预对乳腺癌术后乳房重建患者心身症状的影响.中华乳腺病杂志（电子版），2008, 2（6）：641-646.

［22］陈育红，王璇，陈雪蕾.乳腺癌术后即刻乳房重建患者的心理问题分析及护理.天津护理，2013, 21（5）：431-432.

［23］彭翠娥，李赞，周波，等.以人文关怀为基础的个案管理模式在乳腺癌术后乳房重建患者中的应用.护士进修杂志，2018, 33（3）：241-244.

［24］姜乾金.医学心理学.4版.北京：人民卫生出版社，2004.

［25］张作记.中国行为医学科学（行为医学量表手册）.北京：中华医学电子音像出版社，2005.

第二章

乳腺癌的外科治疗

第 1 节

乳房及相关结构的组织解剖学

一、乳房的应用解剖

1. 乳房的位置

成年女性的乳房位于前胸壁第 2～6 肋间，平均直径 10～12 cm，厚 5～7 cm。乳腺从胸骨边缘直至腋前线或腋中线，部分乳腺组织可延伸至腋窝，即乳腺腋尾部。乳腺组织在胸浅筋膜的浅层与深层之间[1]，位于包裹胸大肌的胸深筋膜上方。乳房向下直达前锯肌、腹外斜肌、腹直肌表面的深筋膜。胸浅筋膜深层与胸深筋膜由疏松的脂肪组织分隔。

2. 乳房的血管

乳房的动脉主要由腋动脉、胸廓内动脉的分支供应[2]。腋动脉分出的胸上动脉（主要供应乳腺外上方）、胸肩峰动脉（供应胸大肌、胸小肌及乳腺深面）、胸外侧动脉（供应胸小肌、前锯肌等侧胸壁肌肉和皮肤，绕过胸大肌外侧缘的分支主要营养乳腺外侧）、肩胛下动脉。乳腺内侧的血液供应主要来源于胸廓内动脉，其发出穿支至乳房的前内侧部，第 2～4 肋间前动脉发出的穿支行于前胸的外侧部，其中第 2 穿支通常最粗大，供应乳房上部、乳头、乳晕及其邻近的乳房组织。静脉回流分为深、浅两组。浅静脉系统可越过中线与对侧静脉形成静脉网。深静脉主要与相应的动脉伴行，即腋静脉、胸廓内静脉、肋间静脉及肩胛下静脉。静脉的变异性较大。

3. 乳房手术涉及的神经

乳房的神经供应来自第 4～6 肋间神经的前支和外侧支，支配乳头的神经来自 T4 外侧皮支的前支，在乳头内形成广泛的神经丛[2]。乳腺癌根治术中还涉及来自臂丛神经的诸多分支。肋间臂神经是第 2 肋间神经的外侧皮支，位于锁骨中线第 2 肋间，向胸壁外侧走行，与上臂内侧皮神经交通，司感觉，若术中被结扎或热损伤，会引起患侧上臂疼痛，若切断则会导致上臂内侧皮肤感觉减退、麻木。胸长神经、胸背神经分别支配前锯肌、背阔肌，术中应保护胸长神经及胸背神经，若被肿瘤侵犯可一并切除。胸内侧神经、胸外侧神经主要支配胸大肌及胸小肌，必要时在乳腺癌根治术中可切断其分支。

二、乳房相关肌群的应用解剖

1. 胸大肌和胸小肌的位置和形态

胸大肌位于胸前外侧壁，呈扇形，起自锁骨的内侧半、胸骨、第 1～6 肋软骨和腹直肌鞘前壁，止于肱骨大结节嵴。胸小肌也呈扇形，位于胸大肌深部，起自第 3～5 肋的上缘和外侧面、软骨周围及邻近的肋间外肌筋膜，止于肩胛骨喙突的内缘和上表面。

2. 胸大肌和胸小肌的血液供应

胸大肌和胸小肌的血液供应主要来自胸廓内动脉的穿支、胸肩峰动脉的胸肌支、肋间动脉的分支和胸外侧动脉的胸肌支[3]。

3.胸大肌和胸小肌的神经支配

胸大肌和胸小肌的神经支配主要来自胸前神经,如果术中切断支配神经,则可导致胸大肌、胸小肌萎缩,失去了保留胸大肌和胸小肌的意义。胸前神经起源于臂丛的内侧束和外侧束,按照其实际位置和起源部位,分为胸内侧神经和胸外侧神经。胸内侧神经起源于臂丛内侧束,长 8~9 cm,沿胸小肌深面向前下方走行,其中有 1~3 个小分支支配胸小肌,另有 1~4 个小分支穿过胸小肌至胸大肌。62% 的胸内侧神经分支经胸小肌外侧部分穿出分布于胸大肌,因此在行 Auchincloss 术时应注意保护。胸外侧神经起源于臂丛外侧束,长 5~6 cm,跨过腋静脉前后方,在胸小肌内侧缘沿胸肩峰动脉的胸肌支进入胸大肌深面。胸外侧神经在清除胸肌间淋巴结时容易保护,但在清除尖群淋巴结时易从根部损伤。行 Patey 术时,切除胸小肌也应注意保护胸外侧神经。

三、腋窝的应用解剖

1.腋窝的构成

腋窝的四壁、顶部和底部之间形成一个四棱锥形的腔,被称为腋腔[4]。顶部由锁骨中 1/3、第 1 肋外缘和肩胛骨上缘围成,构成腋腔的上口,与颈根部相交通。底部由腋窝的皮肤、浅筋膜和腋筋膜构成。前壁由胸大肌、胸小肌、锁骨下肌和筋膜构成。外侧壁是肱骨结节间沟,其前内侧有肱二头肌和喙肱肌。内侧壁由前锯肌深面的上 4 个肋间隙构成。后壁由肩胛下肌、大圆肌、背阔肌和肩胛骨构成。

2.臂丛神经

在腋腔内,臂丛围绕腋动脉形成 3 个束,分别位于腋动脉的外侧、内侧和后侧,分别称外束、内束和后束,至腋动脉的第 3 段分为 5 个终末支。胸长神经起自臂丛锁骨上部。胸背神经、肌皮神经、胸前神经及正中神经、尺神经、桡神经均起自臂丛锁骨下部。

(1)胸长神经:起自臂丛锁骨上部,C5~7 神经根,于胸廓侧方沿前锯肌表面下降,并支配前锯肌。此神经损伤后,前锯肌瘫痪,表现为患侧上肢不能高度过举,肩胛骨不能紧贴胸廓,称为"翼状肩"。胸长神经和胸外侧动脉伴行,清除胸肌群淋巴结时应注意保护。

(2)胸背神经:发自锁骨以下臂丛后束,循肩胛骨腋缘腋动脉后内侧下行,与肩胛下血管和胸背血管至背阔肌,清除肩胛下群淋巴结时应注意保护。

(3)胸前神经:由 C5~T1 神经根组成,起自臂丛的内、外侧束,有 2~3 个分支,穿喙锁筋膜支配胸大肌和胸小肌,若术中切断该神经,将导致胸大肌和胸小肌萎缩,因此应注意保护。

3.腋动脉

自第 1 肋外缘处锁骨下动脉发出,行腋窝内,至大圆肌、小圆肌和背阔肌下缘移行为肱动脉。腋动脉前部被胸小肌覆盖,并将其分成 3 段,从起点至胸小肌上缘为第 1 段,胸小肌覆盖的部分为第 2 段,由胸小肌至背阔肌前缘为第 3 段。第 1 段发出胸背上动脉,第 2 段主要分支为胸外侧动脉,与伴行静脉沿胸小肌下缘、前锯肌表面走行,分支至胸大肌、前锯肌及乳腺。第 3 段主要分支是肩胛下动脉,起自腋动脉后内侧,绕过腋静脉的后方,分为旋肩胛动脉和胸背动脉,胸背动脉与胸背神经伴行,分布于背阔肌和前锯肌。

4.腋静脉

位于腋动脉前内侧,收集乳房深部组织、胸肌、胸壁,以及上肢深、浅静脉的血流,引流静脉较多。手术时需认清头静脉和胸肩峰静脉的位置,避免损伤。腋静脉的变异较大,主要是贵要静脉和肱静脉汇合点不一致,进行位置较高的手术时,有可能将其分支之一误认为是腋静脉来自胸侧壁的大分支而结扎。

四、乳房的区域淋巴结

1. 腋窝淋巴结

根据分布的位置，可将腋窝淋巴结分为 5 群：①胸肌淋巴结：沿胸外侧动静脉排列，位于腋窝内侧壁，乳腺癌时常累及该组淋巴结，在腋前皱襞深面可触及，该组淋巴结的输出淋巴管注入中央群和尖群淋巴结。②外侧淋巴结：在肩胛下静脉的远侧端沿腋静脉排列，位于腋窝外侧壁，接受上肢的淋巴回流，此组淋巴结一旦出现转移，易与腋静脉粘连，难以清除。③肩胛下淋巴结：位于腋窝的后壁，沿肩胛下动静脉排列，自胸侧壁直至腋静脉，其输出淋巴管注入中央群和尖群淋巴结。如被累及，在腋后皱襞的深面可触及肿大淋巴结。④中央淋巴结：位于腋窝中央，埋于腋动静脉后下方的脂肪组织内，是腋窝中最大的淋巴结群，接受上述 3 组淋巴结群的输出淋巴管，其输出管注入尖群淋巴结。⑤尖淋巴结：位于腋窝尖顶部，在胸小肌和锁骨下肌之间，沿腋静脉的近端排列，其输出淋巴管组成锁骨下淋巴干，左侧锁骨下淋巴干注入胸导管或直接注入左锁骨下静脉，右侧锁骨下淋巴干注入右淋巴导管或直接注入右颈静脉角。该组淋巴结位置较深，清除较困难。腋窝淋巴结按照所在部位和胸小肌的关系，分为胸小肌外侧（Ⅰ站淋巴结）、胸小肌深面（Ⅱ站淋巴结）、胸小肌内侧（Ⅲ站淋巴结）3 组。转移的位置越高，预后越差。

2. 胸肌间淋巴结

胸肌间淋巴结又称 Rotter 淋巴结，在胸大肌、胸小肌之间，沿胸肩峰动脉的胸肌支排列，此淋巴结较少，接纳胸大肌、胸小肌及乳腺后部的淋巴回流，输出管进入尖群淋巴结，手术时易漏切。

3. 胸骨旁淋巴结

胸骨旁淋巴结又称内乳淋巴结，位于胸骨两旁，沿胸廓内动静脉排列，以第 1～3 肋间最为多见，受累时变硬变大，常呈圆形。接受胸前壁、肋胸膜前部、乳腺内侧部的集合淋巴管，此外还接纳上纵隔、胸膜、肝等部位的淋巴回流。左、右两侧的胸骨旁淋巴干在第 1 肋间水平有交通，癌细胞可由此转移至对侧乳房或腋窝淋巴结。胸骨旁淋巴结的输出淋巴管注入锁骨上淋巴结，或左侧注入胸导管，右侧注入右淋巴导管。少数还可直接注入颈内静脉与锁骨下静脉汇合处的静脉角。癌肿位于乳腺内侧或中央部时，胸骨旁淋巴结转移的概率相对较高。

4. 锁骨上淋巴结

锁骨上淋巴结是颈深淋巴结的最下群，位于锁骨内侧 1/3 的后方，沿锁骨下动脉和臂丛排列，收纳腋尖群淋巴结和胸骨旁淋巴结大部分的淋巴回流，其输出管与颈深淋巴结输出管合成颈干，汇入胸导管或右淋巴导管，或直接注入静脉角。乳腺癌伴有锁骨上淋巴结转移时，很有可能进入静脉，造成血行转移。

（宋景涌　曹迎明）

参考文献

［1］Hassiotou F, Geddes D. Anatomy of the human mammary gland: Current status of knowledge. Clin Anat, 2013, 26 (1): 29-48.

［2］Würinger E, Mader N, Posch E, et al. Nerve and vessel supplying ligamentous suspension of the mammary gland. Plast Reconstr Surg. 1998, 101 (6): 1486-1493.

［3］Hamdi M, Hammond D C, Nahai F. Vertical scar mammaplasty. Berlin: Springer, 2005.

［4］Cooper A P. On the Anatomy of the Breast. London: Longman, Orme, Green, Brown, and Longmans, 1840.

第 2 节

乳腺癌根治术

乳腺癌根治术，又称 Halsted 根治术，是美国约翰·霍普金斯医院医院著名外科医生 William S.halsted[1] 提出的经典乳腺癌术式。Von Volkmann 在此之前提出肿瘤在侵犯胸肌前会发生胸肌筋膜受累（主要通过淋巴途径），因此建议手术切除乳房皮肤、全乳房及胸肌筋膜。但是，Halsted 指出，胸肌筋膜下的肌肉是否受肿瘤浸润在临床中很难判断，建议手术将胸肌一同切除从而阻断肿瘤向全身扩散。1984 年，Halsted 报道了 50 例乳腺癌根治术患者的手术及复发情况，当时欧洲其他报道显示乳腺癌术后的局部复发率为 51%～85%，而 Halsted 根治术后的局部复发率降低至 6%。随后，乳腺癌根治术开始被广泛应用，直到保留胸大肌、切除胸小肌的 Patey 手术及保留胸大肌、胸小肌的改良根治术（Auchincloss 手术）的出现，人们开始比较根治术与改良根治术的治疗效果。早期研究认为，根治术仍比改良根治术有更好的局部控制，尤其是对分期较晚的乳腺癌患者。但也有研究发现，改良根治术的效果与根治术相当。

在 20 世纪 70 年代之前，乳腺癌根治术占 90%，但随着"乳腺癌在早期是一种全身性疾病"观点的提出及全身治疗的发展，越来越多的研究认为改良根治术与根治术的患者预后无明显差异[2-5]，但在外观及上肢功能保留等方面更有优势。目前，临床中乳腺癌根治术已经较为少见。经典的乳腺癌根治术切除范围包括整个乳房、胸大肌、胸小肌、腋窝及锁骨下淋巴结的整块切除。手术范围上至锁骨，下至腹直肌上段，外至背阔肌前缘，内至胸骨旁或中线。

一、手术适应证

（1）I 期、II 期、III 期可手术的乳腺癌患者，没有重要脏器功能障碍，可行乳腺癌根治术[6]。

（2）肿瘤较大且位置深在，已侵犯胸大肌，且临床或病理证实腋下淋巴结阳性，术中探查 III 站淋巴结肿大的患者，可考虑行乳腺癌根治术。

二、术前准备

1. 术前诊断

在拟行手术治疗前，应完善乳腺彩超、乳腺 X 线摄影、磁共振成像（magnetic resonance imaging，MRI）等影像学检查，并尽量获取准确的病理诊断（针吸活检或空芯针穿刺活检），必要时行定位切除活检及术中冰冻病理切片检查，以确定诊断。

（1）分期诊断：当前临床分期是乳腺癌术式选择的主要依据之一，必须通过临床查体、各项辅助检查，获得较准确的临床分期。

（2）了解个体病例的特殊性：应详细了解患者肿瘤的部位、大小、发病时间、浸润范围、肿瘤和乳房大小比例，以及患者对于手术的耐受性和心理素质、心理要求等。据此，可对麻醉方式、手术方式、切口设计等做出合理选择。

2. 常规术前处理和评估

（1）心理准备：乳腺癌患者初治时常会出现不同程度的焦虑、抑郁、恐惧等，术前恰当的心理护理是必须的。根据患者的年龄、文化程度、职业，充分沟通，耐心讲明手术方式，并帮其树立战胜癌症的信心。取得患者信任是乳腺癌治疗成功的重要因素之一。

（2）改善全身状况：术前应了解和评估患者的身体素质、营养状况、有无合并症。全面检查心、肝、肺、肾等主要脏器功能，并监测血压、血糖。在有限的时间内予以处理，尽可能使其达到耐受手术的程度。

（3）手术前一天对患侧腋窝和胸壁备皮，术前 6 h 禁食、水，手术开始前留置导尿管。

3. 新辅助化疗的术前准备

对于局部晚期乳腺癌患者或有强烈保乳意愿的大肿瘤患者，术前通常进行新辅助化疗，以达到尽可能缩小肿瘤，便于根治性手术切除或缩小切除范围，增加保乳成功率的目的。待术前化疗全部结束，纠正患者呕吐、白细胞减少、发热等不良反应，并完善影像学检查，评估化疗疗效之后再行手术。

4. 特殊情况下的术前准备

（1）肿瘤破溃：是局部晚期乳腺癌的表现，破溃后常合并出血、感染，并伴有大量恶臭分泌物。术前须应用有效的抗生素，同时进行适当的局部处理，碘伏和过氧化氢液每日冲洗破溃处，待炎症控制后再行手术治疗，以免手术引起感染扩散。推荐先采用新辅助化疗，再行手术治疗的方案。

（2）肿瘤出血：晚期肿瘤可因外伤破溃或发生自发性破裂，破裂后常有不同程度的急性出血，甚至大出血。突发性大出血应行急诊手术。

三、麻醉、体位及消毒

（1）麻醉方式：以气管插管全身麻醉为主，辅助短效肌松药物可降低腋窝淋巴结清扫时运动神经的反应，有助于手术操作。有观点认为也可采用高位硬脊膜外麻醉，心肺功能异常、身体情况较差的老年患者可做胸部肋间神经阻滞麻醉，但我们认为这两种麻醉方式的效果欠佳，须同时辅助局部麻醉药，在游离上皮瓣及清扫高位淋巴结时操作困难，不推荐使用。

（2）体位：患者取仰卧位，尽量靠近术者一侧的手术台边缘，患侧上肢外展90°，肩下用薄体位垫垫高，使腋窝区展开便于清扫淋巴结，为操作方便，可将手术床向健侧稍作倾斜。注意患肢不应长时间过度外展，同时注意保护肘部及腕部，避免臂丛神经及其分支损伤。

（3）消毒：范围不仅包括患侧乳腺，应上至下颌下角，患侧达腋后线，对侧至少至锁骨中线，下至脐水平。患侧上肢消毒应包括肩部、腋窝至肘下 10 cm，用无菌巾包裹上肢，以便术中需要时可自由移动，利于暴露腋窝。若预期需行游离或带蒂皮瓣覆盖创面，还应消毒供区皮肤。

四、手术步骤及术中注意事项

（1）切口选择：切口形状及方向没有特定的要求，一般采用梭形切口，多数以肿瘤为中心，尤其是当肿瘤侵及局部皮肤时，建议切除距肿瘤 5 cm 范围内的皮肤，切除皮肤应包含乳头乳晕区。早期的切口以纵行居多，1894 年乳腺癌根治术创始时的切口上可至腋窝，下至胸大肌下缘，优点是暴露充分，但存在切口张力较大、瘢痕影响上肢活动、不美观等缺点。现多采用横梭形切口，内至胸骨旁，外至腋前线，可以满足术野暴露的需要，同时减少术后皮肤张力问题，切口尽量不延伸至腋窝中部及上臂内侧，以免瘢痕限制上肢运动。在临床实践中，术者可根据肿瘤位置（包括穿刺针道位置），在不违反治疗原则的前提下自行规划手术切口，在梭形切口的基础上调整具体弧度或添加辅助切口。

（2）切开皮肤、游离皮瓣：沿既定切口切开皮肤，用冷刀或电刀在皮肤及浅筋膜浅层向两侧行锐性分离，助手以组织钳牵引皮缘，使其形成一平面，同时可向对侧牵拉乳房便于寻找游离平面。皮瓣上留少量均匀的脂肪层，皮瓣厚度以 3～5 mm 为宜。皮瓣游离范围上至锁骨，下到肋弓，外至背阔肌前缘，内到胸骨旁。

（3）切断胸大肌：显露胸大肌锁骨部和肱骨大结节嵴，沿肌纤维方向钝性分离胸大肌。紧贴胸骨附着处切断胸大肌，应注意结扎止血，避免内乳血管穿支出血；保留胸大肌锁骨部 2 cm，可保护头静脉；在肱骨大结节嵴处切断胸大肌止点[7]。

（4）切断胸小肌：向下牵拉胸大肌断端，切开两侧深筋膜，显露及钝性游离胸小肌，使其与深层脂肪组织分开，注意切断结扎穿入胸小肌的血管。向上分离胸小肌至喙突的止点，靠近肌腱处切断。

（5）腋窝清扫：向下牵拉胸大肌、胸小肌，显露腋窝及锁骨下区域，在腋血管前方切开喙锁筋膜，以暴露腋血管及其分支、臂丛神经。清除腋窝范围内所有的脂肪及淋巴组织，包括锁骨下淋巴结。注意保护腋血管，尽量完整保留肩胛下血管、胸长神经、胸背神经，若明确受肿瘤侵犯，也可切断。其余腋血管的小分支可分别游离、钳夹、电凝或结扎止血[8]。

（6）整块切除：将胸大肌、胸小肌从上向下于胸壁分离，注意辨认胸小肌与前锯肌的间隙，在胸大肌、胸小肌下方起点处切断胸肌。在胸外侧和内侧均可见交通支和穿支血管，应注意止血。将乳房连同表面皮肤、胸大肌、胸小肌及腋窝淋巴脂肪组织、锁骨下区淋巴脂肪组织整块移除。

（7）处理创面：以生理盐水冲洗创面，检查有无活动性出血，严密止血。术野内应可见腋静脉、肩胛下动静脉、胸长神经、胸背神经、肩胛下肌、背阔肌和前锯肌。

（8）放置引流、缝合切口：为避免术后皮下创面积液，应分别于内、外侧皮瓣最低处留置引流管，并连接负压吸引。缝合切口时须注意张力不可过大，可通过扩大皮瓣游离范围来减小张力。若预计皮肤缺损过大，可通过中厚游离皮片植皮或带蒂皮瓣覆盖以达到创口的 I 期愈合。

（9）伤口加压包扎：加压包扎旨在避免术后皮下积液，常用的方式为用松散的纱布均匀填充，用胸带加压包扎，注意用力均匀，松紧合适。

五、术中注意事项

（1）为预防术中损伤腋静脉，需注意游离顺序，由内向外沿腋静脉清除腋窝淋巴结，可减少损伤与腋静脉相连的肱静脉。应熟悉腋静脉的解剖，暴露腋静脉时操作仔细，动作轻柔，避免过度牵拉。切断腋静脉分支时，一般先挂线结扎，再予切断[9]。

（2）为预防内乳血管的穿支出血，在胸骨旁切除乳房时，观察到较大的穿支血管应在明视下钳夹，然后再切断、结扎。

（3）当腋窝淋巴结肿大融合、固定时，易错误钳夹、切断臂丛神经或腋血管。为避免上述情况发生，必须细心解剖，分层次进行游离，勿切断、结扎大块组织。若伤及腋血管或臂丛神经，则用 5-0 无创缝合针吻合腋动脉和腋静脉，利用显微外科技术吻合臂丛神经。最后将患侧肩关节固定在屈曲位。若腋静脉损伤严重，出血不能控制，可置人工血管。

（4）胸长神经损伤时可出现翼状肩胛畸形。胸背神经在损伤时可出现肩部内旋、外展受限。胸内侧神经、胸外侧神经损伤时，可使胸肌萎缩，失去保留意义。因此，术中必须熟悉上述神经的走行方向，使其显露加以保护。

（5）术中损伤前锯肌的原因可能是将其掀起并误认为是胸肌而切除，因此改良根治术时不应发生。应注意肌纤维的走向，胸肌是由上向下，前锯肌是从外向内，从而避免前锯肌损伤。

（6）围手术期应注重与相关科室的配合，特别是麻醉科、心内科、呼吸内科、内分泌科、重症监护室之间的协调配合。

六、术后管理

1.一般护理

手术结束后，应检查切口对合情况，用负压引流装置持续抽吸引流管，使皮瓣贴于胸壁，检查切口或引流管有无漏气。如果切口处漏气，可用油纱布覆盖，如果引流管周漏气，应重新缝合引流口处。术后包扎一般采用胸带包扎，包扎前在胸壁和腋下放置碎纱布和纱布垫。包扎的松紧应适度，过紧不但影响呼吸，还容易造成皮瓣受压，影响血运。出手术室前，应检查患者生命体征，意识清醒、一般情况稳定后，方可离开手术室或麻醉科恢复室。

回到病房后，应给予吸氧、心电监测，仔细观察患者生命体征。如果出现持续性低血压，应注意是否有活动性出血或血容量不足。患者诉胸闷、心悸、头晕等症状，或活动后突发血压下降、血氧降低时，需立即排查肺栓塞、急性冠脉综合征。术后应注意体温变化，一般术后 6～8h 体温开始升高，2～3 天内达到高峰，最高体温一般不超过 38.5℃，如果有持续高热，应考虑是否有继发性感染或肺不张。手术后 6 h 禁食、水，而后可进水和流食，术后 1 天后可恢复饮食。对于高危下肢深静脉血栓形成的患者，术后双下肢给予抗血栓弹力袜及皮下注射低分子量肝素，以预防下肢深静脉血栓形成。

2.引流管的管理

负压引流是术后避免出现皮下积液的关键，同时为观察术后出血提供了依据。通常在术后第 1 个 24 h 可引出 50～150 ml 淡红色液体，当术后 5～7 天每日引流量逐渐降至 10 ml 时，方可拔管。若术后 5 天引流量仍多，需分析原因，如创面仍有渗血、淋巴漏、感染等，并对症处理。引流管应保持通畅，若不通畅，可用生理盐水冲洗，引流管的位置不当时，可适当移动引流管。引流液每日清倒 1 次，注意负压吸引装置保持无菌。

3.术后患侧上肢的管理

术后48h内患侧肩关节轻度内收，48 h 后开始逐渐练习上肢活动。肩关节可保持近 90°，以使愈合后腋窝处保持圆滑平整，有利于上肢功能恢复，同时也便于术后放疗的实施。术后勿在患侧上肢输液、抽血。有下列情况者，肩关节活动可适当延迟或减少运动量：①皮下积液，皮瓣尚未充分与胸壁贴合；②术后第 3 天腋窝引流量仍超过 60 ml/d；③近腋窝的皮瓣较大面积缺血坏死或植皮者。

4.拆线

通常在术后 2 周进行拆线，皮瓣范围大、血运不良、老年人、伴高血压或糖尿病的患者切口愈合较慢，宜先行间断拆线，视切口愈合情况择日完全拆线。

5.抗生素应用

绝大多数乳腺癌手术属于Ⅰ类切口，术后可不用抗生素。下列情况可考虑术后应用抗生素：①术前肿瘤有破溃、出血、感染；②伴有身体其他部位感染性病灶；③术中术野或切口疑有污染；④行植皮术；⑤术后有积液、皮瓣坏死或炎症征象；⑥术前接受化疗，白细胞低下；⑦老年人、营养状况差、合并糖尿病。应联合、足量、短期应用抗革兰氏阳性菌和抗革兰氏阴性菌的抗生素。有明显感染者，应根据临床表现和细菌培养结果选择敏感的抗生素。

（彭媛　王姝）

[1] Halsted W S. The results of operation for the cure of cancer of the breast performed at the Johns Hopkins Hospital from June, 1889 to January, 1894. Ann Surg, 1894, 20（5）: 497−555.

　[2] Maddox W A, Carpenter J T Jr, Lawsh L, et al. A Randomized prospective trial of radical（Halsted）mastectomy versus modified radical mastectomy in 311 breast cancer patients. Ann Surg, 1983, 198（2）: 207−212.

　[3] Baker R R, Montague A C, Childs J N. A comparison of modified radical mastectomy to radical mastectomy in the treatment of operable breast cancer. Ann Surg, 1979, 189（5）: 553−559.

　[4] Turner L, Swindell R, Bell W G, et al. Radical versus modified radical mastectomy for breast cancer. Ann R Coll Surg Engl, 1981, 63（4）: 239−243.

　[5] Consensus statement: treatment of early-stage breast cancer. J Natl Cancer Inst Monogr, 1992,（11）: 1-5.

　[6] 余宏迢, 刘复生, 郑香龄, 等. 乳腺肿瘤诊治图谱. 河南: 河南科学技术出版社, 1996.

　[7] 斯坦德林. 格氏解剖学. 39 版. 徐群渊, 译. 北京: 北京大学医学出版社, 2008.

　[8] 唐中华, 李允山. 现代乳腺甲状腺外科学. 湖南: 湖南科学技术出版社, 2011.

　[9] 黎介寿, 吴孟超, 黄志强. 普通外科手术学. 2 版. 北京: 人民军医出版社, 2005.

第3节

乳腺癌改良根治术

自 20 世纪 60 年代，乳腺癌改良根治术已成为浸润性乳腺癌患者最普遍的外科治疗手段。该手术是切除患侧全部乳腺组织（包括胸大肌筋膜）保留胸大肌、胸小肌，或切除胸小肌保留胸大肌，同时廓清同侧腋窝淋巴结。改良根治术与 Halsted 根治术最大的不同之处在于，胸壁重要的肌肉及其神经分布得以保留[1]。因此，改良根治术既能达到根治术的治疗效果，又能保持患侧上肢的良好功能，并降低术后胸部毁的损程度。

20 世纪 40 年代，由于电子显微镜的应用，人们认识到胸肌筋膜无淋巴管存在，肿瘤很少经此转移，故可保留胸肌；发生腋窝淋巴结转移时，腋上淋巴结群很少转移，故只需清除腋下淋巴结群即可。因此，在病理生理学观点的影响下，手术范围有了缩小的趋势，外科医生开始以 Halsted 根治术为基础进行改良。Patey 首先开展了乳房切除联合胸小肌切除，保留胸大肌，切除其筋膜并清扫腋窝淋巴结的术式，被称为保留胸大肌的乳腺癌根治术，并于 1948 年发布，命名为 Patey 法[2]。1963 年 Auchincloss 报道了保留胸大肌、胸小肌的另一种改良根治术式，以保证患者术后有良好的生活质量，被称为 Auchincloss 法[3]。至此，Patey 法和 Auchincloss 法为乳腺外科医生提供了根治性手术的新思路，并盛行至今。

目前，改良根治术主要适用于 I 期、II 期和 III a 期乳腺癌，其主要理论基础包括：①多中心临床研究结果否定了 Halsted 的"淋巴穿透"理论，从而为胸肌未受肿瘤侵犯的患者保留胸肌提供了理论依据；②改良根治术同样能清除腋窝和胸肌间淋巴结；③手术切除未转移的淋巴结不能提高患者的生存率，反而会增加术后并发症，降低术后生活质量；④临床研究证明，接受改良根治术的Ⅰ～Ⅱ期乳腺癌患者的术后生存率和局部复发率与接受根治术的患者无显著差异；⑤保留胸肌后，在形态学美观和胸壁生理运动学方面，均有很大的提升；⑥乳腺癌综合治疗的进步扩大了改良根治术的应用范围；⑦乳腺癌诊断技术的提高使晚期乳腺癌患者的比例明显降低；⑧临床观察和动物实验表明，乳腺癌在早期或亚临床阶段即可发生血行转移，进而发生全身转移[4-5]。

一、手术适应证

（1）Ⅰ期、Ⅱ期、Ⅲa期乳腺癌患者。
（2）局部晚期患者或有强烈保乳意愿的大肿瘤患者，应先行术前化疗。

二、手术禁忌证

（1）已远处转移者。
（2）年老体弱不能耐受手术。
（3）恶病质者。
（4）重要脏器功能障碍，不能耐受手术者。
（5）无法实现根治性切除的局部晚期者（皮肤出现卫星结节或侵犯胸壁、炎性乳腺癌、锁骨上淋巴结转移等）。

三、术前准备

同上述乳房根治术的术前准备。

四、手术方法

1.Auchincloss法（保留胸大肌和胸小肌的改良根治术）
（1）体位：全身麻醉后，患者取仰卧位，患侧上肢外展90°，患侧肩部垫高。消毒后患侧上肢用无菌敷料包紧，倾斜手术台，将患侧乳房的位置抬高。
（2）切口：一般采用Stewart横梭形切口，内侧达胸骨线，外侧达腋中线，不宜将切口切入腋窝。术前穿刺点应包含在切口之内。
（3）皮肤切除范围：为保证根治性切除，肿瘤表面皮肤和皮下组织应适当予以切除。一般切缘距离肿瘤边缘2～3 cm，如果肿瘤与皮肤粘连或皮肤有水肿时，应适当扩大皮肤切除范围，皮肤不足时可考虑植皮。
（4）切除活检：术前未行乳房肿瘤空芯针穿刺活检或术前肿瘤细针穿刺细胞学诊断不清的患者，术中必须先行肿瘤切除并予快速冰冻切片病理检查以明确诊断。乳房上半部肿瘤行平行于乳晕的弧形切口，乳房下半部肿瘤则行以乳头为中心的放射状切口。切开皮肤、皮下组织至腺体，沿肿瘤边缘完整切除病送检，若冰冻切片病理检查结果回报恶性，则继续下述步骤。

（5）游离皮瓣：可采用解剖刀潜行分离皮瓣或用电刀锐性分离。为减少分离皮瓣时皮下出血，可将 0.5 mg 肾上腺素加入 250 ml 生理盐水均匀注入皮下浅层。切开皮肤后，用鼠齿钳每隔 2 cm 将皮肤真皮层夹住，以作牵引皮瓣用。分离皮瓣应在皮肤和浅筋膜之间进行，仅留薄层脂肪，以不遗留乳腺组织为宜。游离的范围上至锁骨下，下至肋弓及腹直肌上部，内侧至胸骨缘，外侧至背阔肌前缘。

（6）皮瓣的保护：皮瓣分离完成后，用生理盐水纱布围折于切口上、下皮瓣内，以保护皮瓣，避免手术操作时误伤皮瓣下的血管网。

（7）切除乳房：上、下皮瓣分离后，将乳腺逐步从胸大肌筋膜表面解离，从胸骨旁直至腋侧，然后进行腋窝淋巴结清扫术。

（8）腋窝淋巴结清扫：暴露腋静脉，沿此静脉将其分支逐个切断并解离全部腋下脂肪及淋巴组织。当解离至胸小肌外缘时，将胸小肌分离，并用深钩将其拉起，然后经胸小肌深侧继续解离，直至腋顶部。应将 Level Ⅰ、Ⅱ 淋巴结全部切除，若触及肿大的 Level Ⅲ 淋巴结，则一并切除。清扫过程中应注意以下操作：采用锐性分离，以免挤压肿瘤组织引起癌细胞扩散；结扎并切断腋静脉小分支时注意不紧贴腋静脉；保护胸长神经、胸背神经和肩胛下血管；若腋窝淋巴结无明显转移，肋间臂神经应予保留；要求清除淋巴结数目在 10 枚以上，不应遗漏 Rotter 淋巴结，所有淋巴结送石蜡病理检查。

（9）切除标本：腋窝解离结束后，将标本自胸壁提起，将乳房、腋窝脂肪和淋巴结自胸壁的起始部切断，标本整块切除，送石蜡病理检查。生理盐水冲洗伤口，仔细止血。

（10）缝合切口：缝合皮肤时，张力不可过大，如皮肤缺损较多，应行植皮。为防治术后皮下积液，可行皮肤与创面多处缝合固定。腋下和近胸骨旁放置多孔引流管接负压吸引装置。可吸收线皮内连续缝合，关闭伤口后用碎纱布适当加压包扎。

2.Patey 法（保留胸大肌、切除胸小肌的改良根治术）

手术切口和皮瓣游离同 Auchincloss 法，将乳腺游离至胸大肌外缘后，显露整个胸大肌，切断胸大肌第 4～6 肋的附着点并翻向上方，用肌肉拉钩拉持以扩大手术野。显露胸小肌，清理胸小肌内、外缘，术者示指伸入胸小肌后方肩胛骨喙突部切断胸小肌附着点，保留胸前神经将胸小肌切除，有时胸前神经穿过胸小肌，需分离肌纤维后切除。后续步骤基本同 Auchincloss 法，将乳腺、胸小肌及腋窝淋巴组织整块切除，胸大肌复位缝合。该术式清除腋窝淋巴结无困难，但切除胸小肌可能损伤胸外侧神经或其分支，造成胸大肌纤维部分性萎缩。

五、术后管理及注意事项

同上述乳房根治术的术后护理及注意事项。

（王思源　佟富忠）

[1] Halsted W S. The results of operations for the cure of cancer of the breast performed at the Johns Hopkins Hospital from June, 1889 to January, 1894. Ann Surg, 1894, 20（5）：497-555.

[2] Patey D H, Dyson W H. The prognosis of carcinoma of the breast in relation to the type of operation performed. Br J Cancer, 1948, 2（1）：7-13.

[3] Auchincloss H. Modified radical mastectomy：why not？Am J Surg, 1970, 119（5）：506-509.

[4] 汤钊猷. 现代肿瘤学. 上海：上海医科大学出版社, 1993.

[5] 赵涛, 郑泽霖. 乳腺癌手术的历史演变. 中国现代手术杂志, 2001, 5（4）：317-328.

第 4 节

保留皮肤及乳头、乳晕的乳房切除术

乳腺癌的外科治疗包括乳房和区域淋巴结。针对乳房的外科手术方式主要分为保留乳房的手术和乳房全切除术。传统的乳房全切除术需同时切除乳房表面包含乳头、乳晕的梭形皮肤。随着患者对术后外观要求的提高，近年来保留皮肤的乳房切除术（skin-sparing mastectomy，SSM）和保留乳头、乳晕的乳房切除术（nipple-sparing mastectomy，NSM）逐渐增多。这两种术式能为 I 期或 II 期的乳房成形术提供更加优越的先天条件，但是由于保留了更多的皮肤和乳头内导管，会增加局部复发的风险，降低肿瘤安全性。因此，如何正确选择手术的适应证以及如何通过手术具体操作技术来减小风险是一个重要且严肃的问题。除了作为乳腺癌手术的一种选择，NSM 已成为乳房预防性切除的必要手术步骤，而如何最大限度地减少预防性切除的术后并发症，同样是一个重要的问题。

一、肿瘤安全性

作为肿瘤根治术，肿瘤安全性是评估的重点。由于 NSM 保留了更多的皮肤，因此保留了更多的皮下淋巴管和可能存在的乳腺实质。更加重要的是，NSM 保留了乳头乳晕复合体，因而保留了乳头内的导管，为了保证乳头的血供和外形还可能会保留少量乳头后方的腺体。既往研究显示，NSM 术后 5 年的局部复发率为 1.05%～6.3%，并随着随访时间的延长不断升高。10 年局部复发率为 11.1%[1]，13 年局部复发率为 19.1%[2]；而且并未比传统乳房切除术的局部复发率更高（8.2% vs. 7.6%，P=0.81）[3]。

二、手术安全性

NSM 分为肿瘤治疗性 NSM 和预防性 NSM。预防性 NSM 对于皮瓣厚度、乳头下残留腺体的要求相对宽松，手术操作相对简单。而肿瘤治疗性 NSM 对皮瓣厚度有严格要求，乳头、乳晕后方尽量不残留腺体，考虑美观时可能会在乳晕、乳房下皱襞、外缘等部位选取切口。因此，乳头、乳晕血运不良或乳房皮瓣薄是出现手术并发症的主要原因，常见并发症为乳头坏死、感染、皮瓣坏死及假体取出。是否会增加手术并发症是能否行 NSM 的重要因素。肿瘤体积大、淋巴结分期较晚患者的手术切除范围相对较大，乳头乳晕区缺血和坏死的风险增加。此外，吸烟、血管疾病及乳房肥大也是导致乳头坏死的相关因素。皮瓣坏死、感染和假体取出的发生相互关联，如皮瓣坏死可能导致感染，而感染则会导致假体取出。皮瓣的厚度、长度和术中的操作均会影响皮瓣并发症的发生率。皮瓣过薄、乳房下皱襞的切口及术中电刀操作温度过高均会使皮瓣坏死的发生率升高。对于乳腺癌患者，新辅助化疗是增加各种手术并发症的因素。既往研究显示，NSM 的手术并发症的发生率随时间的推移和手术例数增加而不断降低，提示学习曲线对于手术技术掌握程度的重要作用。

三、手术适应证

选择 NSM 的患者分为预防性切除和乳腺癌要求重建的患者。预防性切除应注意患者是否具有手术指征，即是否为乳腺癌高危人群或心理因素导致执意要求切除乳房，应对后者给予充分的解释，告知手术可能造成对功能和外形的影响及术后并发症。乳腺癌患者不具备保乳术指征，同时有乳房重建的需求，可以考虑行 NSM 联合一期成形术或扩张器植入术。考虑到保留乳头、乳晕需要保留少量乳管和乳头下腺体，须仔细评估肿瘤侵犯乳头、乳晕及乳头下方腺体的风险。肿瘤距离乳头 < 1 cm、有乳头内陷、伴有乳头溢液或伴有乳头湿疹样改变的乳腺癌不适合保留乳头、乳晕。同时应注意，伴有皮肤侵犯的乳腺癌或肿瘤距离皮肤 < 0.5～1 cm 的乳腺癌患者不适合行保留皮肤的乳房切除术。肿瘤较大、淋巴结转移较多、需要接受手术后放疗的患者，皮瓣厚度需要严格控制。这类患者术后并发症发生率升高，为 NSM 的相对禁忌证。如果患者强烈要求，应充分告知患者可能的风险，包括局部复发、皮瓣坏死、假体感染及取出、放疗后外形改变等。目前我国专家共识认为 NSM 的手术适应证包括：肿瘤直径 < 5 cm、腋窝淋巴结阴性以及肿瘤距离乳头 ≥ 2 cm。

四、手术方法

目前，NSM 的切口选择主要包括乳房下皱襞切口、放射状切口、环乳晕切口、腋下切口（腔镜辅助切口）、原手术瘢痕切口等。其中，外侧放射状切口在对乳头乳晕复合体血供的保护、完整切除各象限腺体的便利性等方面有着明显优势，因此成为目前大多数外科医生的切口选择。

以外侧放射状切口为例，NSM 的手术方法包括以下步骤：自乳晕外侧行外侧放射状切口，依次打开皮肤、皮下组织、浅筋膜浅层，在浅筋膜浅层深面游离乳腺腺体，在保证完整切除腺体的前提下保留较厚皮瓣（乳腺皮肤皮下组织自外侧向内侧逐渐变薄，乳头、乳晕后方几乎无皮下脂肪），注意保护内上象限、外上象限乳腺区域皮肤的供血血管，尽可能去除乳头乳晕复合体后方的腺体（在乳头乳晕复合体后方注入肿胀液，易于上述操作），术中送冰冻切片活检（乳头后组织），依据病理结果决定是否保留乳头；拉钩辅助暴露视野，将乳腺腺体向内下方牵拉，自外上象限将乳腺腺体从胸大肌表面游离（胸大肌筋膜是否保留仍存在争议），尽可能保留乳房周围韧带结构（锁骨韧带、胸骨旁韧带、三角集束韧带、胸外侧韧带等）；助手辅助暴露视野，仔细检查是否有残存腺体，尽可能保证腺体切除完整。

五、术中注意事项

预防性切除患者可适当增加皮瓣的厚度，在腺体表面游离皮瓣，完整切除腺体即可。为了保持乳头、乳晕的外形和感觉及勃起功能，乳头、乳晕后方可适当留存少量腺体。单侧预防性切除应注意对称性，选择适当的成形术式。乳腺外科医生应与整形外科医生充分沟通手术方式，以最大限度地保证美观性。乳腺癌患者选择 NSM 时，肿瘤安全性应放在首位，切忌为了美观而降低安全性。对于早期乳腺癌术后不需要接受放疗的患者，应注意皮瓣厚度，一般不超过 0.3 cm。此外，术中勿在同一位置反复电刀操作，避免导致局部温度过高而出现皮瓣坏死积液和感染。保留乳头、乳晕后方的腺体能够改善术后乳头外形，但需要留取乳头后方切缘送病理检查阴性。但是，残留的腺体可能会导致局部复发。乳头、乳晕复发可以再次进行切除，早期发现对生存期的影响较小。

六、总结

综上所述，无论是肿瘤安全性还是手术安全性，NSM 都是一种安全的手术方式。保证安全性的前提是根据手术适应证选择合适的患者、注意术中操作和完成学习曲线。

（郭佳佳　曹迎明　宋景涌）

参考文献

［1］Romics L Jr, Stallard S, Weiler-Mithoff E. Oncologic safety of skin-sparing mastectomy followed by immediate breast reconstruction: rate and localization of recurrences, and impact of reconstruction techniques. Orv Hetil, 2013, 154 (5): 163-171.

［2］Benediktsson K P, Perbeck L. Survival in breast cancer after nipple-sparing subcutaneous mastectomy and immediate reconstruction with implants: A prospective trial with 13 years median follow-up in 216 patients. Eur J Surg Oncol, 2008, 34 (2): 143-148.

［3］Sakurai T, Zhang N, Suzuma T, et al. Long-term follow-up of nipple-sparing mastectomy without radiotherapy: A single center study at a Japanese institution. Med Oncol, 2013, 30 (1): 481.

第5节

乳腺癌保乳手术治疗

随着对乳腺癌生物学行为的进一步了解，乳腺癌是一种全身性疾病的观点已经被学术界广泛接受，局部持续的扩大切除范围无助于改善预后。此外，乳腺癌放射生物学的发展、放疗设备和放射技术的改进也促进了保乳治疗的开展[1]。从根治术、扩大根治术到改良根治术，乳腺癌手术的局部创伤持续减轻，但乳房外形的毁损无法避免，保留乳房理念的出现是乳腺外科的革命性进步。目前已进行了多项经严格设计的多中心前瞻性随机对照临床试验，如欧洲的 Milan 研究、美国的 NSABP B-06 研究和丹麦的 Danishi 研究分别对患者进行了 5 年、10 年和 15 年的随访，发现早期乳腺癌保乳术联合术后放疗的无复发生存率和总生存率与经典根治术疗效相当。早期乳腺癌试验协作组（EBCTCG）于 1995 年发表的 meta 分析综合了 9 项随机对照临床试验，结果显示接受保乳治疗的 2468 例乳腺癌患者中共 565 例死亡，病死率为 22.9%；而全乳房切除的 2423 例乳腺癌中 555 例死亡，病死率同样为 22.9%。在后续长期随访中，保乳治疗和乳房切除术患者的无复发生存和总生存情况无明显差异。因此，对于适合保乳治疗的患者进行保乳术是安全和可行的[2]。

一、手术适应证

理论上讲，只要患者有保乳的意愿且保乳术后可获得阴性手术切缘、有可接受的乳房外观，且具备术后放疗条件者，均可选择保乳治疗。一般来说，病期越早，保乳治疗的可能性越大。对于一些初始治疗时由于肿瘤较大难以直接保乳者，可通过术前新辅助化疗使原发灶缩小、降期后获得保乳的机会。对于乳腺原位癌，虽然没有全身转移的问题，但由于难以精确判断原位癌边界，反而易出现切缘阳性的情况[3]。此外，如果原位癌患者进行全乳房切除术，几乎可以完全避免患侧乳房发生浸润癌的风险，但若选择保乳治疗，发生浸润癌的风险会有所增加。因此，如果原位癌患者选择全乳房切除术，则不再坚持建议保乳治疗。

二、手术禁忌证

（1）乳腺癌保乳治疗的禁忌证和保乳治疗的原则密切相关，如确保将所有可疑病灶切除；切除后乳房的外形可以接受；能配合术后放疗。因此，对于不能满足上述要求的患者不宜行保乳治疗。

（2）多中心性病灶或分布广泛的多灶性乳腺癌。由于该类乳腺癌病灶分布广泛，通常难以通过局部切除达到切除干净且保证可接受的外观。乳腺 X 射线摄影（钼靶摄影）可见弥散分布的恶性钙化点。

（3）再次扩大切除后仍然不能保证切缘阴性。

（4）患侧乳房或胸部曾进行过放疗。

（5）妊娠且不能在放疗前终止者，有结缔组织病无法放疗者。

三、手术方法

1.切口设计

切口设计首先需保证有利于病灶完整切除和获得质量良好的切缘，其次考虑切口对乳房外观的影响。一般切口选择在肿瘤表面，这样最有利于手术切除原发灶，术中需准确标明切缘方位。有时为了获得更为隐蔽的术后瘢痕效果，也可以考虑在远隔肿瘤的部位做切口（如环乳晕切口、腋下切口、乳房下皱襞切口），再通过皮下的游离到达肿瘤所在位置进行切除。切口不在肿瘤表面时，须准确记录瘤床与切口的关系。建议保乳术常规在瘤床、切缘放置金属标记夹（如银夹、钛夹）。乳房上方切口推荐选择以乳头为圆心的弧形切口或眼皮肤 Langer 线的弧形切口，乳房下部可选择放射状切口。

2.创腔处理

除非肿瘤非常表浅或局部明显有皮肤受累，保乳术不常规去除肿瘤表面的皮肤。为了获得满意的术后外观，皮下脂肪层应妥善保留。表浅肿瘤可去除表面少许脂肪，而深在的肿瘤应将皮肤、皮下脂肪和表浅腺体一并切开，达到肿瘤部位。术后皮瓣下的脂肪层对保持自然的乳房形态非常重要。保乳术后的创腔处理非常重要，应先避免皮肤和胸肌直接粘连愈合，这会导致术后明显的局部凹陷，使保乳术后的外形不理想。如果患者腺体丰富，可以充分游离创腔周围的腺体脂肪瓣的浅层和胸肌表面，使创腔周围腺体瓣的表层和基底层尽量缝合。保乳术中应充分止血，术后一般不留置引流，使得创腔深处形成血清肿，后期血清肿将逐渐机化为纤维组织，使术后外观相对比较自然。保乳术中各层次缝合推荐应用可吸收缝线，皮肤切口最好应用皮内缝合。

3. 保乳术的切缘

局部切除时一并切除的正常组织越多，局部复发的风险越低，但术后乳房的外形就越差。既往有研究推荐切除病灶外 0.5～1 cm 范围即可保证 95% 的患者在所有方向切缘阴性。目前各大指南推荐"no ink on tumor"的策略，即切缘阴性即可，不再强调具体的切缘距离。但实际手术操作中，约 1 cm 的安全边界可有效降低切缘阳性的概率。对导管原位癌切缘的判断有时更具挑战，因为原位癌可出现较广泛的导管内蔓延，推荐原位癌术前做好充分的影像学评估［如 MRI 联合钼靶摄影］，从而设计最佳切除范围或决定是否行乳房切除术。切缘可通过术中冰冻切片病理检查、印片等方式确定，最终由石蜡病理确诊。目前可利用生物电信号等技术制成的探头来检测切缘状态。

4. 腋窝淋巴结分期

保乳术的腋窝淋巴结分期一般另做切口，除非外上象限保乳切口非常接近腋窝时可选单一切口。腋窝分期的原则和具体手术操作方法和其他手术方式相同。符合前哨淋巴结活检指征的首选前哨淋巴结活检，腋窝淋巴结临床阳性的患者可考虑直接行腋窝淋巴结清扫。须注意，ACOSOG Z0011 临床试验发现对于保乳术、1～2 枚前哨淋巴结阳性且接受术后放疗的患者，继续行腋窝淋巴结清扫并不能进一步降低局部复发率或改善远期生存率。随访 10 年显示，腋窝淋巴结清扫组腋窝复发率为 0.5%，只行前哨淋巴结活检组的腋窝复发率为 1.5%，两组间无统计学差异[4]。这一研究结果使一些腋窝低肿瘤负荷的保乳术患者获得了保留腋窝淋巴结的机会，但国内学者针对该研究结果尚未完全达成一致。

5. 应用肿瘤整形技术的保乳创腔修复

对于原发灶较大，但有强烈保乳意愿的患者可考虑应用保乳整形技术进行创腔修复，改善术后外观。对于切除组织量小于 20% 的患者，可应用临近腺体或脂肪瓣旋转移位后充填创腔。对于组织缺损较大的情况可联合背阔肌肌瓣进行修复。应用肿瘤整形技术行保乳术时，须对切缘进行准确标记，留置金属夹，以保证术后放疗野准确。

四、保乳术的并发症

保乳术的并发症很少见，偶见切口感染。在行腋窝手术后保留的乳房可出现淋巴水肿，表现为红肿，一般无疼痛。通过佩戴有一定支持作用的文胸后可缓解。应用肿瘤整形技术的保乳术，由于腺体瓣和脂肪瓣的游离旋转，可能使部分脂肪组织坏死，表现为术区无痛硬结，可在术后数月出现，也可在放疗后出现，超声表现为中高回声，有时可见钙化，乳腺 MRI 有助于诊断和鉴别诊断。

五、总结

能否进行保乳术的最重要决定因素是局部复发风险。因此，在确定保乳术指征时，应始终关注这一点，尽可能避免局部复发。全身性转移的危险因素主要影响系统治疗的决策，但不影响局部手术决策。常见的一种错误观点是腋窝淋巴结转移的乳腺癌不能保乳。既往将中央区肿瘤列入保乳术的禁忌证中，但只要满足保乳的 3 个原则（R0 切除切缘阴性、可接受的外观和术后放疗）[5]，通过中央象限切除也可达成保乳的目标。对于已知 *BRCA1/2* 突变的携带者，保乳治疗后局部复发的风险高于无突变人群。因此，目前指南对于此类患者建议在保乳时充分沟通，告知其相关风险。此外，与根治性手术相比，保乳治疗对术前影像评估、术中切缘病理判断及术后全乳放疗的规划均提出了更高的要求。保乳治疗需要影像科、外科、病理科和放疗科的多学科协作，从而使治疗效果更有保障。

（程琳）

参考文献

［1］Early Breast Cancer Trialists' Collaborative Group. Favourable and unfavourable effects on long-term survival if radiotherapy for early breast cancer: an overview of the randomized trials. Lancet, 2000, 355（9217）: 1757-1770.

［2］Christiansen P, Carstensen S L, Ejlertsen B, et al. Breast conserving surgery versus mastectomy: overall and relative survival-a population based study by the Danish Breast Cancer Cooperative Group（DBCG）. Acta Oncol, 2018, 57（1）: 19-25.

［3］Kupstas A, Ibrar W, Hayward R D, et al. A novel modality for intraoperative margin assessment and its impact on re-excision rates in breast conserving surgery. Am J Surg, 2018, 215（3）: 400-403.

［4］Giuliano A E, Ballman K V, McCall L, et al. Effect of axillary dissection vs no axillary dissection on 10-Year overall survival among women with invasive breast cancer and sentinel node metastasis: The ACOSOG Z0011（Alliance）Randomized Clinical Trial. JAMA, 2017, 318（10）: 918-926.

［5］Weber W P, Soysal S D, Zeindler J, et al. Current standards in oncoplastic breast conserving surgery. Breast, 2017, 34（Suppl 1）: S78-S81.

第6节

腋窝前哨淋巴结活检术

前哨淋巴结[1]是原发性肿瘤引流区域淋巴结中的1枚或数枚特殊淋巴结，是原发性肿瘤发生淋巴结转移的第一站淋巴结，也是原发性肿瘤发生腋窝淋巴结转移的必经淋巴结，这是前哨淋巴结活检的解剖学基础[2]。前哨淋巴结的存在说明原发性肿瘤的区域淋巴结转移是按照可预测的顺序经淋巴管首先转移至某些淋巴结。腋窝的解剖学研究提示腋窝淋巴结多遵循由远心端向近心端汇流方向的排列规律。尽管腋窝淋巴结之间存在相互交通，但临床上很少出现腋窝淋巴结的跳跃式转移。在Ⅰ、Ⅱ站淋巴结无转移的情况下，Ⅲ站淋巴结出现转移的概率极低。前哨淋巴结可以作为一道天然屏障阻止肿瘤细胞在淋巴结中继续扩散。近年来，大量乳腺病理穿刺也证实了乳腺癌前哨淋巴结的存在。

1993年Krag等率先应用放射性核素示踪法将前哨淋巴结活检引入乳腺癌的临床研究中，1994年Giuliano等首先应用生物染料法进行乳腺癌前哨淋巴结活检，自此开启了乳腺癌前哨淋巴结活检的时代。筛选腋窝淋巴结阴性的病例和术中识别前哨淋巴结是其中的关键问题。在前哨淋巴结活检的临床实践中，将示踪剂注射到乳头、乳晕通常可获得较好的示踪效果，提示乳头、乳晕区的淋巴管网可能发挥整个乳腺引流的交通枢纽作用。有观点质疑乳头、乳晕区注射示踪剂找到的前哨淋巴结可能与肿瘤区引流的前哨淋巴结不完全吻合。在实际腋窝的解剖过程中发现，前哨淋巴结多位于胸大肌外侧缘肋间臂神经水平以下，位置相对固定，无论在何位置注射示踪剂寻找到的前哨淋巴结基本均位于此区域内。

前哨淋巴结活检的广泛开展是乳腺癌外科治疗领域的一个重要的里程碑，该手术方式使临床医生可以有选择地开展腋窝手术，根据前哨淋巴结活检的病理检查结果决定下一步手术方式，既使淋巴结转移的患者不丧失根治性切除的机会，又使淋巴结无转移的早期患者避免行腋窝淋巴结清扫。此外，手术创伤的缩小使患者术后的生活质量得到了最大限度的保护，缩短了住院时间，降低了医疗成本。纵观乳腺癌外科治疗的历史，手术范围的缩小是发展趋势，前哨淋巴结活检正是顺应趋势的手术技术。

一、手术的适应证及禁忌证

具有较高证据等级并得到大规模临床试验支持的适应证包括早期乳腺癌（I、II期）、临床腋窝淋巴结阴性的乳腺癌患者。对于临床体格检查和影像学检查发现腋窝淋巴结可疑阳性的患者，首先进行超声引导下的淋巴结穿刺活检进行病理学评估，若病理学阴性，仍可进行前哨淋巴结活检。

此外，单发病灶或多发病灶、多中心病灶均可行前哨淋巴结活检，患者的年龄、性别及肥胖程度均不是限制前哨淋巴结活检的因素。前哨淋巴结活检不受既往乳腺原发性肿瘤的活检类型的限制，原发性肿瘤行细针穿刺细胞学检查、针穿活检或开放活检等方式均可进行前哨淋巴结活检。导管原位癌患者接受乳房切除术或保乳术也是前哨淋巴结活检的适应证。

前哨淋巴结活检的绝对禁忌证为炎性乳腺癌及经病理或细胞学检查证实的腋窝淋巴结转移且未接受新辅助化疗的患者。

二、示踪剂的选择

选择合适的示踪剂是前哨淋巴结活检成功的重要原因。不同示踪方法的学习曲线也不尽相同。用放射性核素作为示踪剂进行前哨淋巴结活检时，术前淋巴显像可提示淋巴结的数目和位置，同时还可以显示引流途经，使术者探查前哨淋巴结时更有方向性和目的性，提高检出率。因此，放射性核素法的学习曲线较蓝色染料法短。

蓝色染料法具有诸多优点，包括无需特殊设备、操作直观方便、可在直视下辨认淋巴结、价格低廉、无需放射科医师配合和无放射危害。联合应用时，如果背景放射性与淋巴结放射性相似，则蓝色染料提供的视觉帮助有利于区分淋巴结与周围组织。但是，染料在淋巴管中向淋巴结移动的速度很快，因此染料在淋巴结中的滞留时间短，延长操作时间将很快使 II、III 站及之后的淋巴结染色，导致淋巴结显影时间不一，出现多枚染色的淋巴结，识别、切取蓝染淋巴结的时间难以掌握，操作具有主观性。此外，染料法因术前无法定位淋巴结的位置，对于经验不足的外科医生来讲操作上具有一定的难度。因此，蓝色染料法淋巴示踪前哨淋巴结所需的学习曲线时间相对较长，术者可根据肿瘤的位置，选择染料注射于皮下、皮内或肿瘤周围。应注意，对于接受过开放活检的患者，蓝色染料应避免注射于活检腔内。注射蓝色染料约 5 min 后可开始寻找前哨淋巴结，使用单染料法时，沿近端蓝染淋巴管寻找前哨淋巴结可提高检出率。

自发荧光物质联合蓝色染料法示踪前哨淋巴结可明显缩短前哨淋巴结活检的学习曲线。由于自发荧光物质［吲哚菁绿（indocyanine green，ICG）］具有即刻成像效果，使示踪操作简便，联合蓝色染料法可显著降低手术难度，缩短手术时间，同时缩短前哨淋巴结活检手术的学习曲线[3-5]。

ICG 是有效的近红外荧光试剂[6-7]，它的优点和缺点都与它是低分子量造影剂有关。美蓝是极低分子量造影剂，易被吸收和传输，并且很快遍及淋巴管，常被作为蓝染试剂[8-9]。有研究指出，美蓝也是荧光剂。美蓝被激活后发射的近红外光线范围可达 700 nm。此外，美蓝的荧光在活组织中具有高穿透力，可达 10 mm，而 ICG 的荧光穿透力只有 5 mm，这主要是因为美蓝不会与血清中的白蛋白结合，因此被认为能够轻易穿透皮肤和脂肪组织。由于美蓝的高吸收性，其比 ICG 的污染更少，具有更高的特异性和敏感性。

三、示踪剂的注射部位

前哨淋巴结不仅是引流乳腺原发性肿瘤的第一站淋巴结，也是引流整个乳腺的第一站淋巴结，因此示踪剂的注射部位并不局限于肿瘤周围。目前常用的示踪剂注射部位包括原发性肿瘤周围的乳腺实质内、肿瘤表面的皮下或皮内以及乳晕区的皮下或皮内，不同部位各有利弊，但对前哨淋巴结检出的成功率和假阴性率影响较小。皮内注射弥散速度最快，可缩短注射示踪剂与手术开始的时间，但应注意亚甲蓝皮内注射后可出现皮肤硬结、坏死。乳晕区淋巴管丰富，该部位注射可用于任何部位的乳腺肿瘤的前哨淋巴结示踪，蓝色染料的色素沉着较隐蔽，对美观效果影响小。外上象限的肿瘤经过切除活检后的注射部位可选取切口外上部位皮下，以提高检出率。

四、腋窝反向淋巴作图

对于接受腋窝手术，尤其是接受腋窝淋巴结清扫术（axillary lymph node dissection，ALND）的乳腺癌患者，乳腺癌相关淋巴结水肿（breast cancer-related lymphedema，BCRL）是令临床医师困扰的术后并发症之一。为此，Thompson 等于 2007 年提出了腋窝反向淋巴作图（axillary reverse mapping，ARM）的概念[10]，即手术时通过示踪剂在腋窝显示并保留引流上肢淋巴液的淋巴结和（或）淋巴管，从而预防 BCRL。目前，ARM 技术已日趋成熟，多项临床观察性研究均提示 ARM 能够降低 BCRL 的发生率。针对需行腋窝淋巴结清扫术的患者，专家们已经开始在术中借助 ARM 技术，采用淋巴管静脉吻合、淋巴管再吻合等技术重建上肢淋巴管回流通路，并取得了不错的临床效果。

另外，因引流上肢及乳腺的淋巴管在腋窝有错综复杂的联系，因此 ARM 的肿瘤学安全性仍然是目前最受关注的问题。虽然目前尚无高级别临床证据证明 ARM 的有效性及安全性，但其进一步的临床实践及研究结果值得期待。

五、前哨淋巴结活检假阴性及其影响因素

前哨淋巴结活检手术是否可以替代腋窝淋巴结清扫术的关键在于其造成的假阴性是否能被医生和患者所接受，以及如何平衡患者的受益与风险。造成假阴性的原因主要分为两部分，一是患者前哨淋巴结阴性而非前哨淋巴结阳性，主要由前哨淋巴结活检手术造成；二是前哨淋巴结阳性，但由于病理检测手段的限制而漏诊。假阴性的发生会低估患者的腋窝分期，增加肿瘤复发的风险。假阴性的情况无法完全避免，目前可被接受的假阴性率是 10% 以下。

（孙传伟　宋景涌　王殊）

参考文献

［1］Manca G，Rubello D，Tardelli E，et al. Sentinel lymph node biopsy in breast cancer：indications，contraindications，and controversies. Clin Nucl Med，2016，41（2）：126-133.

［2］Suami H，Pan W R，Mann G B，et al. The lymphatic anatomy of the breast and its implications for sentinel lymph node biopsy：ahuman cadaver study. Ann Surg Oncol，2008，15（3）：863-871.

［3］Verbeek F P，Troyan S L，Mieog J S，et al. Near‐infrared fluorescence sentinel lymph node mapping in breast cancer：a multicenter experience. Breast Cancer Res Treat，2014，143（2）：333-342.

［4］Tagaya N，Aoyagi H，Nakagawa A，et al. A novel approach for sentinel lymph node identification using fluorescence imaging and image over‐lay navigation surgery in patients with breast cancer. World J Surg，2011，35（1）：154-158.

［5］Mieog J S，Troyan S L，Hutteman M，et al. Toward optimization of imaging system and lymphatic tracer for near‐infrared fluorescent sentinel lymph node mapping in breast cancer. Ann Surg Oncol，2011，18（9）：2483-2491.

［6］Kitai T，Kawashima M. Transcutaneous detection and direct approach to the sentinel node using axillary compression technique in ICG fluorescence‐navigated sentinel node biopsy for breast cancer. Breast Cancer，2012，19（4）：343-348.

［7］Kinami S，Oonishi T，Fujita J，et al. Optimal settings and accuracy of indocyanine green fluorescence imaging for sentinel node biopsy in early gastric cancer. Oncol Lett，2016，11（6）：4055-4062.

［8］van Manen L，Handgraaf H J M，Diana M，et al. A practical guide for the use of indocyanine green and methylene blue in fluorescence‐guided abdominal surgery. J Surg Oncol，2018，118（2）：283-300.

［9］Hillary S L，Guillermet S，Brown N J，et al. Use of methylene blue and near‐infrared fluorescence in thyroid and parathyroid surgery. Langenbecks Arch Surg，2018，403（1）：111-118.

［10］Thompson M，Korourian S，Henry‐Tillman R，et al. Axillary reverse mapping（ARM）：a new concept to identify and enhance lymphatic preservation. Ann Surg Oncol，2007，14（6）：1890-1895.

第7节

预防性乳房切除

随着人们对乳腺癌的了解和重视程度的增加，越来越多女性希望更积极地预防乳腺癌的发生。预防性乳房切除术包括对单侧乳腺癌患者施行对侧乳腺切除术和对健康女性施行双侧乳腺切除术，是一种有效降低乳腺癌患病率的方法，但同时会导致躯体、心理等多方面的问题，且是否带来生存期获益尚缺乏足够的证据，因而其应用一直存在争议。近年来随着基因检测技术的推广及整形技术的提高，预防性乳房切除术越来越受到重视，但对其在临床中的应用还需要更深的认识和思考。

一、风险评估

预防性乳房切除术的核心问题是评估乳腺癌的发生风险，从而选择手术适应证。对于健康女性，部分因素会增加乳腺癌的发生率。BRCA1 和 BRCA2 基因突变[1-3]是目前公认的与乳腺癌发生相关的因素，存在该基因突变的女性患乳腺癌的绝对风险增加约 85%。此外，还有一些基因突变也会增加乳腺癌的发生率。具有明确的乳腺癌家族史也是乳腺癌的高危因素。除遗传因素外，非典型增生、小叶原位癌等也会增加乳腺癌的发生。为了能够更准确地评估个体患乳腺癌的可能性，国外多利用风险评估模型，其中应用最广泛的是 Gail 模型，但由于它缺少在亚裔人群中的验证和对第二代家族史的评估，因而在我国的应用存在很大限制。

对于单侧乳腺癌患者，对侧发生乳腺癌的风险究竟有多高？EBCTCG 进行的 meta 分析结果显示，雌激素受体（estrogen receptor，ER）阳性乳腺癌患者每年发生对侧乳腺癌的可能性为 0.4%，ER 阴性患者为 0.5%。所有乳腺癌患者每年发生对侧乳腺癌的可能性为 0.7%，10 年累积发生率为 4%～5%。但对于存在 BRCA 基因突变的单侧乳腺癌患者，每年发生对侧乳腺癌的可能性为 4%，10 年累积发生率为 40%。

二、治疗获益

国外的调查研究显示，健康女性或单侧乳腺癌患者选择预防性乳房切除术的主要目的是降低患乳腺癌的风险，延长生存时间。梅奥中心的研究显示，预防性双侧乳房切除术可将中危人群乳腺癌的发生风险降低 89.5%，将高危人群乳腺癌的发生风险降低 90%。一些研究证实，对存在 BRCA 突变的人群行预防性双侧乳房切除术可降低乳腺癌的发生率和死亡率[4-6]。

对于已经患一侧乳腺癌的患者，预防性切除对侧乳房是否能够带给患者生存获益尚存争议。更多的观点认为，对于没有 BRCA 突变的单侧乳腺癌患者，对侧乳房的预防性切除所带来的生存获益不明显。

三、手术要点

预防性切除术需要注意双侧的对称性并考虑后续是否需要进行重建手术。对于双侧乳房同时切除者，双侧对称性容易获得。预防性切除术的方式包括不保留皮肤的单纯切除、保留皮肤的皮下腺体切除及保留乳头乳晕的皮下腺体切除。具体选择应结合患者的体形特点及患者需求。考虑到术后的美容效果，保留乳头、乳晕的皮下腺体切除是最佳选择。

术后并发症主要包括乳头、乳晕区坏死及皮瓣坏死。由于是预防性切除手术，乳头、乳晕下区及乳腺皮瓣区可较乳腺癌根治术多留取一些组织，既可以减少并发症，又利于重建的美观效果。

四、总结

预防性乳房切除术会造成乳腺器官不可逆的缺失，且该手术也存在发生术后并发症的可能，对患者的生理、心理也会有不同程度的影响，因此只有严格选择手术适应证才能使该治疗手段真正发挥其作用。

（刘淼　蒋曼菲　宋景涌）

参 考 文 献

［1］Chen S，Parmigiani G. Meta-analysis of BRCA1 and BRCA2 penetrance. J Clin Oncol. 2007，25（11）：1329-1333.

［2］Bordeleau L，Panchal S，Goodwin P. Prognosis of BRCA-associated breast cancer：a summary of evidence. Breast Cancer Res Treat，2010，119（1）：13-24.

［3］Forbes C，Fayter D，de Kock S，et al. A systematic review of international guidelines and recommendations for the genetic screening, diagnosis, genetic counseling, and treatment of BRCA-mutated breast cancer. Cancer Manag Res，2019，11：2321-2337.

［4］Rebbeck T R，Friebel T，Lynch H T，et al. Bilateral prophylactic mastectomy reduces breast cancer risk in BRCA1 and BRCA2 mutation carriers：the PROSE Study Group. J Clin Oncol，2004，22（6）：1055-1062.

［5］Ludwig K K，Neuner J，Butler A，et al. Risk reduction and survival benefit of prophylactic surgery in BRCA mutation carriers, a systematic review. Am J Surg，2016，212（4）：660-669.

［6］Franc B L，Copeland T P，Thombley R，et al. Geographic and patient characteristics associated with election of prophylactic mastectomy in young breast cancer patients with early disease. Am J Clin Oncol，2018，41（11）：1037-1042.

第三章

乳房再造

第1节

乳房再造的时机

乳房再造的时机分为即刻乳房再造、延期乳房再造以及即刻延期乳房再造。乳房再造的时机选择取决于患者乳房疾病的原治疗方案。无论乳房重建的时机如何，其目的均为乳房重建、对侧乳房重塑（健侧乳房缩小术、乳房下垂矫正术、隆乳术等）、乳头和乳晕重建，以实现双侧乳房形态优美、对称。

一、即刻乳房再造

即刻乳房再造又称一期乳房重建，即乳腺切除后，术中边缘冰冻切片病理阴性同期行假体植入、肌皮瓣带蒂转移或肌皮瓣游离转移等进行乳房再造。对于即刻乳房再造的争议主要集中于肿瘤安全性，但这一质疑已被澄清，中华医学会整形外科学分会乳房专业学组于2016年发布的《乳腺癌切除后乳房再造临床技术指南》指出，即刻乳房再造患者的局部复发、远处转移、肿瘤的复发生存率与未行乳房再造的患者无明显差异[1]。

乳腺癌术后乳房再造突出了肿瘤整形手术的在乳房手术中的优势：改善乳房外观[2-3]、更可控的手术切缘[4]以及患者满意度提升[5]。

（一）即刻乳房再造的优缺点

1.优点

（1）患者无乳房缺失的经历，减少患者的自卑感及不良情绪反应。

（2）一次麻醉过程及住院过程，减少住院时间及费用。

（3）再造的组织条件最佳。无瘢痕粘连，无放疗后局部组织及血管损伤，即刻再造的局部皮肤及组织结构处于再造的最佳状态。

（4）目前认为即刻乳房再造不会明显影响术后放疗效果，并且能避免放疗后延期乳房再造的手术难度，减少延期乳房再造术后包膜挛缩、假体暴露、皮瓣坏死、感染等并发症的发生。

2.缺点

即刻乳房再造的缺点包括手术过程较长、创伤较大，在一定程度上延迟化疗开始时间。因此，术前制订相对安全的再造方案尤为重要。

（二）选择手术时机的要点

与乳腺外科医生联合会诊，主要讨论手术切除的方位、皮肤保留情况、乳头乳晕复合体是否保留以及患者术后放疗及化疗的治疗情况。对于乳癌术后明确需要放疗的人群，首选延期乳房再造。考虑乳房假体植入的乳房再造患者，应于乳癌术后首选放置组织扩张器保留术区皮肤，然后于放疗后行假体置换。

保留乳头乳晕复合体或乳晕的皮肤、保留筋膜、避免肌肉损伤、保留乳房下皱襞并使皮瓣存活是最佳再造术的关键。

二、延期乳房再造

延期乳房再造又称二期乳房重建，即乳房切除后，择期进行乳房再造。再造时间在乳房放疗后，一般于乳腺癌术后半年以后，且避开乳腺癌化疗阶段。

1.优点

延期乳房再造的优点是分期手术分担了即刻再造的手术创伤，适合不耐受即刻乳房再造的患者。

2.缺点

患者多已完成放疗疗程，且乳癌术后局部瘢痕形成、组织粘连、硬化，因此再造术后外形不满意及并发症的发生率较高[6]。

三、即刻延期乳房再造

即刻延期乳房再造即乳房切除后同期放入组织扩张器，待完成放疗后行延期乳房再造，术式也可灵活选择皮瓣及假体乳房再造。

1.优点

即刻延期乳房再造的优点主要是不影响后期放疗疗效以及避免放疗对再造组织的损害。

2.缺点

需再次行手术性乳房再造，增加患者的经济压力及创伤。患者多已进行过放疗，且乳腺癌术后局部瘢痕形成、组织粘连、硬化，因此再造术后外形不满意及并发症的发生率较高[6]。

（朱怡　穆蘭）

参考文献

[1]中华医学会整形外科学分会乳房专业学组. 乳腺癌切除后乳房再造临床技术指南. 中华整形外科杂志，2016，32（2）：81-87.

[2]Clough K B, Ihrai T, Oden S, et al. Oncoplastic surgery for breast cancer based on tumour location and a quadrant-per-quadrant atlas. Br J Surg, 2012, 99（10）：1389-1395.

[3]Veiga D F, Veiga-Filho J, Ribeiro L M, et al. Evaluations of aesthetic outcomes of oncoplastic surgery by surgeons of different gender and specialty：a prospective controlled study. Breast, 2011, 20（5）：407-412.

[4]Losken A, Pinell-White X, Hart A M, et al. The oncoplastic reduction approach to breast conservation therapy：benefits for margin control. Aesthet Surg J, 2014, 34（8）：1185-1191.

[5]Losken A, Dugal C S, Styblo T M, et al. A meta-analysis comparing breast conservation therapy alone to the oncoplastic technique. Ann Plast Surg, 2014, 72（2）：145-149.

[6]Kronowitz S J, Feledy J A, Hunt K K, et al. Determining the optimal approach to breast reconstruction after partial mastectomy. Plast Reconstr Surg, 2006, 117（1）：1-11.

第 2 节

扩张器植入延期乳房再造

一、概述

1957 年，Charle G. Neumann 首次报道在皮下埋置球囊进行扩张，从而获得足够皮肤进行部分耳再造[1]。真正意义上的组织扩张器由整形外科医生 Chedomir Radovan 和生物医学工程师 Rudolf R. Schulte 等于 1976 年发明，并于 1978 年在美国申请专利[2]。1982 年 Radovan 首次报道了组织扩张器在乳房再造中的应用，68 例乳腺癌根治术后患者被即刻放置组织扩张器，二期进行假体植入，效果良好[3]。2001 年李有怀等首次报道了该技术在乳腺癌手术中的应用[4]。随后穆兰花等也进行了相关研究[5-6]。

即刻扩张器植入乳房再造的并发症主要包括乳头和乳晕缺血坏死、包膜挛缩、血清肿、植入物感染、切口裂开、扩张器外露等。

扩张器表面软组织覆盖不足时，可明显升高术后并发症的发生率。为了减少并发症，取得更理想的美学效果，人们不断在手术技术和扩张器表面覆盖方面进行改进。与扩张器部分由肌筋膜瓣覆盖相比，有完整肌筋膜瓣覆盖的扩张器植入术后发生外侧移位者明显减少，但有完整的肌筋膜覆盖并不能降低扩张器向头侧移位的发生率。有完整肌筋膜覆盖的患者皮肤坏死率有一定升高[7]。在进行扩张器覆盖时，传统采用胸大肌瓣，但其覆盖范围有限，当假体较大或患者胸大肌瓣较小时，假体外下极通常不能完全包裹，造成假体直接与皮肤接触，存在包膜挛缩、扩张器外移等问题。此外，也可选择自体背阔肌肌皮瓣覆盖，但术中切取时需更改变患者体位，增加了手术时间及难度，且需要广泛剥离组织，存在发生血肿等供区相关并发症。为此，穆蘭等提出应用临近组织覆盖假体的方法[8]，对于乳房皮下组织厚度＞1 cm 者，直接应用乳房下脂肪筋膜瓣联合胸大肌瓣覆盖假体；厚度＜1 cm 者可通过剥离周围前锯肌和（或）腹直肌前鞘筋膜，经旋转、翻转达到覆盖假体外下方的目的，获得满意的乳房外观。当联合临近组织仍无法完全覆盖假体时，才考虑联合背阔肌肌皮瓣进行覆盖。除自体软组织覆盖外，也可酌情使用脱细胞真皮基质（allograft acellular dermal matrix，ADM）以形成完整的囊袋，提供组织支撑，减少包膜挛缩的发生。应用 ADM 行即刻扩张器植入是否会增加术后并发症目前仍有争议。无论术后是否接受放疗，ADM 的使用会造成感染和血清肿的增加，但可降低接受放疗患者扩张器取出的风险[9]。因此在扩张器植入术中，医生应谨慎使用 ADM 以避免增加手术并发症。可供使用的 ADM 包括无菌冻干 ADM 和消毒湿性 ADM。Hanson 等回顾了 988 例乳房再造术，两种 ADM 在手术次数和手术切口感染发生率方面无明显差异，但使用无菌冻干 ADM 组乳房再造失败率明显较高[10]。

与延期乳房再造相比，即刻扩张器植入保留了患者原有的乳房皮肤，为后续进一步行乳房再造术创造了良好的条件。因此，保留乳头和乳晕的乳腺癌切除术后、乳房切除术后剩余皮肤血运良好，足以包裹假体且无需放疗的患者均适宜进行即刻假体植入乳房再造。若术后需要放疗、局部皮瓣血运不理想或保留的皮肤量不足，可以先一期植入皮肤扩张器，等待二期假体植入手术时机。

二、扩张器植入延期乳房再造的解剖基础

扩张器植入需在乳房皮肤上做手术切口，通过该切口完成所有扩张器植入延期乳房再造的操作过程。植入的平面和腔隙与假体植入具有相似的解剖基础。胸大肌的大部分血供由胸肩峰血管提供，肋间血管和内乳血管穿支不是非常重要，因此可予以结扎，以便将肌肉从胸壁掀起。内乳血管穿支对于乳房表面皮肤的血管较为重要，应尽可能保留。在术前设计手术野时，应在体表描记出乳房下皱襞，以免在乳房全切除术中破坏乳房解剖边界。

三、手术的优缺点

扩张器植入延期乳房再造的优点为乳腺癌手术前未能决定重建方式的患者提供了充分考虑的时间，有助于患者在术后全面了解乳房再造的方式后做出最适合自己的选择。对于希望行假体乳房再造但需要放疗的患者，扩张器植入可以避免假体受放疗影响而发生严重的包膜挛缩。对于希望接受自体组织乳房再造的患者，扩张器植入可以避免自体组织受放疗照射后变形和皮肤质量下降。

缺点是扩张器植入只能作为真正乳房再造前的一个过渡，并非永久性再造方法，因此患者增加了一次手术操作。但是，对于远期的乳房再造效果来说，这一代价是值得的。扩张器植入的层次、腔隙的剥离，以及术后注水和管理需要一定的学习曲线。如果处理不当会增加术后并发症的发生率，并影响未来的乳房再造术。

四、术前选择及设计

1.手术适应证

在延期乳房再造中，最困难的是乳房皮肤缺乏[11]。对于突然得知罹患乳腺癌的患者，精神上的打击通常使其不知所措，部分患者难以冷静地选择乳房再造的方式。在患者未能决定未来乳房再造的方式或需要术后放疗时，扩张器植入有利于保留更多的乳房皮肤，注水后皮肤软组织进一步扩张，有利于后续乳房再造的选择。患者未来可选择将扩张器置换为假体或采用自体组织移植进行乳房再造[12]。在需要术后放疗的病例中，无论选择自体组织乳房再造或假体乳房再造，放疗都会严重影响患者乳房再造的效果。当存在其他不适宜即刻植入假体的情况时，扩张器植入可作为替代方案帮助患者过渡。因此，扩张器植入延期乳房再造对于这些患者是更为安全的选择。

2.扩张器的选择

可供使用的扩张器有多种型号，来自不同的生产商。目前常用的扩张器多为硅胶材质。乳房再造中使用的扩张器一般为圆形底盘，充分扩张后呈半球形。

由于扩张器仅为乳房再造的过渡装置并可通过注水量调节大小，因此测量时主要考虑乳房基底宽度。根据对侧乳房大小，酌情选择300～500 ml的圆形扩张器。以300 ml圆形扩张器为例，其基底宽度为13～14 cm。

对于在乳腺癌切除手术中即刻植入扩张器的病例，在手术中应综合考虑未来乳房再造可能的方案及术后注水扩张的相关问题[13]。由于皮下乳房切除时保留的脂肪组织通常很少，仅简单地将扩张器置于乳房切除后没有良好组织覆盖的皮下残腔会增加并发症的发生率[14]。

五、手术方法与技巧

术前设计时应测量乳房基底的宽度，用于大致确定组织扩张器的尺寸。在基底宽度一定的情况下，可以选择不同高度的扩张器；笔者通常会选择高度值最大的扩张器，以使囊袋便于放置符合解剖形态的植入物。笔者会在术中再次测量囊袋的宽度，以根据乳房切除的组织量确定所选的扩张器对患者来说是否最为恰当。

所有扩张器植入人体前应先进行安全性和完整性测试。将组织扩张器拆封至手术台，用4.5号头皮针针头刺入注射壶，将其中的空气抽出，注入少量生理盐水（约100 ml）及空气，置于无菌生理盐水中测试其完整性，如有破裂则有气泡溢出。测试无误后，可将扩张器中的生理盐水和空气抽出，置于器械台上的独立容器中备用，注意远离针头等锐器。

术中应根据扩张器埋置的层次和对侧乳房形态决定埋置腔的分离范围。范围过大或直接埋置于切除乳房后的皮下残腔时，在扩张过程中易出现移位，并最终导致严重的异位。对侧乳房的形态特点和下皱襞的位置是需要重点参考的因素。无论后续选择哪种乳房再造术，恰当的扩张器位置将大大有利于手术的进行，缩短手术时间，减少手术并发症。

分离扩张器埋置腔隙的操作与埋置假体相似。将胸大肌从胸壁掀起，使用单极电刀切断肌束，同时使用血管夹钳夹肋间血管穿支。如果患者胸大肌下方止点位于乳房下皱襞水平或更低，可保留胸大肌下方的止点；如果胸大肌下方止点位置高于乳房下皱襞水平，可在分离肌肉时持续向下连同部分腹直肌鞘膜一并掀起。如果术中准备使用生物合成补片（ADM），则可将胸大肌下方止点离断，内侧肌肉切断的高度可至两侧乳房连接点的位置。然后采用2-0薇乔缝线，将ADM与胸大肌下缘、乳房下皱襞间断缝合。可将自带穿刺针的引流管放置于乳房囊袋的外下缘，一根引流管沿乳房下皱襞，放置于生物合成补片的浅面，另一根引流管放置于乳房囊袋外侧，如果进行腋窝淋巴结清扫，则可将其放于腋窝的位置。应用抗生素溶液冲洗整个腔隙。在埋置扩张器之前，需反复止血，尤其是准备将扩张器置于胸大肌后平面时，剥离腔隙时肌纤维间与胸壁间可见小穿支血管，应仔细止血以防术后出血及血肿。植入扩张器之前应再次清洗术腔，换用新的消毒手术巾覆盖包绕术野周围皮肤，所有台上人员更换手套并消毒切口，以降低术后感染的风险。在正式缝合切口前，可以在预缝合切口后进行预扩张以判断张力是否合适。手术结束时仅在扩张器内保留少量的生理盐水，以切口缝合后无张力为宜，保证切口愈合良好。

注射壶的埋置也是一个需要注意的细节。由于术后注水时需要反复穿刺，注射壶需埋置于方便辨识、远离扩张囊的位置。应考虑到当扩张囊充分扩张时，可能会推挤注射壶，造成注射壶翻转或紧贴扩张囊，给后续的扩张注水造成困难，增加扩张器渗漏的概率。

手术结束前，可视情况在扩张器中少量注水，以保持皮肤的张力，以预缝合时切口无较大张力为宜。可将莫匹罗星油膏涂抹在切口上，然后盖上纱布，给患者穿戴外科文胸。在引流管口周围放置生物敷贴，维持7天。如果引流管置管时间延长，应更换敷贴。

大多数患者会在术前接受椎管旁阻滞或在术中接受长效布比卡因注射，以发挥术后镇痛作用。扩张器埋置术后的疼痛通常较假体植入轻。患者一般会在手术当晚住院，第二天出院。常规在1周后复查，之后每周接受伤口检查、拔除引流管，并进行扩张器注射。

通常情况下，在手术切口划皮之前会给予患者单次剂量的静脉抗生素（通常采用一代头孢菌素），并在住院期间再次输注；之后，患者口服同类抗生素约2周或直至引流管拔除、伤口完全愈合。

进一步注水应在切口完全愈合后开始。注水过程中应注意严格无菌操作，以免造成感染并引发扩张器腔内感染。注水过程中，应注意控制皮肤张力，以适度为宜，避免扩张速度过快造成皮肤血运障碍。

六、术后并发症

早期并发症包括出血、血肿、血清肿、感染、切口愈合不良、切口裂开、扩张器外露、皮瓣坏死等。晚期并发症包括扩张器渗漏、破裂、不扩张、感染、异位、注射壶翻转及移位、皮肤血运障碍、皮肤破溃、包膜挛缩等。

皮瓣坏死会导致辅助治疗推迟、外观不佳、患者焦虑及医疗费用增加。充分的术前设计和精细的手术操作有助于降低皮瓣坏死的发生率[15]。Hansen 等应用乳房再造风险评分评估了乳房扩张器植入后 1 年的并发症发生情况。结果显示，皮瓣坏死发生率为 12.4%，血肿为 3%，感染为 6.9%，切口裂开／扩张器外露为 7.1%，扩张器取出为 13.2%。其中，发生皮瓣坏死的高危因素包括年龄较大、术后发生感染、吸烟、高血压、服用阿司匹林；而新辅助／辅助化疗、放疗、糖尿病、血清肿形成不增加皮瓣坏死的发生率[16]。Yazar 等报道，乳房切除即刻扩张器植入术后发生率最高的并发症是包膜挛缩（33.8%），然后依次为乳房皮瓣坏死（8.1%）、血清肿（5.4%）、乳头乳晕坏死（5.4%）、血肿（4.1%）和感染（2.7%）。发生包膜挛缩者术中预注水量和最终注水总量均小于未发生包膜挛缩者。而在发生乳头、乳晕坏死的病例中，其平均切除乳房的体积较大。他们认为，吸烟和新辅助化疗是导致扩张器取出的独立危险因素[17]。部分严重的并发症可能导致再次手术。包括感染（60%）、乳房皮肤坏死（27%）和扩张器外露（11%）[18]。体重指数（body mass index，BMI）高、术前接受放疗及术中预注水体积过大与再次手术明显相关。Adkinson 等认为吸烟史、高血压和放疗是发生术后并发症的高危因素。扩张器植入术后出现严重并发症者，虽然保守治疗使扩张期得以保留，其置换假体后发生并发症的概率升高 3 倍，其假体乳房重建最终失败的概率升高 9 倍[19]。

扩张器相关的并发症多与扩张器埋置不当及注水扩张技术有关。扩张器渗漏、破裂、不扩张的常见原因是植入前未进行扩张器完整性测试。该步骤极为重要，不能忽略。在扩张过程中，注水操作不当可导致针头将扩张囊损坏，引起渗漏。注射壶埋置处距离扩张囊太近也是导致扩张器渗漏的重要原因之一。注射壶埋置腔不宜过大，否则易导致注射壶翻转或移位；埋置腔过小或过浅时，易导致注射壶表面皮肤血运障碍及破溃。扩张器破裂较为少见。当查体发现扩张器张力明显下降，注水量明显减少时应警惕扩张器发生渗漏及破裂。扩张皮瓣的血运障碍与扩张过程过快、皮肤张力过高有关。出现血运障碍征象时，应尽快将扩张囊中的部分生理盐水抽出，以缓解皮肤张力。如已有明确的皮瓣坏死，扩张通常难以继续，需择期取出扩张器，清除坏死皮肤，并重新缝合。

扩张器移位或异位是扩张器植入术后最为棘手的远期并发症。移位在进一步注水后可逐步表现出来，随注水量的不断增加而更加明显。发生移位最主要的原因是埋置扩张器的腔隙不当，以及埋置腔隙乳房下皱襞的位置处理不当。在注水扩张的过程中，扩张器会向周围阻力小的方向发生位移。当扩张器被错误地置于皮下残腔时，胸大肌的运动也会加剧这种位移，进而造成严重的扩张器异位，影响后续的乳房再造。

七、典型病例

病例 1

患者女，43 岁，左侧乳腺癌保留乳头乳晕腺体切除术即刻扩张器植入术后 6 个月行扩张器取出包膜切除，乳房假体植入乳房再造，腋窝瘢痕松解，侧胸淋巴组织瓣带蒂转移腋窝重填术，右侧双环法乳房上提术（图 3-2-1）。

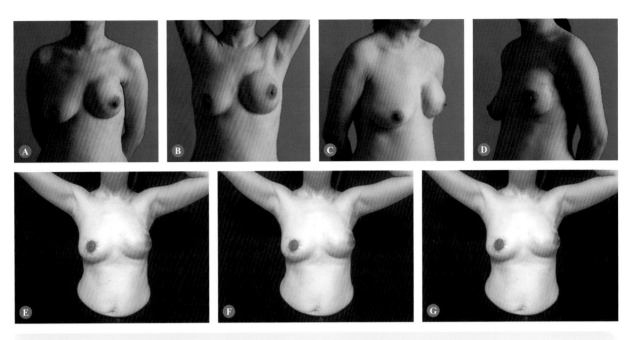

图 3-2-1　A.左侧扩张器注水6个月后，正位，右侧乳房轻度下垂。B.双上肢上举位，可见左侧腋窝凹陷。C.左斜位。D.右斜位。E.术后正位。F.术后右斜位。G.术后左斜位

病例2

患者女，35岁，左侧乳腺癌改良根治术即刻扩张器植入术后6个月，接受放疗。左侧乳房行扩张器取出包膜切除，乳房假体植入乳房再造，右侧乳房下皱襞入路假体植入隆乳术（图3-2-2）。

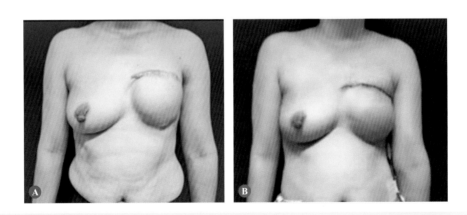

图 3-2-2　A.左侧扩张器植入术后6个月。B.左侧扩张器取出，乳房假体植入术后2周

（刘岩　臧荟然　穆籣）

[1] Neumann C G. The expansion of an area of skin by progressive distention of a subcutaneous balloon: use of the method for securing skin for subtotal reconstruction of the ear. Plast Reconstr Surg (1946), 1957, 19 (2): 124–130.

[2] Radovan C, Schulte R R. Flap development device and method of progressively increasing skin area. USA: US05/926484, 1980.

[3] Radovan C. Breast reconstruction after mastectomy using the temporary expander. Plast Reconstr Surg, 1982, 69 (2): 195–208.

[4] 李有怀, 沈兰皖, 李会齐. 皮肤软组织扩张器在乳癌手术中的应用 (附4例报告). 陕西肿瘤医学, 2001, 9 (4): 283–284.

[5] 穆兰花, 栾杰, 李魏, 等. 乳腺肿瘤术后即刻修复与重建的临床研究. 临床肿瘤学杂志, 2006, 11 (2): 87–90.

[6] 宣立学, 穆兰花, 张保宁. 整形外科技术在乳腺癌外科治疗中的应用. 中华实用外科杂志, 2006, 26 (4): 306–308.

[7] Kubo K, Takei H, Hamahata A, et al. Complication analysis of complete versus partial coverage of tissue expanders using serratus anterior musculofascial flaps in immediate breast reconstruction. Surg Today, 2018, 48 (7): 703–708.

[8] 李广学, 穆蘭, 刘岩, 等. 即刻假体乳房再造术中邻近组织覆盖假体的初步研究. 中国修复重建外科杂志, 2016, 30 (3): 385–388.

[9] Craig E S, Clemens M W, Koshy J C, et al. Outcomes of acellular dermal matrix for immediate tissue expander reconstruction with radiotherapy: a retrospective cohort study. Aesthet Surg J, 2019, 39 (3): 279–288.

[10] Hanson S E, Meaike J D, Selber J C, et al. Aseptic freeze-dried versus sterile wet-packaged human cadaveric acellular dermal matrix in immediate tissue expander breast reconstruction: a propensity score analysis. Plast Reconstr Surg, 2018, 141 (5): 624e–632e.

[11] Huber K M, Zemina K L, Tugertimur B, et al. Outcomes of breast reconstruction after mastectomy using tissue expander and implant reconstruction. Ann Plast Surg, 2016, 76 (Suppl 4): S316–319.

[12] Roostaeian J, Yoon A P, Ordon S, et al. Impact of prior tissue expander/implant on postmastectomy free flap breast reconstruction. Plast Reconstr Surg, 2016, 137 (4): 1083–1091.

[13] Morrison K A, Ascherman B M, Ascherman J A. Evolving approaches to tissue expander design and application. Plast Reconstr Surg, 2017, 140 (5S Advances in Breast Reconstruction): 23S–29S.

[14] Srinivasa D R, Garvey P B, Qi J, et al. Direct-to-implant versus two-stage tissue expander/implant reconstruction: 2-year risks and patient-reported outcomes from a prospective, multicenter study. Plast Reconstr Surg, 2017, 140 (5): 869–877.

[15] Kim J Y, Mlodinow A S, Khavanin N, et al. Individualized risk of surgical complications: an application of the breast reconstruction risk assessment score. Plast Reconstr Surg Global Open, 2015, 3 (5): e405.

[16] Hansen N, Espino S, Blough J T, et al. Evaluating mastectomy skin flap necrosis in the extended breast reconstruction risk assessment score for one-year prediction of prosthetic reconstruction outcomes. J Am Coll Surg, 2018, 227 (1): 96–104.

[17] Yazar S, Karadag E C, Altinkaya A, et al. Risk factor analysis for survival of becker-type expander in immediate breast reconstruction. Aesthetic Plast Surg, 2018, 42 (4): 971–979.

[18] Sue G R, Sun B J, Lee G K. Complications after two-stage expander implant breast reconstruction requiring reoperation: a critical analysis of outcomes. Ann Plast Surg, 2018, 80 (5S Suppl 5): S292–S294.

[19] Adkinson J M, Miller N F, Eid S M, et al. Tissue expander complications predict permanent implant complications and failure of breast reconstruction. Ann Plast Surg, 2015, 75 (1): 24–28.

第 3 节

假体植入乳房再造

一、概述

目前，乳房再造的手术方法主要包括自体组织移植和假体植入两大类。假体植入乳房再造（implant-based breast reconstruction，IBR）因方法相对简单、手术创伤小、无须损伤供区、切口瘢痕挛缩少、术后恢复快等优点被广泛应用于乳腺癌术后患者的乳房再造[1]。但是，由于假体的存在，其缺点也很明显，如在形态上没有真实乳房下垂的形态、固定的假体型号难以与健侧乳房达到完全对称等。

假体植入乳房再造最常用形态可靠、质地柔软、具有良好波动感的硅凝胶乳房假体（silicone gel-filled implant）。自 1962 年 Cronin 和 Gerow[2] 发明第一代硅凝胶乳房假体以来，其广受乳房再造患者和医生的青睐。但是，随着硅凝胶乳房假体植入后包膜挛缩、硅凝胶渗漏等问题的出现，人们开始对其安全性提出质疑，如假体植入后是否引发癌症、自身免疫性疾病或其他疾病[3]。出于安全性考虑，1992 年美国食品药品监督管理局（Food and Drug Administration，FDA）暂时叫停了硅凝胶乳房假体在隆乳术中的使用（乳房再造当时不在此限制范围内），直至人们对其认识进一步加深，并改良材料后才被重新使用[4]。Berkel[5]、Tindholdt[6]、Friis[7]、Brisson[8] 及李荟元等[9] 进行了大量临床研究，证实假体植入不会增加乳腺癌的风险，且不影响乳腺癌患者术后的预后，说明了假体植入的安全性。

为了减少并发症，取得更理想的美学效果，人们不断在外形、表面结构、填充材料、植入层次等方面对硅凝胶乳房假体植入技术进行改进。在外形上，为了使乳房上极的弧度更为自然，并为乳房提供更好的突度，在圆形假体的基础上研发了解剖型假体[10]。在表面结构的设计上，光面假体存在较高的纤维挛缩率，因此从 20 世纪 80 年代开始，人们通过不断改进设计出毛面假体。大量研究证实，毛面假体较光面假体更能延迟或降低包膜挛缩率[11]。填充材料一般是硅凝胶，也有使用生理盐水或右旋糖酐填充的充注式乳房假体，可根据对侧乳房体积调整大小，但其液体感强，手感较硅凝胶乳房假体差，易于破裂使乳房变形，长期放置后期盐水囊内更易出现真菌生长[12]。在乳房假体植入层次的选择上，Snyderman 等于 1971 年首次报道了胸大肌前直接假体植入乳房再造，但其形态、波动感都不满意，且包膜挛缩发生率较高[13]。1981 年，Gruber 进行了胸大肌后乳房假体植入[14]（图 3-3-1 和视频 3-3-1）。

在再造乳房的外形及患者满意度方面，Mosahebi 等[15] 研究发现，单纯假体乳房再造、背阔肌肌皮瓣联合假体乳房再造以及腹壁下动脉穿支皮瓣乳房再造的效果无明显差异。假体植入乳房再造具有其独特的优势，前景依然广阔。

二、假体植入乳房再造的解剖基础

在保留皮肤或乳头乳晕复合体的乳房全切除术中，先在乳房皮肤上做手术切口，通过这个切口，完成所有的乳房重建操作过程。胸大肌的大部分血供是由胸肩峰血管提供的，肋间和内乳血管穿支不是非常重要，因此可以给予结扎，以便于将肌肉从胸壁掀起。内乳血管穿支对于乳房表面皮肤的血管较为重要，如有可能，可以保留。在术前设计手术野时，应该在体表描记出乳房下皱襞，以免在乳房全切除术中破坏了乳房解剖边界。

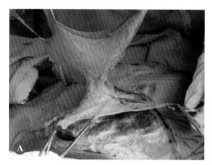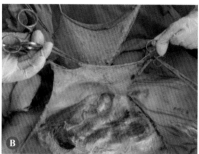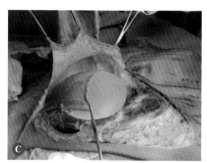

图 3-3-1 标本上模拟右乳房假体植入术的层次。A.分离的右乳房皮肤全层。B.分离的右乳房腺体层。C.假体置于胸大肌下极离断后的"双平面"下

视频 3-3-1

三、手术的优缺点

基于植入物的乳房再造的优势包括手术时间短、没有由额外手术部位导致的并发症、术后恢复更快及较好的美容效果。缺点包括植入异物、易合并感染、再造乳房外形不自然、缺乏持久性。

四、术前选择与设计

1. 手术适应证

植入物可用于替代保留皮肤或保留乳头乳晕复合体的乳房全切除术后的容积缺失。乳房全切除术后的皮肤囊袋必须保证血供良好，以保护植入物。如果将植入物放置于胸大肌下方，以前锯肌及其筋膜覆盖其外侧，以腹直肌及其筋膜覆盖其下方，则可对植入物提供额外的支撑保护。如果乳房皮肤的血供不理想或原乳房皮肤有较大范围的缺损，应先植入组织扩张器，首次注入的容积应小于其最大的容量。然后，逐渐扩张皮肤囊袋至略大于最终植入物的容积。如果患者接受传统乳房全切除术而未保留皮肤，则即便植入未经扩充的组织扩张器也非常困难。保留乳头乳晕复合体的乳房全切除术会保留全部的乳房皮肤，而传统的乳房全切除术保留的皮肤组织量最少。保留皮肤的乳房全切除术所残存的皮肤量宁多勿少，取决于乳晕的尺寸及其与乳房皮肤包囊的比例。

2.假体的选择

可供使用的假体有多种型号、规格，来自不同的生产商。在选择假体时，每位整形外科医生需要考虑以下问题：

（1）目前的临床实践中，绝大多数患者和医生倾向于使用硅凝胶假体，因其质地更为接近真实的乳房组织。相比而言，生理盐水假体手感更硬，但两种类型的假体各具优缺点。

（2）圆形假体和解剖型假体的选择。若选择适合的规格尺寸，圆形假体能够充填乳房全切除术后形成的乳房囊袋，但圆形假体再造的乳房外观更像隆乳术后的乳房，而不是自然的乳房形态，与对侧正常乳房进行比较时尤为明显。此外，圆形假体会造成上胸壁皮下组织缺失或凹陷，可通过游离脂肪移植来充填，但患者通常需要接受多次移植注射过程才能达到较为理想的效果。解剖型假体的设计初衷是模拟自然乳房的形态，侧面观呈泪滴形。大多数解剖型假体的高度径线比宽度更长，使上胸壁的组织充填更为充分，接近乳房的自然形态。自解剖型假体上市后，许多医生倾向于在大多数患者中使用这一类型的假体，同时自体脂肪移植的需求也有所减少。

（3）光面假体和毛面假体的选择。在乳房再造患者中，选用的圆形假体多为光面，解剖型假体多为毛面；毛面假体可以防止假体旋转，这在解剖型假体使用过程中尤为重要。由于目前诊断间变性大细胞淋巴瘤（anaplastic large cell lymphoma，ALCL）的患者均使用了毛面的永久性假体（无论是否使用过毛面组织扩张器），一些患者和医生对此较为担忧。尽管患者人数有所增加，但仍属于极为罕见的情况，因此并未改变业界对于假体的选择。

假体的类型确定后，需要选择合适的尺寸。测量时应综合考虑乳房的基底宽度、高度、凸度和体积。可以使用一个合适的扩张器，有助于指导决策。总的来说，笔者会选择一个比植入的扩张器稍大（在各个径线上）的假体，这样可使假体非常妥帖地充填乳房囊袋，防止其过度移动。笔者还会尽量选择凸度最大的假体，因为在保留皮肤的乳房全切除术后，患者对于假体再造抱怨最多的是乳房的凸度。但是，在进行假体选择时，不能仅考虑再造侧的径线尺寸，还要兼顾对侧乳房，以达到更为对称的效果。凸度高的假体可以使重建乳房外观很漂亮，但与对侧略显下垂的乳房比较时会显得不相称。医生和患者在术前就以上问题的讨论非常重要，不仅能改善术后双方的满意程度，也能为对侧乳房的对称性手术提供指导。

五、手术方法与技巧

单纯乳房假体植入乳房再造要求有良好的软组织覆盖。因此，在即刻假体植入乳房再造时，乳房切除术在遵守肿瘤原则的前提下，应尽量保留皮肤、乳头、乳晕、皮下脂肪，在预防性乳房切除时，还可保留乳腺后间隙的脂肪、筋膜组织，此时，在胸大肌筋膜下（可采用内窥镜辅助）植入假体能够得到充分的软组织覆盖[16-20]。

六、术后并发症

假体再造最常见的并发症包括乳房全切除术皮瓣坏死、假体暴露、感染、血清肿、包囊挛缩和乳房不对称。

1.乳房全切除术皮瓣坏死

该并发症的部分原因是术者的技术、原先乳房的大小（较大的乳房其皮肤囊袋远端更易发生缺血），以及其他内科合并症。如果扩张器初次注射的容量过大，影响皮瓣灌注，会增加皮瓣坏死的风险；可以借助临床检查评估皮瓣的血液灌注状态，也可使用吲哚菁绿荧光血管造影技术评价皮瓣血运。

如果发生皮瓣坏死，应妥善观处理伤口，直至识别出坏死部分的清晰边界；如果仅为部分厚度的皮瓣坏死，无须手术干预也可完全愈合；然而，如果出现全厚度皮瓣坏死，则需要再次手术，将坏死部分切除，进行补救性重建。上述情况下均应停止扩张，直至皮瓣完全愈合。

2.假体暴露

在切口裂开的情况下，可能发生假体暴露。最常见的原因包括扩张器注射量过大导致张力过大或乳房全切除术保留的皮肤不足；张力导致的皮肤缺血；乳房全切除术后皮瓣坏死；感染；切口下血清肿 / 血肿张力过大从切口溢出。如果仅为小范围假体暴露，可在诊室内进行清创，重新将组织缝合。如果暴露范围较大，则需要再次手术，进行较大的清创处理，可能需要植入新的扩张器（暴露较大范围时，原扩张器通常已被细菌定植）。植入新的扩张器后，注射量应少于前次手术时的扩张容量，以避免在重新缝合乳房切口时造成持续的张力。

3.感染

感染最常见的原因是乳房皮瓣愈合不良时，表面细菌进入乳房囊袋。乳房感染较为表浅（即仅有皮肤 / 软组织感染，未出现脓肿）时给予口服或静脉抗生素治疗即可；如果发生积液合并感染，需要放置引流管或手术冲洗。若冲洗后判断感染灶已消除，则可以植入新的扩张器，若未达到上述条件，则应取出扩张器，直至伤口完全愈合，再延迟植入新的扩张器。如果把扩张器继续留在细菌感染的创面内，会导致临床转归不佳，即便感染消除，也会在扩张器周围形成坚硬厚实的生物包囊，且抗生素对其无治疗作用。

可增加感染风险的因素包括：初次手术时皮瓣张力过大、吸烟、近期接受化疗、肥胖、糖尿病、引流不畅等。

4.血清肿

单纯乳房全切除术后可出现积液，但腋窝淋巴结清扫术后积液的发生率会升高。许多生物合成补片也可能增加血清肿的发生率，类似于一些脱细胞基质导致的炎症反应。放置引流的同时使用外科胸罩施以一定的外部加压，有助于减少积液所致的并发症。笔者通常在每日引流量低于 30 ml 且持续 2 天的情况下拔除引流管，这意味着大多数患者需要持续引流 2～3 周。

5.包囊挛缩

所有植入物周围均会形成包囊，这是机体对于异物的一种保护机制。大多数患者的包囊比较柔软，5%～15% 的患者可能出现包囊变硬、疼痛或导致乳房假体扭曲变形。尽管包囊挛缩的原因不详，但是感染、出血所导致的炎症反应可能是重要的原因。用抗生素溶液冲洗假体囊袋可减少细菌数量；仔细止血也能减少囊袋内积聚的血液产物。研究显示，生物合成补片可抑制假体囊袋周围的不利因素，减少远期的包囊挛缩反应。若出现异常包囊，可采取保守治疗，包括按摩或药物治疗（如白三烯抑制剂）；最终可能需要手术切除包囊，根据挛缩的程度，修整乳房囊袋并替换假体。

6.乳房不对称

可发生于任何乳房手术后，最常见于单侧假体乳房再造。选择假体时关注所有径线（基底宽度、高度、凸度、体积）尤为重要，其他辅助手段（包括自体脂肪移植及对侧乳房的提升 / 缩乳 / 隆乳）也可改善对称度。随着时间的延续，不对称度通常更加明显，需要应用其他手术加以矫正。

七、典型病例

病例1

患者女，39岁，有乳腺癌家族史，*BRCA* 基因（＋），要求预防性切除乳腺。根据患者情况，行双侧乳房皮下腺体单纯切除（环乳晕切口），胸大肌筋膜下假体植入乳房再造（305 ml 解剖型）（图 3-3-2 和图 3-3-3）。

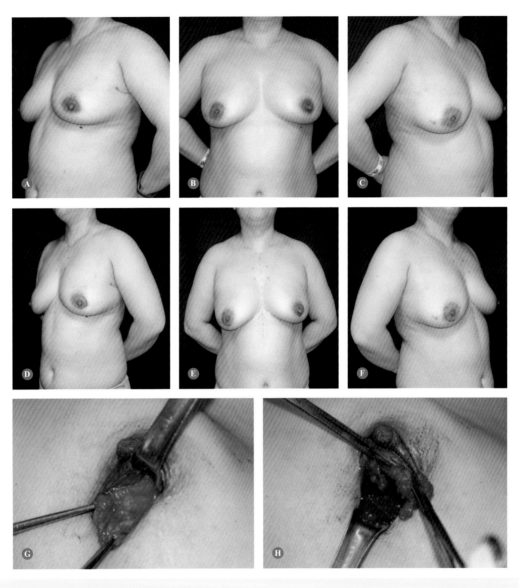

图 3-3-2 双侧乳房皮下腺体单纯切除，即刻胸大肌筋膜下假体植入乳房再造。A-C. 术前右斜位、正位、左斜位。D-F. 术前设计右斜位、正位、左斜位。G-H. 术中腺体切除后，分离胸大肌筋膜下腔隙

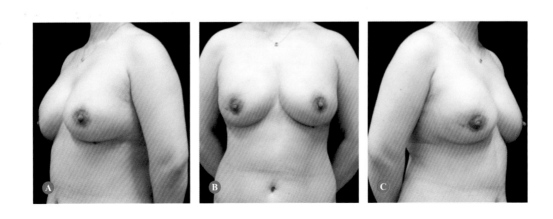

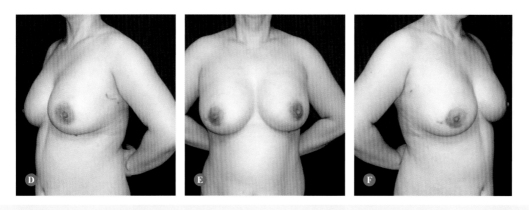

图 3-3-3　即刻胸大肌筋膜下假体植入乳房再造术后。A-C. 术后 1 个月右斜位、正位、左斜位。D-F. 术后 2 个月右斜位、正位、左斜位

病例 2

患者女，31 岁，发现左侧乳腺肿物 2 个月。术前穿刺病理提示：导管内癌。根据患者情况，行左侧乳房皮下腺体单纯切除（经乳晕弧形切口），胸大肌下联合前锯肌筋膜瓣包裹假体植入乳房再造（125 ml 圆型）（图 3-3-4）。

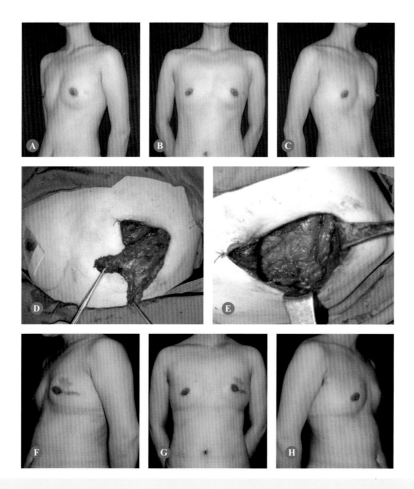

图 3-3-4　左侧乳房皮下腺体单纯切除，胸大肌下联合前锯肌筋膜瓣包裹假体植入乳房再造。A. 术前右斜位。B. 术前正位。C. 术前左斜位。D-E. 术中腺体切除后，分离前锯肌筋膜瓣，旋转后与胸大肌联合包裹假体。F. 术后右斜位。G. 术后正位。H. 术后左斜位

病例 3

患者女，45 岁，发现右侧乳腺肿物 1 个月。术前穿刺病理提示：原位癌。根据患者情况，行右侧乳房皮下腺体单纯切除（经乳晕弧形切口），胸大肌下联合腹直肌前鞘反转筋膜瓣包裹假体植入乳房再造（350g 解剖型），为使双侧对称，同期对健侧乳房行下皱襞切口乳房假体植入隆乳术（175 ml 圆型）（图 3-3-5）。

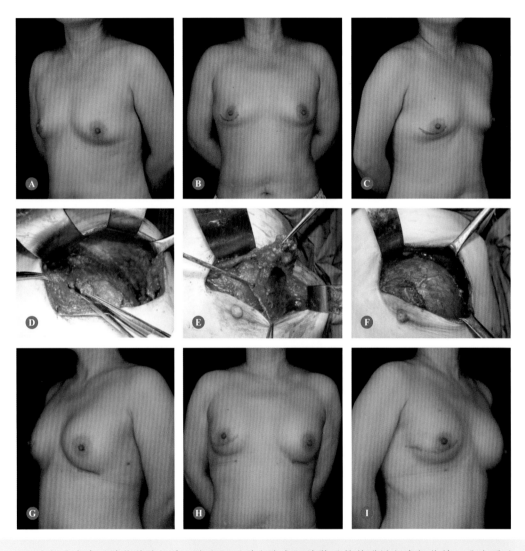

图 3-3-5　右侧乳房皮下腺体单纯切除，胸大肌下联合腹直肌前鞘反转筋膜瓣包裹假体植入乳房再造。A. 术前右斜位。B. 术前正位。C. 术前左斜位。D-F. 术中腺体切除后，分离腹直肌前鞘，制作筋膜瓣，反转后与胸大肌联合包裹假体。G. 术后右斜位。H. 术后正位。I. 术后左斜位

病例 4

患者女，29 岁，左侧乳腺癌单纯皮下腺体切除术后，应用背阔肌肌瓣充填，自体脂肪游离移植术后 3 年。患者同时乳房增大要求对侧隆乳，根据患者情况，行左侧乳房下皱襞切口背阔肌肌瓣后假体植入乳房再造，同期对健侧乳房行下皱襞切口乳房假体植入隆乳术。术中采用内窥镜辅助胸大肌筋膜下剥离（图 3-3-6）。

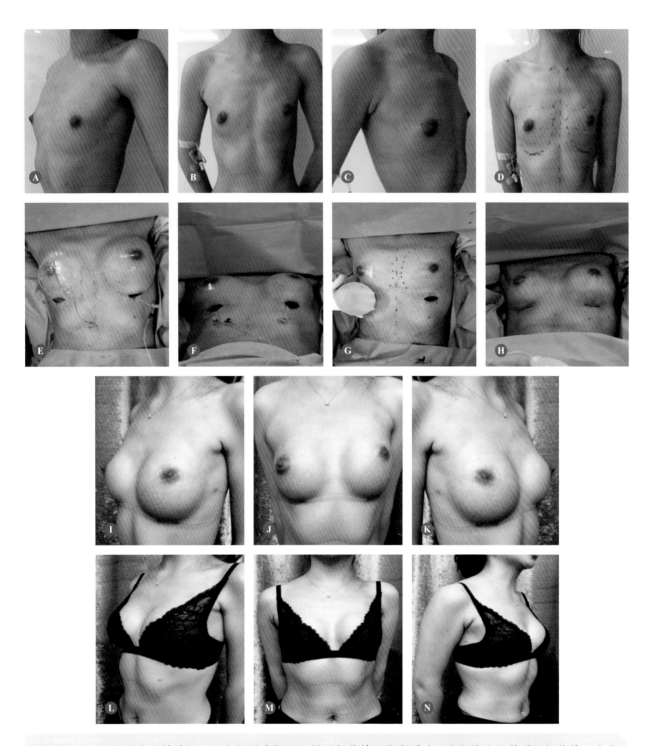

图3-3-6 双侧乳房下皱襞切口,左侧原背阔肌肌瓣后假体植入乳房再造,右侧胸大肌筋膜下假体植入隆乳术。A.术前右斜位。B.术前正位。C.术前左斜位。D.术前设计正位。E~F.双侧乳房扩张器植入,试探空间大小及位置。G.即将植入的假体展示。H.双侧乳房假体植入完成即刻观。I.术后1个月右斜位。J.术后1个月正位。K.术后1个月左斜位。L.术后1个月佩戴胸罩右斜位。M.术后1个月佩戴胸罩正位。N.术后1个月佩戴胸罩左斜位

病例 5

患者女，26 岁，左侧胸大肌缺损并指综合征（Poland 综合征），左侧乳房、乳头及乳晕未发育，一期手术置入扩张器，规律扩张后，行假体植入乳房再造，术后行乳头乳晕重建及文饰（图 3-3-7）。

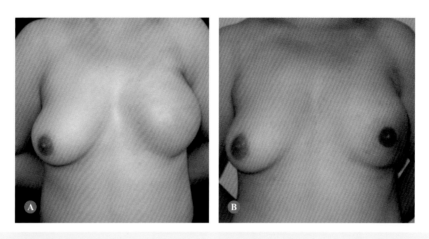

图 3-3-7 假体植入乳房再造，术后行乳头乳晕重建及文饰。A. 左侧乳房扩张器植入术后 2 年。B. 左侧乳房扩张器取出乳房假体植入即刻乳头乳晕重建术后 2 个月及文饰术后即刻

病例 6

患者女，28 岁，右侧乳腺癌保留乳头乳晕的乳腺切除即刻假体植入乳房再造，对侧假体植入隆乳术。术后 2 年右侧局部复发，患者强烈要求保留假体。行局部切除，即刻背阔肌肌皮瓣带蒂转移覆盖术中外露假体，保留了乳房外形对称（图 3-3-8 至图 3-3-10）。

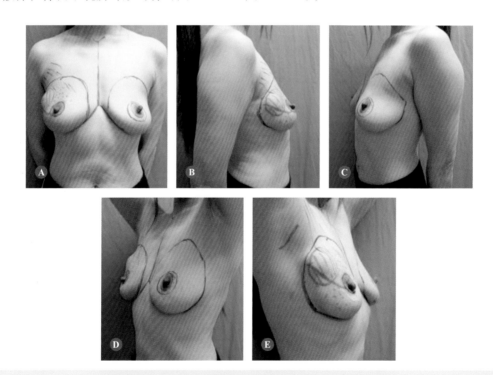

图 3-3-8 患者第一次手术术前设计，右侧行保留乳头乳晕的乳腺切除及腋窝淋巴结清扫，即刻假体植入乳房再造，左侧乳晕切口乳房假体植入隆乳术。A. 术前设计，站立位，正位。B. 术前设计，站立位，左侧位。C. 术前设计，站立位，右侧位。D. 术前设计，站立位，左斜位，抱头位。E. 术前设计，站立位，右斜位，抱头位

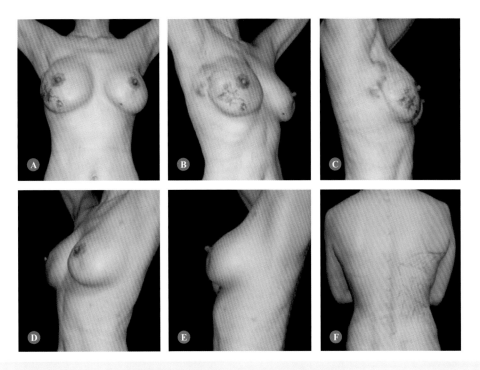

图3-3-9　患者术后2年，右侧乳腺癌局部复发，行肿瘤局部切除乳房假体保留，背阔肌肌皮瓣带蒂转移覆盖术中外露假体，保留乳房外形对称。A.右侧乳腺癌局部复发，术前正位，双上肢上举。B.右侧乳腺癌局部复发，术前左斜位，双上肢上举。C.右侧乳腺癌局部复发，术前左侧位，双上肢上举。D.右侧乳腺癌局部复发，术前右斜位，双上肢上举。E.右侧乳腺癌局部复发，术前右侧位，双上肢上举。F.背部，背阔肌肌皮瓣设计

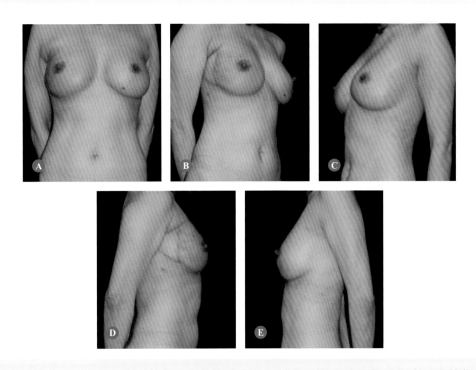

图3-3-10　患者术后1个月，可见双侧乳房基本对称。A.术后正位，站立位。B.术后左斜位，站立位。C.术后左侧位，站立位。D.术后左侧位，站立位，可见背阔肌肌皮瓣成活良好，位置符合乳房美学单元。E.术后右侧位，站立位

（刘岩　曹赛赛　毕晔　穆蘭）

参考文献

［1］Jeevan R，Cromwell D A，Browne J P，et al. Regional variation in use of immediate breast reconstruction after mastectomy for breast cancer in England. Eur J Surg Oncol，2010，36（8）：750-755.

［2］Cronin T D，Brauer R O. Augmentation mammaplasty. Surg Clin North Am，1971，51（2）：441-452.

［3］何益腾，宋牧，陈晶，等. 硅凝胶乳房假体植入乳房重建. 中国组织工程研究，2015，19（3）：455-459.

［4］Gabriel A，Maxwell G P. The evolution of breast implants. Clin Plast Surg，2015，42（4）：399-404.

［5］Berkel H，Birdsell D C，Jenkins H. Breast augmentation：a risk factor for breast cancer? N Engl J Med，1992，326（25）：1649-1653.

［6］Tindholdt T T，Mesic H，Tonseth K A，et al. 40 years of silicone breast implants. Tidsskr Nor Laegeforen，2005，125（6）：739-741.

［7］Friis S，Holmich L R，McLaughlin J K，et al. Cancer risk among Danish women with cosmetic breast implants. Int J Cancer，2006，118（4）：998-1003.

［8］Brisson J，Holowaty E J，Villeneuve P J，et al. Cancer incidence in a cohort of Ontario and Quebec women having bilateral breast augmentation. Int J Cancer，2006，118（11）：2854-2862.

［9］李荟元. 乳腺假体植入与乳腺癌. 整形再造外科杂志，2005，2（1）：54-55.

［10］Alderman A，Gutowski K，Ahuja A，et al. Postmastectomy expander implant breast reconstruction guideline work group. ASPS clinical practice guideline summary on breast reconstruction with expanders and implants. Plast Reconstr Surg，2014，134（4）：648e-655e.

［11］Pestan I A，Campbell D C，Bharti G，et al. Factors affecting complications in radiated breast reconstruction. Ann Plast Surg，2013，70（5）：542-525.

［12］姜军. 乳腺疾病腔镜治疗. 北京：人民卫生出版社，2012.

［13］Snyderman R K，Guthrie R H. Reconstruction of the female breast following radical mastectomy. Plast Reconstr Surg，1971，47（6）：565-567.

［14］Gruber R P，Kahn R A，Lash H，et al. Breast reconstruction following mastectomy：a comparison of submuscular and subcutaneous techniques. Plast Reconstr Surg，1981，67（3）：312-317.

［15］Mosahebi A，Ramakrishnan V，Gittos M，et al. Aesthetic outcome of different techniques of reconstruction following nipple-arcola-preserving envelope mastectomy with immediate reconstruction. Plast Reconstr Surg，2007，119（3）：796-803.

［16］Mowlds D S，Salibian A A，Scholz T，et al. Capsular contracture in implant-based breast reconstruction：examining the role of acellular dermal matrix fenestrations. Plast Reconstr Surg，2015，136（4）：629-635.

［17］Scheflan M，Colwell A S. Tissue reinforcement in implant-based breast reconstruction. Plast Reconstr Surg Glob Open，2014，2（8）：e192.

［18］Zhao X，Wu X，Dong J，et al. A meta-analysis of postoperative complications of tissue expander/implant breast reconstruction using acellular dermal matrix. Aesthetic Plast Surg，2015，39（6）：892-901.

［19］董洁，吴小蔚，田方兴. 脱细胞真皮基质对扩张器/假体乳房再造并发症影响的Meta分析. 中华整形外科杂志，2013，29（5）：356-361.

［20］李广学，穆兰，刘岩，等. 即刻假体乳房再造术中邻近组织覆盖假体的初步研究. 中国修复重建外科杂志，2016，30（3）：385-388.

第 4 节

背阔肌肌皮瓣联合乳房假体乳房再造

一、概述

背阔肌肌皮瓣（latissimus dorsi myocutaneous flap，LDMF）是整形外科修复组织缺损最常用的皮瓣之一，在临床应用中具有诸多优点，如采用自体组织、功能多样、应用范围广等。目前，LDMF 及扩大背阔肌肌皮瓣（extended latissimus dorsal myocutaneous flap，ELDMF）等在临床上的应用越来越广泛，其中用于乳房再造仍是其主要应用。转移方式最常用带蒂转移，也可以吻合血管游离移植。根据受区需要，术式包括：传统 LDMF 带蒂转移联合乳房假体乳房再造、ELDMF（部分或全部，不联合假体）乳房再造、内窥镜辅助 LDMF（部分或全部）乳房再造、胸背动脉穿支皮瓣带蒂转移修复乳房部分缺损、LDMF 吻合血管游离移植部分乳房再造、携带侧胸淋巴组织的背阔肌肌皮瓣（latissimus dorsi flap with lateral thoracic lymph nodes，LDFLTLN）带蒂转移乳房再造同时治疗上肢淋巴水肿。

1896 年，Tansini 等[1]首次提出 LDMF 的概念，并在 1906 年将其应用于放疗后乳房创面修复以及乳房部分切除术后修复中。1977 年，Schneider 等[2]首次成功应用 LDMF 进行乳房再造。因其血管蒂长、血供稳定、切取较易等优点，LDMF 乳房再造开始广泛推行。但是，由于 LDMF 本身面积大、厚度小、获取组织量有限，因此通常需要结合乳房假体填充以实现与健侧乳房对称[3]，且术中需要变换体位。

为了解决传统 LDMF 组织量不足的问题，进而避免使用乳房假体，1981 年宋儒耀[4]首次有意地多取部分组织进行乳房再造，成为尝试 ELDMF 的第一人。1983 年，Hokin[5]正式提出 ELDMF 的概念，即扩大 LDMF 的切除范围，使其包含更多的脂肪层，以使背部能提供足够的组织量而不需要使用假体。他将 LDMF 的范围向下扩大至髂腰部。1994 年 Mc Craw 等[6]也报道了单纯应用 ELDMF 进行乳房再造的经验，他们在传统 LDMF 的基础上，向皮瓣四周延伸，携带部分皮肤组织，形成枫叶状皮瓣（fleurdelis flap）进行乳房再造，其获取的组织量可以适合中小乳房的患者。1998 年，Delay 等[7]将背阔肌周围可利用的脂肪组织分为 5 个区，为 ELDMF 的推广应用奠定了基础。Ⅰ区是位于皮瓣与背阔肌之间的脂肪组织（fatty zone under the skin paddle），任何形式的 LDMF 都包含这部分脂肪组织。Ⅱ区是去除皮肤部分后 LDMF 表面的脂肪组织（fatty zone on the LD surface），因该部分面积较大，故即使切取的皮瓣不太厚，可利用的脂肪组织也很丰富。Ⅲ区为肩胛脂肪区（scapular fatty zone），位于背阔肌的上内侧缘，作为肌瓣的延续可以折叠使用，增加肌皮瓣的体积。Ⅳ区为背阔肌前缘的脂肪区（anterior fatty zone），位于背阔肌外侧缘的前方 3~4 cm。Ⅴ区为髂骨上脂肪区（supra-iliac fatty zone），位于髂嵴上方，又称"love-handdle"，是背阔肌下缘的延续，该部分位于皮瓣最远端，背阔肌在此移行为腱膜部分，因此该区血供最为脆弱。单纯应用 ELDMF 乳房再造与传统的 LDMF 联合乳房假体相比，减少了植入物感染、包膜挛缩等假体相关并发症，但因供区分离范围较广，相对增加了供区血肿、血清肿以及供区部分坏死的可能。ELDMF 携带背阔肌周围脂肪组织可增加组织量，不需要联合使用乳房假体，是一种可供选择的乳房再造方法[8]，尤其适用于健侧乳房为中小体积的患者[9]。部分髂腰部脂肪肥厚的患者也可重建更大的乳房。

1995年，Cho等[10]开始尝试利用内窥镜技术进行LDMF的转移。内窥镜器械辅助下切取LDMF可以减少供区的组织损伤和瘢痕形成，但术者须经过内窥镜的相关培训，并且手术时间较长，术中视野有限，不易判断组织量。在只需要少量组织的情况下，它可作为一种替代手术方法，从而减少患者伤口疼痛与瘢痕，提高患者术后的生活质量，有很高的应用价值[11]。随着内窥镜的发展，利用腋窝单纯切口对乳腺癌患者进行乳腺切除、腋窝淋巴结清扫、LDMF获取及转移的即刻乳房再造技术逐渐被推广。

乳房再造并不都需要肌肉组织，由于LDMF在切取时损伤了部分背阔肌，影响供区运动，且易产生血清肿，为避免上述问题，1995年Angrigiani等[12]将胸背动脉主干从背阔肌中游离出来，形成了不使用肌肉组织，只包含皮肤和皮下组织的胸背动脉穿支皮瓣（thoracodorsal artery perforator flap，TDAPF）。利用TDAPF重建乳房时，因其蒂较长，易进行皮瓣的旋转，保持了背阔肌的完整，减少了LDMF切取后供区血清肿等并发症的发生，术后患者恢复较快。但是，胸背动脉穿支分离复杂耗时、分离过程中穿支容易受损、细小的血管易痉挛导致皮瓣缺血坏死等缺点，限制了这项技术的发展[13]。

为了解决乳腺癌术后（尤其是腋窝淋巴结清扫后）上肢淋巴水肿的问题，2014年Vibhakar等[14]报道了采用LDFLTLN进行乳房再造的病例，在重建乳房的同时很好地控制了上肢淋巴水肿的发生，但该技术手术设计较为复杂，且需要显微吻合技术，因此目前仍未广泛应用。

二、LDMF乳房再造的解剖基础

LDMF的供养血管为胸背动、静脉，运动神经是与供养血管伴行的胸背神经。

1. 背阔肌

背阔肌属于背浅肌，为背部中最大且最浅的肌肉，位于胸背区下部与腰肌浅层，呈扁平且宽大的三角形，止于肱骨结节间沟底。肌肉长约30 cm，宽18～20 cm。在内侧，背阔肌腱膜起于第7～12胸椎及全部腰椎的棘突及骶椎和髂嵴后部等处；在外侧，肌肉厚度增加，并与第10～12肋骨的外斜肌和肋间肌的纤维融合。肌肉的外侧边缘自由延伸至腋窝，肌纤维向外上方走形，逐渐聚合，在肱骨上端的小结节嵴终止，形成腋窝的后边界，在肌肉转角处由部分斜方肌覆盖。背阔肌覆盖于前锯肌和部分外斜肌上，在第10肋和第11肋水平，前锯肌和下后锯肌之间存在一个坚固的腱膜附着体，将背阔肌分为上部及下部，该腱膜附着体对应于前锯肌下缘。确切分离该处腱膜是分离LDMF的基础，否则会导致分离皮瓣时在皮瓣抬高期间前锯肌无法抬高，以至于无法旋转皮瓣。背阔肌的功能为肱骨内收、旋内及后伸，且有助于将肩胛骨的尖端固定在后胸壁上。研究证明，患者对肌肉向前转位可以较好地耐受，且该种功能缺陷伤害最小，但肩关节伸展和内收可能出现动力性弱点。

2. 血管及神经

（1）胸背动、静脉：胸背动脉是肩胛下动脉的终支之一，走行于背阔肌及前锯肌之间。其与肩胛下动脉、旋肩胛动脉呈T形或Y形排列。该动脉走向较为恒定，但仍有少数动脉直接从腋动脉发出。此外，其血供恒定也可有效防止肌肉转位。胸背动、静脉在腋动脉下9～11 cm处进入背阔肌下面，并向前锯肌发出分支。胸背动脉长约53.5 mm，其管径较粗，外径1.6～2.7 mm，所占范围约56.4 cm。胸背静脉的外径为3～4 mm。一般情况下，胸背动脉分为外侧支及内侧支，其中临床上多见外侧支管径较大。内、外侧支的分支在背阔肌肌腹下前行，构成背阔肌独立且相互吻合的血供系统。但是，背阔肌表面皮肤的肌肉部分和腱膜部分的血管吻合程度不同，肌肉部分的肌皮血管吻合非常丰富，其对应的表面皮肤转移后较易成活，而腱膜部分的血管吻合较少，其表面皮肤转移后容易坏死。胸背动、静脉各有2～3支直接皮动脉，可制成胸背动脉皮瓣应用于临床。

（2）胸背神经：由臂丛后束发出，沿肩胛骨外侧缘下行，伴行于胸背动、静脉。同样地，胸背神经也分为内、外侧支，支配背阔肌各个部分。因此，手术中保护胸背动、静脉，也能对神经起到保护作用。

三、术前选择与设计

1. 手术适应证

LDMF 可应用于绝大多数乳房再造患者，如乳腺癌术后的即刻/延期乳房再造、联合腹直肌行乳房再造。对于具有腹直肌乳房再造相对或绝对禁忌证的患者，LDMF 可作为首选。

2. 手术禁忌证

LDMF 的手术禁忌证相对少见，包括以下几点：①先天性背阔肌发育不良（如缺失）；②既往手术中已切断背阔肌；③背阔肌滋养血管已被结扎或破坏，包括手术结扎或放疗损伤等；④特殊职业者，如攀岩运动员等。

3. 术前皮瓣设计

患者取站位或坐位，测量手术相关数据：乳头至锁骨中点的距离；乳头至乳房下皱壁的垂直距离；乳头至胸骨中线的距离；乳头至腋前线的距离。以此评估再造乳房的容积。

再造乳房的内侧、下侧、外侧均应大于健侧乳房，一般超过健侧乳房界限的1～2 cm。同时，手术也应注重美观，尽量使手术瘢痕可被内衣遮盖住。

4. 假体的选择

常用的假体材质分为硅凝胶及生理盐水，硅凝胶假体至今已改良至第5代，稳定性及内聚力有了明显的提升。硅凝胶假体具有半透膜的性质，可有效减少外渗，并具有保持容量及形态的优点。临床上常用的假体包括光面硅凝胶假体、毛面硅凝胶假体、光面生理盐水充注假体、毛面生理盐水充注假体等多种选择。从形状上分为圆形假体和解剖型假体。根据凸度分为低凸度和高凸度假体。

假体大小的选择在术前设计中尤为重要，可通过术前评估来计算再造乳房的大小，从而选择适当的乳房假体，且使乳房大小与身体各径线相协调。

5. 假体植入

虽然背阔肌的肌腹较为宽厚，但如果患者对侧乳房较为高挺、体积较大，则背阔肌的组织量相对不足，仅用 LDMF 不足以再造出与健侧相称的乳房，因此需要联合假体进行乳房再造。

在解剖关系上，胸大肌下间隙的腔隙较狭小，难以植入体积较大的假体，如果勉强植入，会由于张力过大而产生一系列并发症（如包膜挛缩），且再造乳房的形态、感觉也不会达到最佳状态。在乳腺癌手术中清扫肌间淋巴结时，需要完全打开胸大肌外缘，而假体置于胸大肌后方时，会造成假体外下部近1/3部分不能被胸大肌覆盖，从而暴露在皮下，增加包膜挛缩的风险，并影响皮肤接触假体的手感。此时可采用 LDMF 联合胸大肌形成联合肌瓣，从而可以覆盖暴露在胸大肌外的假体，以减少并发症的发生以及减轻胸大肌的张力，并对假体起在固定作用，防止其移位。此外，可将假体置于背阔肌后，转移皮瓣后缝合固定，保留好腔隙以便植入假体。

四、手术方法与技巧

1. 皮瓣的切取

患者取侧卧位，健侧上肢外展90°，患侧上肢外展固定，暴露腋窝，常规消毒铺巾，亚甲蓝再次标记手术设计方案，切口注入0.1%利多卡因（含1∶200 000肾上腺素）浸润麻醉。沿术前设计线切开皮瓣上、下缘，切开皮肤皮下，沿背阔肌筋膜表面分离皮瓣，自下而上翻起肌皮瓣，向上方游离皮瓣至腋下 2 cm 处。尽量保证筋膜层的完整性以保护背部皮肤的血供，注意将深层脂肪保留在肌肉表面。将背部供区拉拢对合，依次缝合皮下、皮肤，并留置引流管（图 3-4-1）。

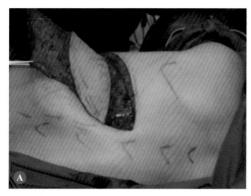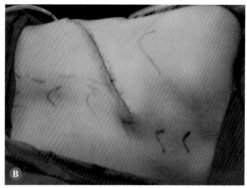

图 3-4-1　A.术中背部皮瓣切取。B.供区创口关闭

2.再造乳房塑形

改变患者体位至仰卧位，重新消毒铺巾，将 LDMF 充填乳房缺损，肌皮瓣与胸壁缝合固定，形成假体覆盖组织。置入组织扩张器并注水（注水量需根据对侧乳房大小决定），将患者调整为坐位，观察两侧乳房形态，待乳房凸度满意，双侧形态对称，皮瓣张力可，可更换为假体，调整假体位置后，皮瓣塑形固定形成假体腔隙（图 3-4-2）。塑形后依次缝合皮瓣、皮下及皮肤，胸部留置引流管。术毕，背部伤口需加压包扎，胸部伤口轻加压包扎。

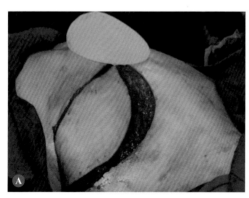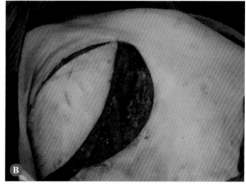

图 3-4-2　A.胸部皮瓣转移修复。B.假体植入

五、术后管理与随访

1.手术并发症及其处理

（1）皮瓣或皮肤坏死：是较常见的并发症之一，多发生于供区或受区的边缘区，可能的原因是皮瓣边缘血供差及切口张力过大。多数情况下，可通过定期换药而痊愈。对于边缘性皮肤坏死，可在局部麻醉下切除坏死皮肤。因此，术中应对血管蒂的长度及直径进行评估，可使用多普勒超声探查血管

的通畅程度等。

（2）感染：造成感染的原因可能是术中无菌操作不达标或引流管污染等原因，因此术后常规行抗感染治疗。术中应注意无菌操作，若有体位变化，应重新消毒铺巾，术后注意关注引流液的性状，且需要定期换药。一旦发生严重感染，可能导致使手术失败。此外，假体植入也会带来感染的风险，一旦确定严重感染由假体造成，需取出假体，清洗腔穴，并予抗生素行抗感染治疗，待感染控制后3～6个月可再次植入假体。手术时应使用经灭菌消毒后的乳房假体，术前、术中可常规应用抗生素。

（3）供区血肿及血清肿：是应用LDMF进行乳房再造的最常见并发症，主要是因为分离皮瓣时范围较大，容易损伤小血管，增加了血肿及血清肿的发生率。若术后出现该并发症，应及时抽吸积液，必要时可注射长效糖皮质激素，并继续加压包扎。预防措施包括尽量避免在患者月经期手术；剥离层次准确；术中严密止血；缝合时减少张力；术后加压包扎，放置引流管，待引流量小于15 ml/d时可拔除引流管。

（4）肩部损伤：在极少情况下，患者术后会出现肩关节僵硬或肩周炎等情况，后期可通过肩关节功能训练及个性化心理治疗得到改善，多数情况下可痊愈。肩部疾病的最佳预防措施是早期康复训练，如术后3～4周建议患者游泳，锻炼肩关节，促进功能恢复。

（5）乳房体积不足：属于乳房再造的远期并发症，术后5个月通常会有乳房体积减小，后期可通过脂肪填充来治疗，且效果显著。术者在术前应考虑到该并发症，在术前设计上应做好预案。

（6）假体纤维包膜囊挛缩：继发性纤维包膜囊挛缩的机制尚不清楚，但可能的原因包括感染、血肿、硅凝胶渗出、患者异物反应等。早期可通过局部按摩松解包膜挛缩，若保守治疗效果较差，可通过手术取出假体，具有适应证的患者还可重新植入新的乳房假体。预防措施包括选择适当的假体、减少假体暴露时间、术中防止棉纱等细小颗粒接触假体表面、术后按摩乳房并应用抗瘢痕药物等。

（7）假体破裂：假体老化或受外力作用可导致假体破裂，硅凝胶假体的漏出液可危害健康，故一旦出现硅凝胶假体破裂，需及时行手术探查。诊断假体外漏可通过影像学检查，首选B超，若高度怀疑假体外漏，应行MRI以确诊，预防措施包括选用质量好的假体、尽量避免术中及术后对假体的损伤、假体植入后8～10年应预防性取出。

2.术后随访

一般建议对患者进行长期随访，包括：①手术相关数据的再测量；②皮瓣形态的评估以及满意度，以确定是否需要进行乳房修复术；③双侧乳房对称度，必要时可进行对侧乳房缩小术或乳房上提术；④对于乳头、乳晕缺失患者，乳房再造后可进行乳头乳晕再造术等。

六、典型病例

病例1

患者女，34岁，1年前体检发现乳腺癌，行右侧乳腺癌改良根治术，术后病理确诊为浸润性导管癌，部分浸润性小叶癌。术后规律化疗4次。根据患者情况，行右侧LDMF联合乳房假体乳房再造（310 ml解剖型），左侧胸大肌筋膜下假体植入隆乳术（220 ml解剖型）（图3-4-3及视频3-4-1）。

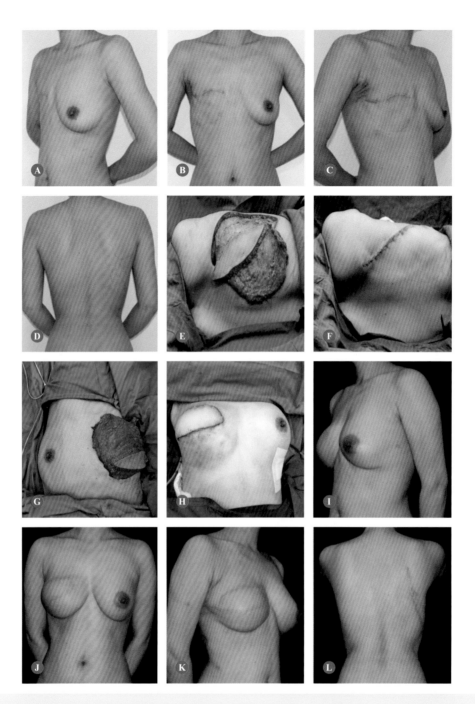

图3-4-3 右侧乳腺癌改良根治术后延期右侧LDMF联合乳房假体乳房再造。A.术前手术设计，右斜位。B.术前手术设计，正位。C.术前手术设计，左斜位。D.术前手术设计，背部。E.术中背部皮瓣切取。F.供区伤口关闭。G.皮瓣转移至胸部、假体植入。H.对侧假体植入隆乳，各个创口缝合。I.术后2个月右斜位。J.术后2个月正位。K.术后2个月左斜位。L.术后2个月背部

视频3-4-1

病例 2

患者女，61 岁，42 年前因右侧乳房肿物行保留乳头乳晕的右侧乳腺切除术，术后病理提示：乳腺腺病。术后未行放化疗。根据患者情况，行右侧 LDMF 乳房再造，左侧乳房下垂矫正术（双环法）（图 3-4-4）。

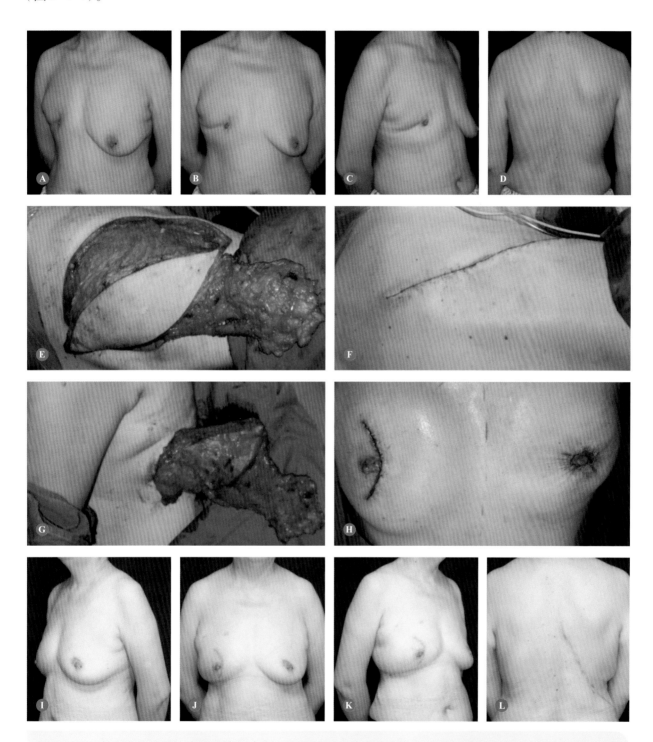

图 3-4-4　保留乳头乳晕的右侧乳腺切除术 + 右侧 LDMF 乳房再造，左侧乳房下垂矫正术（双环法）。A. 术前右斜位。B. 术前正位。C. 术前左斜位。D. 术前背部。E. 术中背部皮瓣切取。F. 供区创口关闭。G. 胸部皮瓣转移修复，去除表皮，形成真皮瓣。H. 关闭受区、对侧双环法乳房上提。I. 术后 3 个月右斜位。J. 术后 3 个月正位。K. 术后 3 个月左斜位。L. 术后 3 个月背部

病例3

患者女，50岁，1年半前因左侧乳房肿瘤行左侧乳腺癌改良根治术，术后病理提示：高级别导管原位癌。术后行6周期化疗。半年前患者发现左侧胸壁结节，活检病理提示：胸壁肿瘤复发。行6周期新辅助化疗后，行左侧乳腺癌复发扩大切除，LDMF转移创面修复术（图3-4-5）。

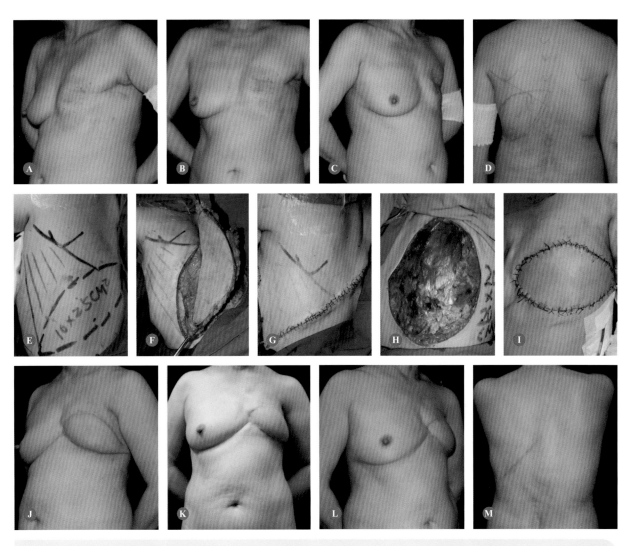

图3-4-5 左侧乳腺癌改良根治术后LDMF转移创面修复术。A.术前右斜位。B.术前正位。C.术前左斜位。D.术前设计，背部。E.皮瓣切取面积10 cm×25 cm。F.背部皮瓣切取。G.供区创口关闭。H.胸部创面。I.皮瓣转移修复。J.术后2个月右斜位。K.术后2个月正位。L.术后2个月左斜位。M.术后2个月背部

病例4

患者女，右侧乳腺癌改良根治术后延期乳房再造：LDMF带蒂转移+乳房假体植入+乳头乳晕再造（图3-4-6）。

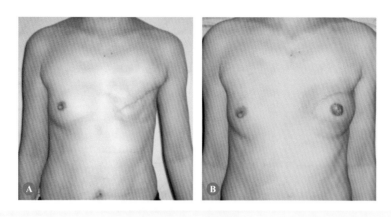

图 3-4-6　右侧乳腺癌改良根治术后延期乳房再造。A. 术前。B. 术后

病例5

患者女，先天性胸廓畸形，行 LDMF 带蒂转移 + 假体植入修复先天性胸廓畸形。

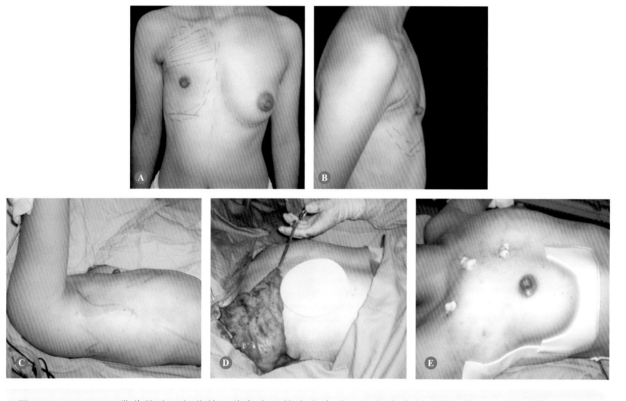

图 3-4-7　LDMF 带蒂转移 + 假体植入修复先天性胸廓畸形。A. 术前手术设计正位。B. 术前手术设计左侧位。C. 术中左侧卧位。D. 分离后的组织及假体。E. 假体植入后创口缝合

病例6

患者女，43 岁，入院诊断：双乳肿物。入院后在局部麻醉下行双侧乳腺肿物微创活检，左侧病理为导管内癌。全身麻醉下行左侧前哨淋巴结活检术、美兰荧光及美兰蓝染双示踪术、左侧乳房保留乳头乳晕皮下腺体切除术、左侧 ELDMF 带蒂皮瓣转移左侧乳房即刻再造术。术中直接采取右侧卧位，背部供区切口关闭后，改为平卧位，皮瓣全部去表皮，填于左侧保留乳头乳晕皮下腺体切除术后的腔隙，并以上半身抬起约 45° 体位调整再造乳房乳下皱襞位置与对侧乳房对称。术中背部供区和胸部受区均放置负压引流，加压包扎。术后切口一期愈合，术后半年随访再造乳房形态满意，背部供区恢复良好。

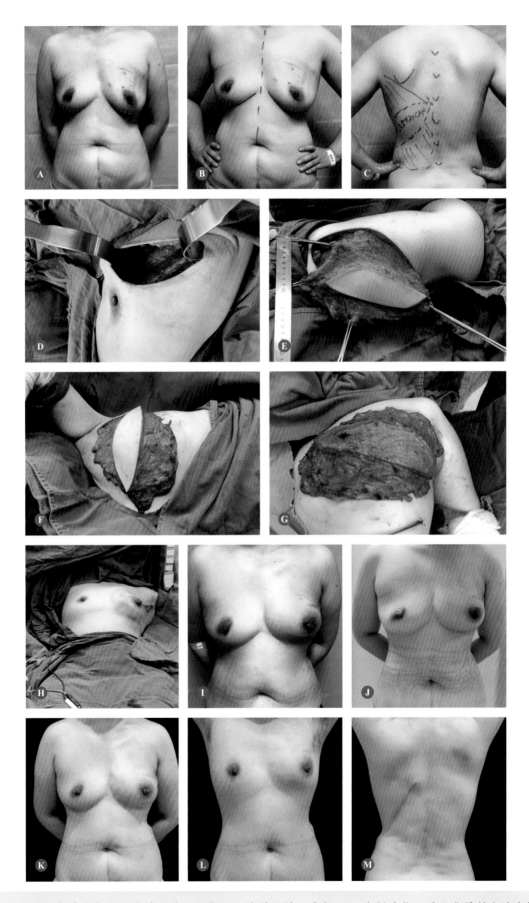

图3-4-8　A.术前正位。B.术前设计，正位。C.术前设计，背部。D.右侧卧位，采取乳晕斜向腋窝切口，前哨淋巴结清除，保留乳头乳晕腺体切除后腔隙。E.背部供区，ELDMF切取完成。F.胸部受区，ELDMF经

腋下隧道带蒂转移至胸部。G.胸部受区，ELDMF去表皮。H.胸部受区，ELDMF去表皮后置于保留乳头乳晕腺体切除后的腔隙，上身半卧位，以对侧乳房为标准，调整再造乳房乳下皱襞位置及对称性，关闭切口。I.术后2个月，正位。J.术后3个月，正位。K.术后6个月，正位，双侧乳房位置、大小基本对称。L.术后6个月，正面抱头位，双侧乳房位置、大小基本对称。M.术后6个月，背部供区，愈合恢复良好

（穆蘭 刘岩 汤鹏 钟晓捷 刘侠 宋景涌 蒋蔓妃 修骋 李佳旭 周艳虹 郑慧凝）

专家点评

　　LDMF是整形外科修复组织缺损最常用的皮瓣之一，在临床应用中具有血供可靠、转移方式灵活等优点，本节以LDMF及ELDMF等在乳房再造方面的实际病例，进一步阐述了相关手术步骤、手术技巧、围手术期管理等关键问题，并根据受区需要，提供了多种术式的展示。

　　为了解决乳腺癌术后（尤其是腋窝淋巴结清扫后）上肢淋巴水肿的问题，采用LDFLTLN进行乳房再造可在重建乳房的同时治疗上肢淋巴水肿，赋予了LDMF新的功能。

专家简介

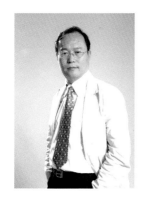

　　亓发芝，复旦大学附属中山医院整形外科主任及乳腺病诊疗中心副主任。复旦大学授课教授、临床教授、博士研究生导师。

　　现任中华医学会整形外科分会委员、中国医师协会整形美容外科分会常委、上海市医学会整形外科学会副主委，上海市医师协会整形美容分会副会长。担任*Microsurgery*编委、*Ann Plast Surg*编委，以及《中华整形外科杂志》《中华医学美学美容外科杂志》《组织工程与重建外科杂志》《中国临床医生》编委、《中国美容医学》常务编委、《中国美容整形外科杂志》第六届编委。主编《乳房整形再造外科》《美容外科学》《整形美容外科学》《乳房整形外科学》等专著6部。参与编写专著13部。以第一作者发表英文、日文、中文论文90余篇，其中SCI论文16篇。2001年被评为上海市卫生系统先进个人，2000年被评为中山医院首届十佳医师。2010年获中国医师协会美容整形外科分会优秀医师奖。

参考文献

　　[1] 李超. 扩大背阔肌肌皮瓣移植即时性乳房再造的临床应用. 山东：山东大学，2009.

　　[2] Schneider W J, Hill H L, Brown R G. Latissimus dorsi myocutaneous flap for breast reconstruction. Br J Plast Surg, 1977, 30（4）：277-281.

　　[3] 亓发芝. 乳房整形再造外科. 北京：人民卫生出版社，2001.

　　[4] 宋儒耀. 乳房再造一次手术完成. 中国医学科学院整形外科学报，1981，1：41-45.

　　[5] Hokin J A. Mastectomy reconstruction without a prosthetic implant. Plast Reconstr Surg, 1983, 72（6）：810-817.

　　[6] McCraw J B, Papp C, Edwards A, et al. The autogenous latissimus breast reconstruction. Clin Plast Surg, 1994, 21（2）：279-288.

　　[7] Delay E, Gounot N, Bouillot A, et al. Autologous latissimus breast reconstruction：a 3-year clinical experience with 100 patients. Plast Reconstr Surg, 1998, 102（5）：1461-1478.

［8］顾建英，亓发芝，徐剑炜，等．扩大背阔肌肌皮瓣乳房再造术后供区并发症的探讨．中华整形外科杂志，2005，21（5）：325-327.

［9］亓发芝，陈君雪，狄根红，等．扩大背阔肌肌皮瓣乳房再造．组织工程与重建外科杂志，2006，1（6）：28-30.

［10］Cho B C, Lee J H, Ramasastry SS, et al. Free latissimus dorsi muscle transfer using an endoscopic technique. Ann Plast Surg, 1995, 38（6）：586-593.

［11］Losken A, Schaefer T G, Carlson G W, et al. Immediate endoscopic latissimus dorsi flap: risk or benefit in reconstructing partial mastectomy defects. Ann Plast Surg, 2004, 53（1）：1-5.

［12］Angrigiani C, Grilli D, Siebert J. Latissimus dorsi musculo-cutaneous flap without muscle. Plast Reconstr Surg, 1995, 96（7）：1608-1614.

［13］陈天文，吴炅．穿支皮瓣在乳房重建中的应用．外科理论与实践，2010，15（5）：468-472.

［14］Vibhakar D, Reddy S, Morgan-Hazelwood W, et al. Chimeric pedicled latissimus dorsi flap with lateral thoracic lymph nodes for breast reconstruction and lymphedema treatment in a hypercoagulable patient. Plast Reconstr Surg, 2014, 134（3）：494e-495e.

第 5 节

腹壁下动脉穿支皮瓣乳房再造

一、概述

腹壁下动脉穿支皮瓣（deep inferior epigastric artery perforator flap，DIEP）是基于传统的横行腹直肌肌皮瓣（transverse rectus abdominis myocutaneous flap，TRAM）的精进和改良。1982 年，Hartrampf 等[1]首次报道应用 TRAM 对乳腺癌患者进行乳房再造；1989 年，Koshima 等[2]首次报道了 DIEP 的临床应用，并证实不携带腹直肌，仅以腹壁下动脉的肌皮穿支血管为蒂，可以掀起与 TRAM 等量的下腹部皮肤和皮下脂肪组织，形成皮瓣，该报道常被视为穿支皮瓣研究的开端[3]。1993 年，Allen 等[4]应用游离 DIEP 成功地为 15 例患者进行乳房再造；自 1994 年起，Blondeel[5-8]致力于应用 DIEP 进行乳房再造的研究工作，并将穿支皮瓣的理论和实践加以拓展，促进了穿支皮瓣的推广与普及。由于 DIEP 用于乳房再造时还具有腹壁整形的效果，因此对中年经产妇尤为适用[9-11]。

1993 年之前，TRAM 由于可提供的组织量丰富、血运可靠、便于塑形等优点，曾被视为乳房再造的"金标准"[12]。DIEP 在保留了 TRAM 所有优点的同时，还克服了由于腹直肌的切取所导致的一些不足，如术后腹壁薄弱、膨隆，甚至腹壁疝等。此外，DIEP 还具有减少供瓣区畸形、减轻术后疼痛、更易乳房塑形、患者康复快及住院时间缩短的优势。在穿支皮瓣外科学领域，DIEP 是文献报道最多的穿支皮瓣，成为新的乳房再造金标准[13-29]。

二、应用解剖（图3-5-1）

腹前外侧壁皮肤血供主要来源于腹壁上动脉、腹壁下动脉、腹壁浅动脉、旋髂浅动脉和旋髂深动脉。腹壁下动脉及腹壁浅动脉为腹前外侧壁皮肤软组织血供的主要来源。这些动脉穿支间存在广泛的吻合，为腹前外侧壁跨区皮瓣的研究设计提供了理论基础。

腹壁下动脉紧靠腹股沟韧带的上缘，起自髂外动脉，从腹直肌的外侧走向腹直肌。腹壁下动脉有2条伴行静脉。Millory等发现腹壁下动脉在半环线的前面、腹直肌的后面向上走行，其中78%从腹直肌的中1/3进入肌肉，17%从下方1/3进入肌肉，5%从上方1/3进入肌肉。

腹壁下动脉的解剖存在很大变异，血管蒂的平均长度为10.3 cm，血管直径平均为3.6 mm。通常情况下，腹壁下动脉分成2支，约54%的患者外侧分支为优势分支；如果腹壁下动脉不发出分支，则血管靠近中央走行，并发出许多细小的分支，分布到腹直肌及一些位于中央的穿支血管；内侧分支为优势分支时，与位于中央的血管和外侧分支是优势分支的情况相比，血流量显著降低。

Blondeel等发现在中线的两侧存在2～8支直径较大的（直径＞0.5 mm）穿支血管，多数穿支血管起于由脐近端2 cm、远端6 cm和脐外侧1～6 cm构成的旁正中矩形局域内，穿过腹直肌前筋膜浅出。一般情况下，穿支血管越靠近中线，皮瓣Ⅳ区的血供越好。但是，外侧穿支通常为优势穿支，由于外侧穿支的走行更加垂直于腹直肌，血管剥离较简单，与外侧穿支伴行的感觉神经较粗大；相反，内侧穿支在肌肉内走行的距离较长，血管解剖相对较困难。此外，如果存在自腹直肌腱划浅出的穿支血管，由于这些穿支血管通常较粗大，分布到肌肉的血管少，在肌肉内走行的距离短，因此也可首选这些穿支血管作为皮瓣的供血血管。

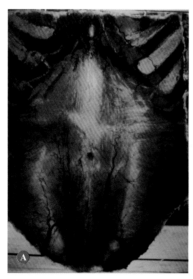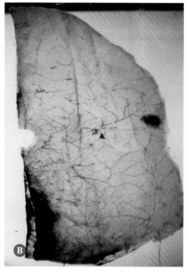

图3-5-1 腹壁血管解剖标本。A.纯形态学胸腹壁全层透明标本，展示腹壁下动脉走行及沿途分支、穿支。B.腹壁皮下脂肪深筋膜全层纯形态学胸腹壁全层透明标本，展示腹壁下穿支分布［引自穆兰花，严义坪，李森恺，等.上、下蒂横形腹直肌肌皮瓣乳房再造的解剖学研究.中华整形外科，1998，14（2）：122-123］

如果估计皮瓣的组织量足够而可以舍弃Ⅳ区，则可根据术前多普勒超声检查结果，以最靠近中央、直径最大的穿支血管为蒂，进行皮瓣的设计。在穿支血管发出点处，常存在数支神经，该部位的解剖不恒定；节段性混合神经自外侧在腹直肌的下方或穿过腹直肌走行，这些神经分为感觉神经和运动神经，感觉神经和穿支血管一起走向皮瓣，支配皮瓣感觉，而运动神经则越过腹壁下动脉进入腹直肌的内侧部。切取皮瓣时，可将感觉神经穿支一起切取，尽量保留运动神经，不得不离断时，待皮瓣血管蒂切取完毕，将运动神经原位吻合。

下腹部另外一个重要的供血动脉是腹壁浅动脉，其在腹股沟韧带下方2～3 cm处发出，可直接起自股动脉（17%），也可与旋髂浅动脉共干起自股动脉（48%）。35%的患者腹壁浅动脉缺如或发育不全，通常由来自旋髂浅动脉的较粗大的升支代替腹壁浅动脉。腹壁浅动脉发出后，在股三角内、Scarpa筋膜的深面向外上方走行，在髂前上棘和耻骨结节连线的中点处越过腹股沟韧带，在腹股沟韧带上方，腹壁浅动脉穿过Scarpa筋膜，走行于皮下组织浅层；腹壁浅静脉位于腹壁浅动脉的深层，并与之伴行，静脉血回流至大隐静脉；腹壁浅静脉是DIEP皮瓣口径最大的回流静脉，位于真皮下血管网的深面，Scarpa筋膜的浅面，髂前上棘和耻骨联合连线中点处。

腹部的运动和感觉神经主要来自第7～12肋间神经，部分来自髂腹下神经和髂腹股沟神经，外侧的肌肉由上述神经支配，而内侧的腹直肌和锥状肌仅由肋间神经支配；腹部皮肤的感觉神经来自肋间神经的外侧皮支和前皮支，从而形成节段性皮区；靠近耻骨上区的皮肤由髂腹下神经的前皮支支配。

DIEP的淋巴回流可分成两个回流系统（浅层和深层），浅层淋巴回流系统位于真皮网状层的深面，因此去除皮瓣的表皮时，如果切得过深，可能伤及该淋巴回流系统，浅层淋巴回流系统将淋巴液回流到腹股沟表浅淋巴结。深层淋巴回流系统负责回流腹壁深层结构（如肌肉和筋膜）的淋巴液，位于动静脉血管的近端，并回流入腹壁下动脉，然后回流至髂深淋巴结。细致地对血管蒂进行解剖可以避免对该淋巴血管结构造成医源性损伤。

三、术前准备

1. 手术适应证

（1）患者排斥乳房假体植入。

（2）乳腺肿瘤切除范围相对较大的乳腺癌根治术、改良根治术或保乳术后。

（3）中下腹部较松弛且皮肤软组织完整。

（4）全身条件良好，无严重心肺疾病、自身免疫性疾病、肥胖、吸烟等影响手术的合并症和不良习惯。吸烟较多者术前应至少3个月减少尼古丁摄入。

2. 危险因素和手术禁忌证

腹壁瘢痕及腹部手术史可能是切取DIEP的相对禁忌证，如果怀疑来自腹直肌的优势穿支血管可能被破坏，则手术前必须进行彩色多普勒或CT检查，对穿支血管的情况进行细致评估；如果腹部瘢痕为较低位的横行瘢痕，将皮瓣下方切口平行放置于和瘢痕相同的位置，仍可切取DIEP；对于腹部正中瘢痕（如纵向剖宫产切口瘢痕），如果形成单蒂皮瓣，则可能出现对侧皮瓣血流灌注不足，此时的最佳解决办法是切取双蒂DIEP，以确保安全。吸烟患者术后易出现血管痉挛，术前应至少戒烟3个月。

3. 术前计划及评估

术前应与患者充分沟通手术方案，告知可能的变化，了解患者希望采用的组织供区。通常DIEP乳房再造需要经历3个阶段：第一阶段是包含显微外科的腹部皮瓣游离移植，一般需住院5～7天；第二阶段需进行对侧乳房调整（如乳房上提、隆乳等）、供区修整及再造乳房局部形态调整，在保证血运良好的前提下再造乳头，该阶段可住院手术也可行门诊手术；第三阶段是乳头乳晕复合体的文饰，通常在门诊手术室或治疗室完成。

手术前，应用多层螺旋CT血管造影、磁共振血管造影或彩色多普勒对腹壁下动脉穿支血管进行探测，获得有关穿支血管的位置、血流量和直径等方面的详细信息，以及关于腱划位置和腹壁脂肪厚度等方面的资料，明确血管周围有无瘢痕形成、血管蒂或受区血管是否存在梗阻、腹壁下血管的走行是否存在异常等情况。术前的血管定位并非不可或缺，但有助于手术医生选择最佳的穿支血管，极大地缩短手术时间，更好地设计皮瓣等。此外，还需要观察患者有无其他疾病或腹部瘢痕，既往是否做过剖宫产手术、腹壁整形手术或下腹部脂肪抽吸手术等。术前进行常规实验室检查以及麻醉评估十分必要。

4. 皮瓣设计

以应用DIEP进行乳房再造为例，在进行术前皮瓣设计时，患者取站立位，与应用TRAM进行乳房再造相似，在下腹部设计一个大致呈梭形的皮瓣，两者的不同之处在于切取TRAM时是以腹壁中线为中心设计皮瓣，而DIEP则是以经过选择的腹壁下动脉穿支血管为中心进行皮瓣的设计。在不同的患者中，皮瓣的形状、位置和大小可略有不同，但DIEP设计的范围一般为：下界为耻骨上皮肤皱褶，上界平脐，外侧界为两侧髂前上棘。还可将皮瓣向外侧延伸，直达腋中线。切取DIEP进行乳房再造时，可采用传统的腹壁整形手术切口设计方式，这种设计方法便于关闭供瓣区，且腹部松弛的女性患者可兼得腹壁整形的效果。

DIEP的宽度一般为10～15 cm，长度一般为30～45 cm。亚洲女性腹壁组织较欧美人紧致，在设计皮瓣的宽度时，应充分估计供瓣区关闭时切口张力的大小，张力过大时，除造成供瓣区关闭困难外，切口愈合相关的并发症发生率也显著增高。可以用双手捏握患者下腹部，应用捏握试验（pinch test）对下腹部皮肤的松弛情况进行简单评估，预估可以切取的皮瓣宽度。健侧乳房较小的女性，长度可适当缩短。对于乳腺癌术后的患者，除考虑健侧乳房的大小外，还应评估患者锁骨下、上胸壁以及腋窝的组织缺损，根据具体情况决定皮瓣的大小。应尽量获取比实际缺损组织量稍大的皮瓣，以利于塑形及后期调整。使用不易褪色的标记笔对穿支血管的位置、皮瓣设计线、受区缺损的范围、相关肋骨和肋间隙等进行标记。

四、手术方法

患者取仰卧位，上肢外展，置于体侧，留置导尿；环形切开脐，直至筋膜层。按术前切口设计线切开皮肤，直至深筋膜，若需较多组织量，则可在切开皮瓣的上、下缘切口后进行斜形剥离，将更多的腹壁脂肪组织包括在皮瓣内；否则，不建议采用斜形剥离的方法，因为术后下腹部可能形成凹陷性瘢痕。但是，可在皮瓣的两侧进行斜形剥离解剖，除了可以将更多的脂肪组织包括在皮瓣内之外，还可以降低猫耳畸形发生的概率。

切开皮瓣下缘切口时，注意不要损伤腹壁浅静脉，可对腹壁浅静脉进行适当解剖剥离，获得2～3 cm的血管长度，并用显微外科血管夹进行暂时钳夹，将腹壁浅静脉作为皮瓣的后备静脉，当发现皮瓣静脉回流不充分或穿支静脉血栓形成等意外情况时，可对腹壁浅静脉进行吻合，作为皮瓣的回流静脉。此外，如果手术过程中发现腹壁浅动脉发育良好且直径足够大，则可以腹壁浅动、静脉为蒂，形成腹壁浅动脉穿支皮瓣[30]，手术将变得更为简单。

从技术上讲，DIEP血管蒂的剥离可分成3个步骤：筋膜上剥离、腹直肌内剥离和腹直肌下剥离，其中腹直肌内剥离的技术要求最高，最耗时费力。如果实施双侧乳房再造，则可以切取双蒂DIEP，将皮瓣一分为二，用于双侧乳房再造。

1. 筋膜上剥离

应从皮瓣的外侧开始，逐步向内侧进行皮瓣的解剖剥离。剥离过程中，要求使用双极电凝器对出血点进行准确止血；将皮瓣自腹外斜肌筋膜上掀起，直至腹直肌外侧缘，从腹直肌外侧缘开始，随着腹壁下动脉穿支血管的出现，皮瓣的剥离需更加小心；如果术前已应用彩色多普勒或多层螺旋CT对优势穿支血管进行了准确定位，则通过结扎靠近外侧的穿支血管，显露选定的穿支血管，剥离过程会比较迅速；否则，在最粗大的穿支血管确定之前，应尽可能多地找到穿支血管，经过比较和鉴别，选择最粗大的穿支血管作为皮瓣的供血血管，这个过程需要一定的临床经验。

如果穿支血管直径不够大，则可对位于同一垂线上的另一支穿支血管进行解剖；穿支血管在穿过腹直肌前鞘浅出时，通常会在前鞘上形成一个小的裂隙，可应用组织剪沿腹直肌肌纤维的方向剪开腹直肌前鞘（图3-5-2）。如果需要对超过1支穿支血管进行解剖，则可将上述小裂隙之间的前鞘剪开，也可在穿支血管周围保留一个小的筋膜袖，以策安全。

牵拉筋膜，对穿支血管进行钝性剥离，推开血管周围的疏松结缔组织，此时应注意在穿支血管向下进入腹直肌内部走行之前，穿支血管有可能附着于腹直肌前鞘深面走行一段距离，请在直视下（常规要求放大镜下）剥离。向上切开前鞘3～4 cm，向下朝向腹股沟韧带斜形切开前鞘，直至腹直肌外侧缘，自此开始沿腹直肌肌纤维的方向切开前鞘。由于手术结束前要在腹直肌的浅面关闭缝合前鞘，因此切开前鞘时方向的改变可防止在下腹部形成连续的薄弱区。

向上切开前鞘3～4 cm，向下朝向腹股沟韧带斜形切开前鞘，直至腹直肌外侧缘，自此开始沿腹直肌肌纤维的方向切开前鞘。由于手术结束前要在腹直肌的浅面关闭缝合前鞘，因此切开前鞘时方向的改变可防止在下腹部形成连续的薄弱区。

在一侧腹部完成对皮瓣的解剖后，再进行另一侧皮瓣的解剖，这样做的好处在于，如果不慎损伤了穿支血管，则可转而对另一侧皮瓣的穿支血管进行解剖，形成以对侧穿支血管为蒂的DIEP或形成TRAM；在剥离过程中，需确保肌肉完全松弛，保持皮瓣（尤其是血管蒂）湿润，从而对穿支血管进行保护。

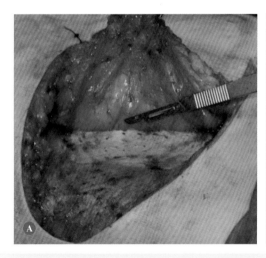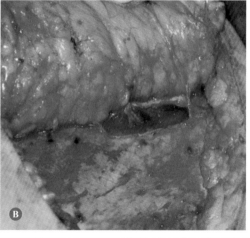

图3-5-2　腹壁下动脉穿支血管。A.可见腹壁下动脉穿支从腹直肌前鞘穿出，进入皮下脂肪层。B.自穿支血管在腹直肌前鞘的裂隙剪开腹直肌前鞘，分离穿支血管

2.腹直肌内剥离（图3-5-3）

在穿支血管通过的肌束膜平面，纵向分开腹直肌，随着剥离不断进行，血管直径逐渐变大，剥离也愈加容易；由于血管被薄层疏松结缔组织包绕，因此应紧贴血管，使用钝性剥离对血管进行解剖；一般来讲，如果剥离遇到阻力，通常提示存在侧支血管或神经，须小心剥离，远离主要血管1～2 mm，用双极电凝器对侧支血管进行灼烧或用金属血管夹予以结扎。尽量保留所有的肋间神经。

剥离过程中，避免过度牵拉穿支血管，以免引起血管痉挛；在腹直肌内对穿支血管进行解剖，直至腹直肌的后方，穿支血管自腹壁下血管起始处。如果选择两支穿支血管，则需要对腹直肌进行广泛剥离，若上述穿支血管走行于两个相邻的肌束膜平面，则需要在最近的腱划处切断位于肌束膜之间的

腹直肌纤维，故首先应确认两个穿支之间的连续性。然后，重新缝合切断的肌肉，尽量避免大量横断腹直肌。

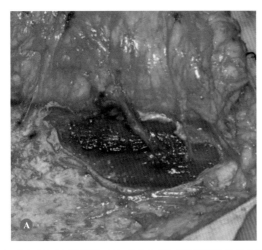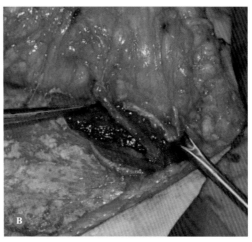

图 3-5-3　腹壁下动脉穿支血管。A-B.腹直肌内剥离的腹壁下动脉穿支血管

3. 腹直肌下剥离

掀起腹直肌外侧缘，注意不要损伤自外侧进入肌肉的节段性混合神经。通过在神经弓上进行剥离可对感觉神经分支进行解剖，并获得额外的 7～9 cm 的神经长度，便于在受区进行神经吻合（图3-5-4）。

拉开腹直肌，显露腹直肌后方，可观察到腹壁下血管主干，结扎血管主干的部分侧支血管，完全游离血管蒂近端，根据皮瓣的形状和受区的需要切取不同长度的血管蒂。一般来讲，穿支血管的位置越靠近皮瓣的远端，越需要更进一步向腹股沟方向对腹壁下血管进行解剖。通常情况下，在腹直肌外侧缘切断血管蒂可以获得足够大的血管直径和足够长的血管蒂，以满足显微外科血管吻合的要求。

如果确认腹壁下血管能为整个皮瓣提供充足的血液供应，则可以掀起皮瓣的剩余部分。但是，如果腹壁中线存在瘢痕或需要非常大的皮瓣，则需要在对侧进行同样的剥离过程，形成双蒂 DIEP。结扎所有剩余的穿支血管，松解脐，掀起整个皮瓣；在受区血管准备就绪，可以进行血管吻合时，切断皮瓣血管蒂。DIEP 因无需携带肌肉，常可获取更长的血管蒂。蒂部越长，皮瓣在胸部的塑形就越容易，而且更利于血管吻合[31-33]。

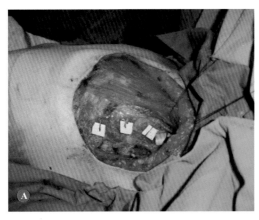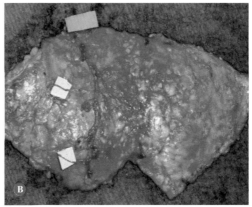

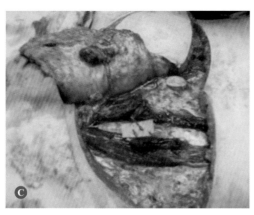
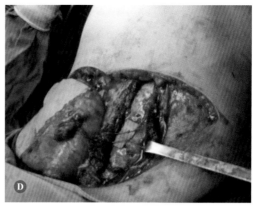

图 3-5-4 切取 DIEP 伴行肋间神经感觉支，原位吻合运动支。A. 胸部受区保留的肋间感觉神经断端。B. 供区游离的 DIEP 携带伴行肋间神经感觉支。C. 供区离断腹直肌运动神经支。D. 原位吻合腹直肌运动神经支

4. 切取腹壁下动静脉主干血管蒂

选择腹壁下动静脉主干的切取位置（血管蒂的长度和直径）应根据胸部受区的需要。通常有以下 3 种切取方式：

（1）以腹直肌外缘为入路（图 3-5-5）：为了切取腹壁下动脉穿支，将腹直肌前鞘切口向腹股沟中点方向延长（延长长度以足够暴露腹壁下动静脉主干的切取位置为准），在腹直肌前鞘和腹直肌之间向腹直肌外缘分离，自腹直肌外缘向腹直肌深面分离，掀起腹直肌外缘（注意不要损伤自外侧进入肌肉的节段性混合神经），可探及腹壁下动静脉主干，尽可能保持运动神经的完整性，如果运动神经在穿支血管之间走行，可先将神经切断，掀起皮瓣后，应用显微外科缝合技术对神经进行缝合修复，根据胸部受区需要，离断适当长度和直径的血管蒂。

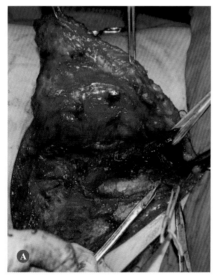
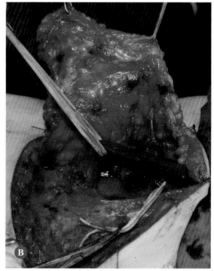

图 3-5-5 以腹直肌外缘为入路切取腹壁下动静脉主干血管蒂。A. 掀起腹直肌可见腹壁下动静脉主干。B. 在腹直肌外缘深面向腹股沟中线方向，可见腹壁下动静脉主干

（2）自腹直肌肌纤维劈开（图 3-5-6）：将为了切取腹壁下动脉穿支的腹直肌前鞘切口向腹股沟中点方向延长，将腹直肌肌纤维劈开，向腹直肌深面及腹股沟方向分离，可探及腹壁下动静脉主干，注意保护穿行在腹直肌肌纤维的运动神经。离断腹壁下动静脉主干血管蒂后，可以将血管蒂抽出。这

种方法避免了分离腹直肌外缘所造成的组织损伤，缺点是如果切取腹壁下动静脉主干血管蒂的长度较长且位置较深，分离过程会对腹直肌造成牵拉损伤。

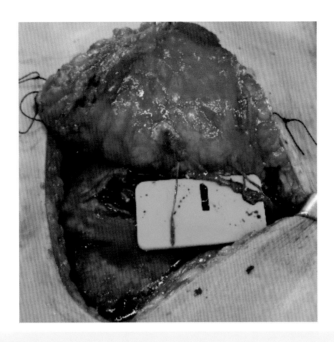

图 3-5-6 腹直肌肌纤维劈开切取腹壁下动静脉主干血管蒂

（3）内窥镜辅助切取（图 3-5-7）：对于腹壁下动静脉主干主要走行于腹直肌背面的情况，可应用内窥镜辅助切取。因此，术前行多层螺旋 CT 血管造影非常重要。首先应确定腹壁下动脉穿支的位置，平脐水平，于腹直肌内缘和外缘入口在腹直肌和后鞘之间置入 3 个戳卡穿刺器，以气腹机造穴，在内窥镜辅助下分离腹壁下动静脉主干至髂外血管起始部，以 Hemlock 血管夹钳夹、锐性离断腹壁下动静脉主干血管蒂。直视下分离腹壁下动脉穿支，从腹直肌前鞘切口，抽出腹壁下动静脉主干血管蒂。优点是减少了对腹直肌前鞘的切开，避免了对腹直肌肌纤维的牵拉损伤，充分发挥了内窥镜入路切口小、360°远距离操作、放大视野等优点，可最大限度地切取腹壁下动静脉主干至髂外血管起始部，血管蒂长、管径粗，有利于血管吻合和再造乳房塑形。该技术需要相应设备和学习曲线[34-35]。

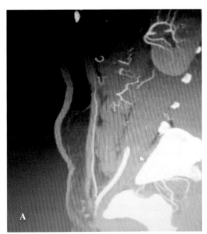
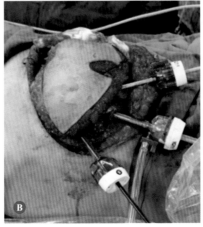
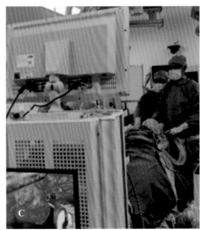

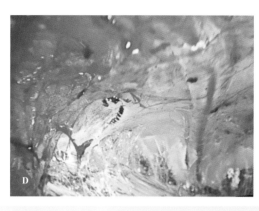
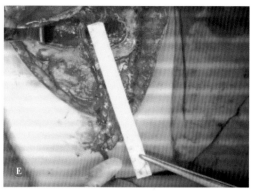

图3-5-7　内窥镜辅助切取腹壁下动静脉血管蒂主干。A.术前多层螺旋CT血管造影显示腹壁下动静脉主干主要走行于腹直肌背面,穿支接近脐水平。B.在腹直肌内缘和外缘入口在腹直肌和后鞘之间置入3个TROKA,以气腹机造穴。C.在内窥镜辅助下分离腹壁下动静脉主干。D.在内窥镜辅助下分离腹壁下动静脉主干至髂外血管起始部,以Hemlock血管夹钳夹、锐性离断腹壁下动静脉主干血管蒂。E.从分离穿支的腹直肌前鞘切口抽出内窥镜辅助离断的腹壁下动静脉血管蒂

　　切断皮瓣血管蒂后,翻转皮瓣,将血管蒂放置于皮瓣组织面上(图3-5-8)。由于DIEP血管蒂很长,因此很容易发生旋转,尤其是仅切取一支穿支血管时,更易发生血管蒂的旋转,因此需仔细观察血管蒂的位置,避免出现旋转。对皮瓣进行称重、照相和转移,记录皮瓣开始缺血的时间;皮瓣放置于受区湿纱布上,避免干燥;将皮瓣简单固定于受区周围皮肤,防止血管吻合过程中皮瓣的突然移动,造成吻合口撕裂;有时,为了方便血管吻合,术中会对皮瓣进行一定的旋转,在血管吻合完成后,必须消除这一旋转。

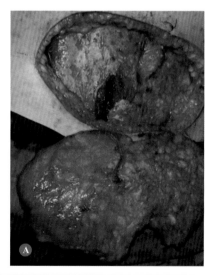
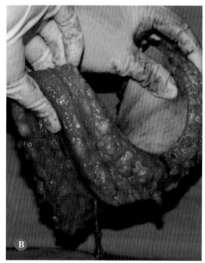

图3-5-8　A.腹壁下动脉穿支分离完毕及腹壁下动静脉血管蒂离断后。B.DIEP游离

5.乳房再造时受区血管的选择

乳房再造分为即刻乳房再造和延期乳房再造。

（1）延期乳房再造

延期乳房再造是指在实施乳房切除术数月至数年后进行乳房再造。应用DIEP进行延期乳房再造时,最常采用的受区血管是胸廓内动静脉（内乳动静脉）；胸部曾进行放疗的患者,胸廓内动静脉仍

可作为受区血管，但须谨防血管内膜放射性损伤的存在。通常，第2肋间胸廓内血管的直径最粗。手术中可视情况移除全部或部分第3肋软骨。如果肋间隙宽度足够充分暴露术野，也可不移除肋软骨或用咬骨钳去除肋间隙上、下缘的部分肋软骨。去除的肋软骨可以暂时埋置在再造乳房切口附近，日后行乳头再造时可作为乳头基底支撑。对于双蒂DIEP，穆兰花、李森恺、李养群等于1997年提出应用胸廓内动脉近、远心端同时作为受区血管[36-39]，目前已在被广泛应用[40-41]（图3-5-9）。

胸廓内动静脉作为胸部受区血管的方式选择：

（1）胸廓内动静脉近心端。

（2）对侧胸廓内动静脉近心端。

（3）同时应用胸廓内动静脉远、近心端。

（4）同时应用对侧胸廓内动静脉远、近心端。

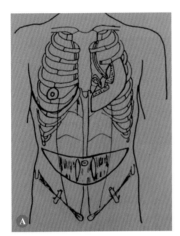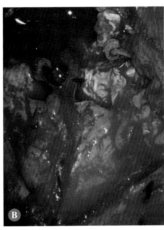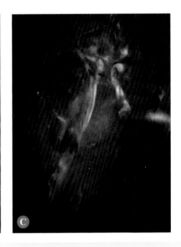

图3-5-9　胸廓内动脉近、远心端同时作为受区血管。A.胸廓内动脉近、远心端与皮瓣血管吻合示意图。B.胸廓内动脉近、远心端与皮瓣血管吻合。C.通过注射吲哚菁绿，显示胸廓内动脉近、远心端与皮瓣血管的吻合通畅

（2）即刻乳房再造

即刻乳房再造需要乳腺外科和整形外科充分合作，从手术切口的设计开始，精准切除。由于可以准确地估算乳房缺失的组织量，保留乳房下皱襞等解剖标志，在乳房切除和腋窝淋巴结清扫时，保留胸背动静脉、胸外侧动静脉的完整性，对于胸廓内动静脉穿支粗大者，均可可保留，作为受区血管。即刻乳房再造更有条件减少损伤，精准修复，获得很好的乳房美学效果。

即刻乳房再造时，整形外科医生和乳腺外科医生在术前应充分沟通，术前同时评估腹部供区和胸部受区的血管造影结果，术中常规保留胸背动静脉主干和胸廓内动静脉主干，并尽可能保留胸廓内动静脉穿支及胸外侧动静脉（有时会有两组胸外侧动静脉）和第3肋间神经、第4肋间神经。应用胸廓内动静脉穿支及胸外侧动静脉可以避免胸背动静脉主干和胸廓内动静脉主干的剥离和吻合，减少对患者的损伤，并为后期主干血管的应用留有余地。

乳腺外科医生的任务不仅是切除乳房和清扫腋窝淋巴结，同时承担着胸部受区的准备工作。术中整形外科医生和乳腺外科医生应根据受区和供区的具体情况选择DIEP的转移方式和血管吻合方式。

随着乳腺癌手术精细化程度的提高，即刻乳房再造遇到胸廓内动脉较大穿支时，可将其穿支动静脉作为胸部受区血管，与腹壁下动静脉或腹壁下动静脉穿支吻合（图3-5-10和视频3-5-1），其优点包括：①避免了暴露胸廓内动静脉而不得不离断肋间肌和部分肋软骨的组织损伤；②术野更表浅，利于吻合血管；③节约手术时间；④减轻术后疼痛；⑤利于术后恢复。

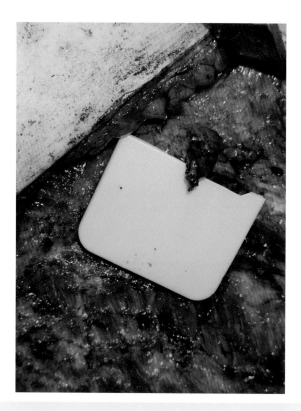

图 3-5-10 保留的第 2 肋间胸廓内动脉穿支（动脉及伴行静脉）作为即刻乳房再造的胸部受区血管

视频 3-5-1 胸廓内动静脉穿支吻合通畅

6.DIEP 的其他用途

DIEP 皮瓣可用于覆盖暴露的乳房假体，修复胸部创面（如放疗后难治性溃疡）；还可用于部分胸部先天性不对称畸形的矫正，如 Poland 综合征的治疗。

7. 供瓣区关闭和脐部塑形

由于没有切除腹直肌鞘或筋膜组织，因此可以在没有张力的情况下修复腹直肌前鞘。应用电刀对上腹部皮瓣进行潜行剥离，剥离至剑突和肋缘，尽量降低供瓣区切口关闭时的张力。

使脐部位于髂前上棘水平，并在前腹壁上予以标记，在该点上方画一长 2 cm 的垂线，在该垂线的顶点画 2 条相互垂直的斜线，每条斜线长 3 cm，从而形成"Y"形的皮肤标记。沿上述 3 条标记线切开，并在新脐部的上极切开长 3 cm 的切口。修剪新脐部所在位置腹壁的皮下脂肪，将脐部从腹壁切口引出，缝合并固定于腹壁。

关闭下腹部供瓣区切口时，可调整手术使患者处于屈曲体位，以减少切口缝合时承载的张力，应用 1-0 可吸收缝合线间断缝合 Scarpa 筋膜，3-0 可吸收缝合线缝合真皮，间断缝合皮肤；切口两侧均放置负压引流管；包扎，术毕（图 3-5-11）。

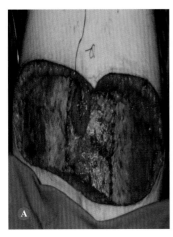
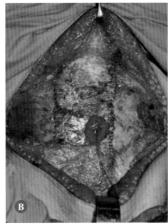
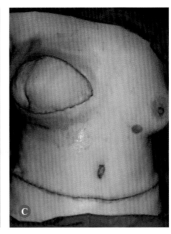

图 3-5-11 供瓣区关闭和脐部塑形。A-B.腹部供区腹直肌前鞘直接关闭。C.皮瓣游离移植、再造乳房塑形、再造脐孔及受区供区缝合完成

五、术后管理

手术后需要密切监测皮瓣情况。术后前 2 h 内，需每 15～30 min 监测 1 次，通过皮瓣的颜色、温度、毛细血管充盈试验以及多普勒信号强度来评价皮瓣的状态。术后患者通常无须进入重症监护病房（intensive care unit，ICU），但术后的第一个 24 h 内，建议每 1～2 h 监测 1 次皮瓣变化，24～48 h 改为 2 h 1 次，48～72 h 改为 3～4 h 1 次。注意预防深静脉血栓形成，应酌情应用抗血栓弹力袜和抗凝药物。积极营养支持治疗，鼓励患者改善饮食结构，纠正低蛋白血症。在患者住院期间，应至少 4 h 检测 1 次皮瓣情况。术后前 3 天术区应避免受压，可向对侧侧卧休息，轻柔翻身。术后保持屈膝屈髋位，减小供区张力。术后 5 天可以下床活动。术后 4 周可逐渐恢复体育锻炼。

六、注意事项

1.术前穿支血管评估很重要

术前对穿支血管，尤其是优势穿支血管进行准确定位相当重要；在没有穿支血管准确定位和口径大小的情况下，也可以切取 DIEP；但是，这些资料无疑可以使手术更安全，手术过程更快捷。便携式多普勒可以对穿支血管进行探测，但容易产生假阳性或假阴性信号；彩色多普勒、高分辨率多层螺旋CT、增强 CT 造影检查等，则可以提供穿支血管更加详尽的资料，可酌情采用。

2.皮瓣解剖剥离

在皮瓣的解剖方面，穿支皮瓣与传统意义上的轴型皮瓣或肌皮瓣的最大区别在于，前者对血管蒂的解剖剥离更加细致，尤其是以肌皮穿支血管为蒂的穿支皮瓣，涉及一些很特殊的穿支血管解剖技术，剥离穿支血管时，务须做到保持手术野的清晰和手术野的充分暴露。应用双极电凝器或金属血管夹对出血点或细小分支进行准确止血，必要时可在手术显微镜下缝扎、缝补、离断。

3.正确选择优势穿支血管

腹壁下动脉穿支血管众多，掀起皮瓣时，如穿支选择错误，很有可能导致皮瓣坏死或部分坏死；术前通过超声多普勒、彩色多普勒或多排螺旋 CT 对穿支血管进行探测，术中仔细观察，结合临床经验，完全可以明确最重要的穿支血管；对于一些异常的穿支血管，如在腹直肌内、外侧缘走行的穿支

血管，也不要轻易予以结扎。Blondeel结合自己的临床经验，提出了10条正确选择穿支血管的基本原则，对于避免穿支血管选择失误，很有帮助，简介如下：

（1）术前应用彩色多普勒或多排螺旋CT或增强CT造影检查对穿支血管进行探测，可获得关于血管位置、口径和分支情况的资料，有助于皮瓣的解剖剥离、穿支血管的取舍[42-44]。

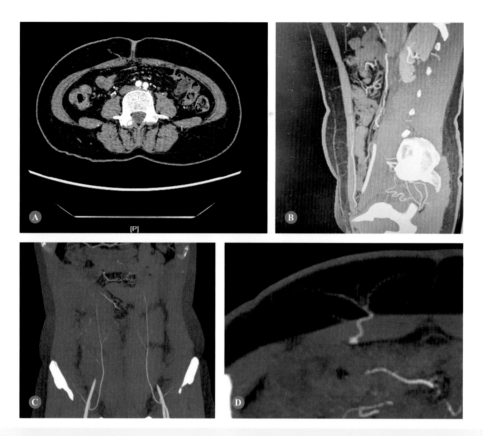

图3-5-12　高分辨率多层螺旋增强CT造影检查。A.全腹壁正面观，可见双侧腹壁下动脉、腹壁上动脉主干。B.腹壁侧面观，可见腹壁浅静脉走行、腹壁下动脉及穿支走行。C.腹壁冠状面观，可见脐孔水平两侧腹壁下动脉及穿支。D.典型的旁开脐下腹壁下动脉横断面及穿支，横断面

（2）来自腹壁下动脉的最大的穿支血管几乎都位于脐外下方、半径6 cm的范围内。

（3）通常情况下，一支直径足够大的（>1 mm）穿支血管就足以为整个下腹部皮肤提供血液供应。

（4）伴行静脉口径的大小是选择穿支血管的重要因素之一，如果有2条动脉穿支血管符合条件的话，就应选择伴行静脉口径比较大的动脉穿支血管为蒂。

（5）如果穿支血管口径小或中等大小，此时，就可以同一垂直血管列上的2支或3支穿支血管为蒂，掀起皮瓣；由于需切断位于穿支血管之间的运动神经，掀起皮瓣后，必须缝合修复这些运动神经。

（6）尽可能将穿支血管设计于靠近皮瓣的中央；但是，如果通过术中观察和术前探测，发现穿支血管主要走向皮瓣的话，一支靠近皮瓣边缘的穿支血管同样可以为皮瓣提供良好的血液供应。

（7）来自外侧列血管的穿支血管在肌肉内走行的距离比较短，也比较容易解剖，对于多数患者来说，腹壁下动脉外侧分支一般为优势分支。

（8）来自内侧列血管的穿支血管更加靠近皮瓣中央，以之为蒂，因穿支血管更加靠近皮瓣对侧远端，因此，（传统的）IV区的血供可能更好。对于需要尽可能多的组织量用于缺损的修复的患者，这是一个必须加以考虑的因素。但是，内侧血管列的穿支血管在肌肉内走行的距离可能比较长。

（9）如果穿支血管位于内侧腹直肌旁，口径比较大，由于穿支血管位于皮瓣的中央，且血管完全位于肌肉之外，如果以之为血管蒂，则血管蒂的剥离解剖就相对比较简单。

（10）腱划处往往是口径比较大的穿支血管最常见的浅出点，虽然由于腱性附着的存在，剥离可能比较困难，但是，此时，穿支血管在肌肉内走行的距离却相当短，血管通常横过肌肉，并在后方的筋膜上走行，这可大大降低皮瓣解剖剥离的时间。

4. 注重操作细节

穿支皮瓣的解剖剥离不同于传统意义上的轴型皮瓣，应更注重一些细节，操作轻柔，避免过度牵拉穿支血管，穿支血管相对比较细小，剥离时操作宜轻柔，避免过度牵拉，造成血管痉挛，甚至血栓形成；对于穿支血管的一些侧支血管，需远离血管蒂2～3 mm处，进行结扎；剥离运动神经时，也要避免多度牵拉和挤压，避免出项神经永久性损害。手术者最好在佩戴手术放大镜的情况下，对穿支血管进行剥离。由于手术时间较长，助手需定期对皮瓣和血管蒂进行湿润，避免组织干燥。

5. 要有备用手术方案

在切开皮瓣下缘时，对腹壁浅动、静脉进行观察，如果两者口径足够大，可直接掀起腹壁浅动脉穿支皮瓣进行转移，否则，也应将腹壁浅静脉予以暂时保留，适当保护，在血管吻合完毕后，如观察到皮瓣静脉回流不充分，可将腹壁浅静脉与受区的静脉进行吻合，以增加皮瓣的静脉回流（superdraining）；在剥离一侧皮瓣时，如果不小心损伤了主要的穿支血管，则可考虑以对侧穿支血管为蒂掀起皮瓣，或者掀起以对侧腹壁下血管为蒂的TRAM皮瓣，继续完成手术。

6. 皮瓣转移过程中避免血管蒂扭转

由于DIEAP皮瓣的血管蒂非常长，转移过程中很容易发生血管蒂扭转，可以进行适当的标记，避免上述扭转。

7. 皮瓣塑形

术中将患者上身抬高约45°，以对侧乳房为标准，首先是乳下皱襞的位置，胸骨旁的饱满度，腋前线位置，术中可将皮瓣远端去表皮进行腋窝填充。

8. 对手术台的要求

如果采用DIEP皮瓣进行乳房再造，手术床必须能确保术中抬高患者的躯干和下肢，使患者处于半坐位或坐位。采用这种体位可充分检查两侧乳房的形态和对称性，髋关节屈曲体位还可降低供瓣区切口张力，利于切口的缝合关闭。

9. 与其他相关科室之间协调配合

尤其是与麻醉科、血库等多学科科室之间的协调配合。

七、典型病例

病例1

患者女，48岁，因左侧乳腺癌行保留皮肤的乳腺切除联合腋窝前哨淋巴切除，同时应用DIEP行即刻乳房再造（皮瓣大小为10 cm×28 cm），受区血管为胸背动静脉。术后皮瓣成活良好，再造乳房形态满意，同时有腹壁整形效果（图3-5-13）。

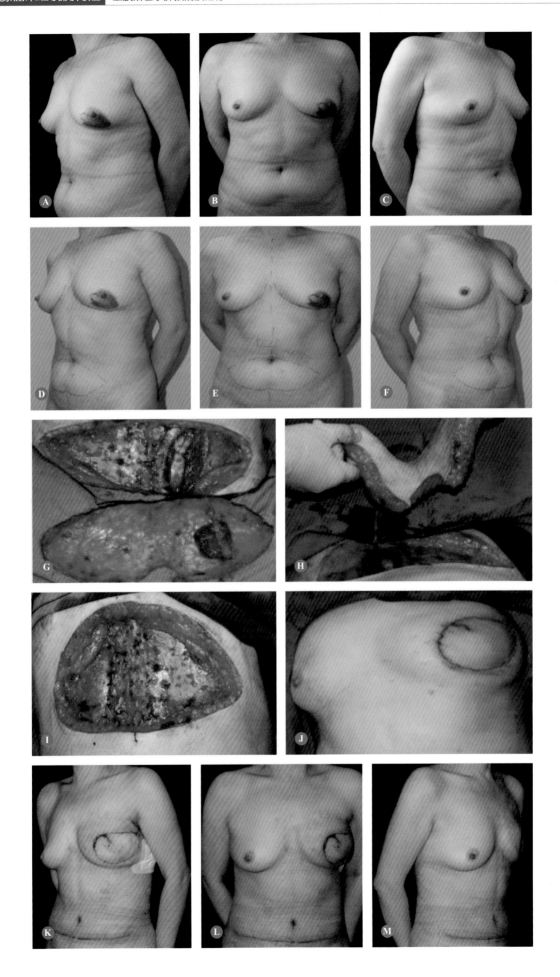

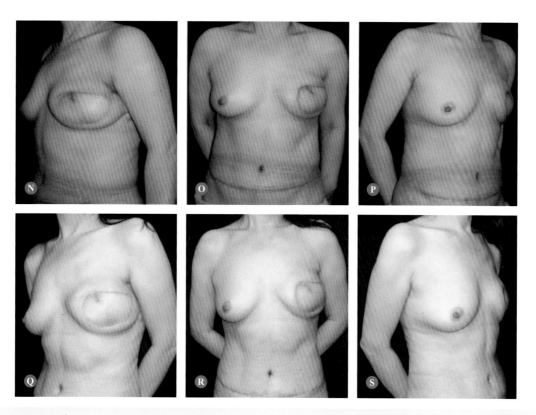

图 3-5-13　单蒂 DIEP（携带肌袖）游离移植即刻乳房再造。A. 术前右斜位。B. 术前正位。C. 术前左斜位。D. 术前设计，右斜位。E. 术前设计，正位。F. 术前设计，左斜位。G. 游离后的腹壁下动脉穿支皮瓣。H. 游离后的腹壁下动脉穿支皮瓣立位。I. 供区缝合 Scarpa 筋膜。J. 受区皮瓣转移缝合及供区皮肤缝合完成。K. 术后 2 周右斜位。L. 术后 2 周正位。M. 术后 2 周左斜位。N. 术后 1 个月右斜位。O. 术后 1 个月正位。P. 术后 1 个月左斜位。Q. 术后 2 个月右斜位。R. 术后 2 个月正位。S. 术后 2 个月左斜位

病例 2

患者女，45 岁，左侧乳腺癌改良根治术，即刻应用右侧腹壁下穿支皮瓣携带感觉神经，皮瓣的血管蒂腹壁下动静脉分别与左腋窝淋巴结清扫后胸背动静脉行端端吻合，与腹壁下动脉穿支血管伴行的肋间神经感觉支与左侧胸壁受区的第 4 肋间感觉神经吻合，促进再造乳房感觉恢复（图 3-5-14）。

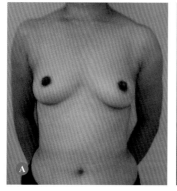
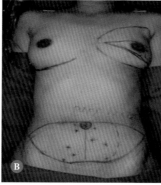
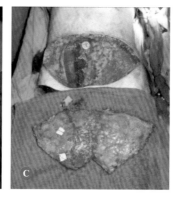

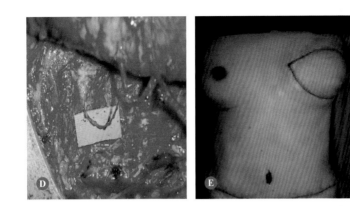
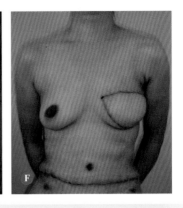

图 3-5-14 左侧乳腺癌改良根治术 + 右侧 DIEP 携带感觉神经乳房再造。A. 术前正位。B. 术前手术设计。C. 术中游离 DIEP。D. 腹壁下动脉穿支。E. 受区皮瓣转移缝合及供区缝合完成。F. 术后 2 周坐位

病例 3

患者女，46 岁，因右侧乳癌根治术后 12 年未见复发，要求行乳房再造。畸形表现：乳房皮肤、乳头乳晕、腺体缺损；胸大肌及胸小肌切除、锁骨下凹陷；腋前襞缺损；皮肤紧帖肋骨形成"搓衣板"样畸形。腹部有纵行剖腹产瘢痕。设计以双侧腹壁下动、静脉为蒂的 DIEP（10.5 cm×28 cm）游离移植，受区血管为胸廓内动静脉的远心端和近心端。皮瓣两远端去真皮后充填以矫正锁骨下凹陷及腋前襞缺损。术后皮瓣成活良好。术后 1 年行乳头再造（图 3-5-15）。

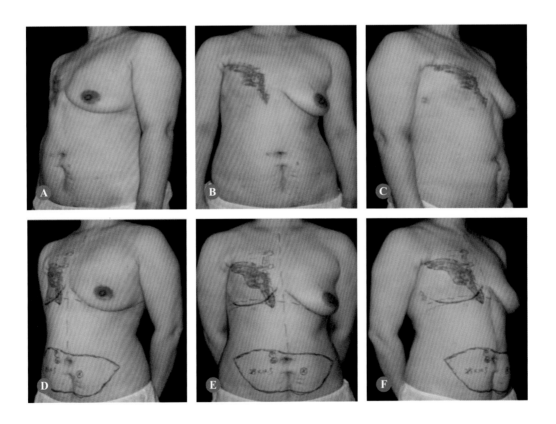

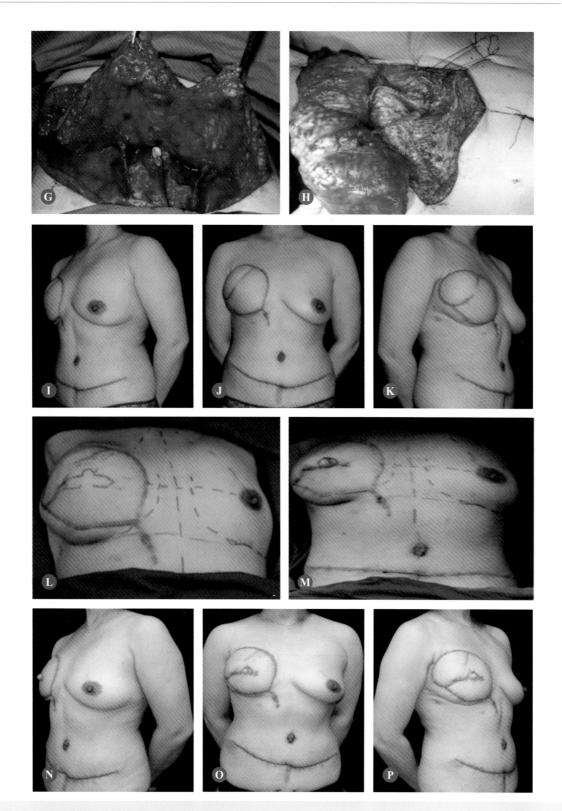

图3-5-15 右侧乳癌根治术后,以双侧腹壁下动、静脉为蒂的DIEP游离移植,乳头再造。A.术前右斜位。B.术前正位。C.术前左斜位。D.术前设计,右斜位。E.术前设计,正位。F.术前设计,左斜位。G.DIEP分离完成。H.DIEP与胸廓内动静脉的远心端和近心端吻合。I.术后2个月右斜位。J.术后2个月正位。K.术后2个月左斜位。L.右侧乳头再造术前设计。M.右侧乳头再造完成。N.右侧乳头再造术后2个月右斜位。O.右侧乳头再造术后2个月正位。P.右侧乳头再造术后2个月左斜位

病例 4

患者女，38 岁，因左侧乳腺癌根治术后 6 年未见复发，要求行乳房再造。畸形表现：胸部横行切口瘢痕，乳房皮肤、乳头乳晕、腺体缺损；胸大肌切除、锁骨下凹陷；腋前襞缺损；皮肤紧帖肋骨形成"搓衣板"样畸形。患者腹壁不够厚，下腹存在横行陈旧剖宫产瘢痕。设计以双侧腹壁下动静脉为蒂的 DIEP（10 cm×27 cm）游离移植，受区血管为胸背动静脉和胸廓内动静脉远心端及近心端。皮瓣两远端去真皮后充填以矫正锁骨下凹陷及腋前襞缺损。术后皮瓣成活良好（图 3-5-16）。

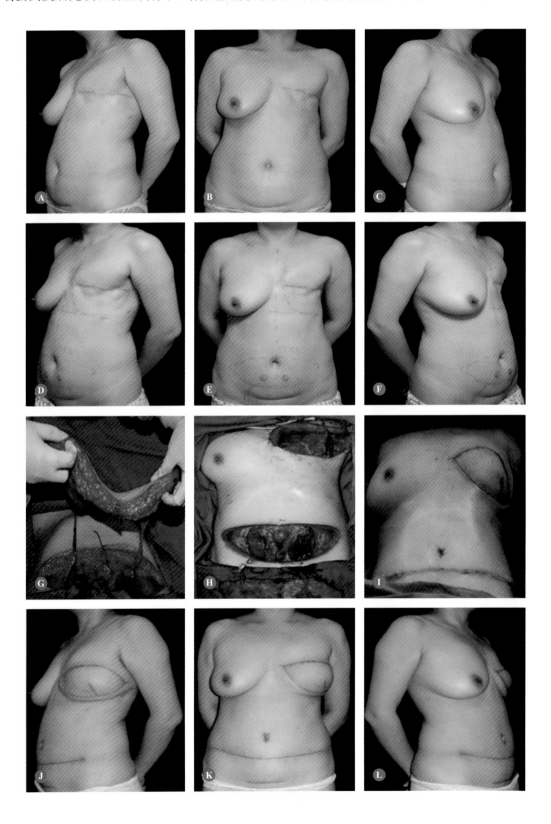

图3-5-16 右侧乳癌根治术后，以双侧腹壁下动静脉为蒂的DIEP游离移植。A.术前右斜位。B.术前正位。C.术前左斜位。D.术前设计，右斜位。E.术前设计，正位。F.术前设计，左斜位。G.剥离后的双侧DIEP。H.供区、受区及皮瓣显示。I.受区、供区缝合完成。J.术后2个月右斜位。K.术后2个月正位。L.术后2个月左斜位

病例5

患者女，41岁，因左侧乳腺癌根治术后2年未见复发，要求行乳房再造。畸形表现：胸部横行切口瘢痕，乳房皮肤、乳头乳晕、腺体缺损、锁骨下凹陷；腋前襞缺损；皮肤紧帖肋骨形成"搓衣板"样畸形。腹壁松动性可。设计以双侧腹壁下动静脉为蒂的DIEP（12 cm×30 cm）游离移植，受区血管为胸廓内动静脉的远心端和近心端。皮瓣两远端去真皮后充填以矫正锁骨下凹陷及腋前襞缺损（图3-5-17）。

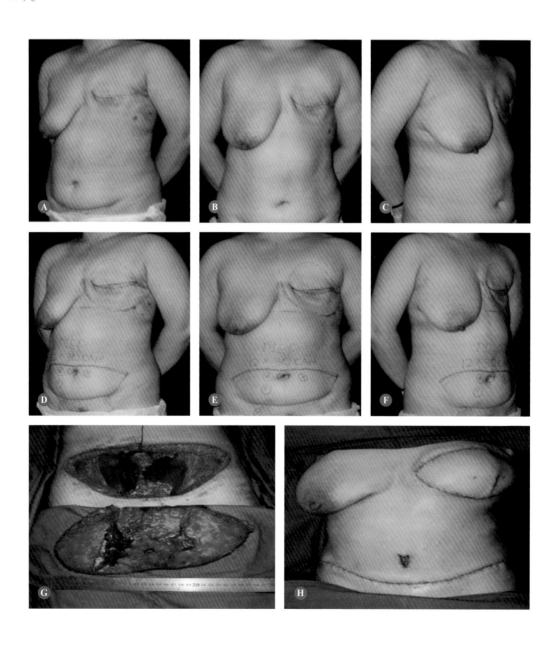

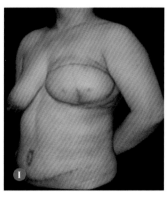
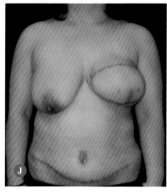
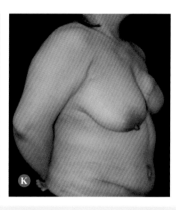

图 3-5-17 左侧乳癌根治术后，以双侧腹壁下动静脉为蒂的 DIEP 游离移植。A. 术前右斜位。B. 术前正位。C. 术前左斜位。D. 术前设计，右斜位。E. 术前设计，正位。F. 术前设计，左斜位。G. 游离完成的 DIEP。H. 供区及受区缝合完成。I. 术后 2 个月右斜位。J. 术后 2 个月正位。K. 术后 2 个月左斜位

病例 6

患者女，45 岁，因左侧乳腺癌根治术后 10 年未见复发，要求行乳房再造。畸形表现：胸部斜行切口瘢痕，乳房皮肤、乳头乳晕、腺体缺损；腹部横行剖宫产瘢痕，腹壁皮下脂肪厚度及松动性小。为充分利用腹部组织，设计以双侧腹壁下动静脉为蒂的 DIEP（10 cm×35 cm）游离移植，受区血管为胸廓内动静脉近心端。皮瓣两远端去真皮后充填以矫正锁骨下凹陷及腋前襞缺损。术后皮瓣成活良好。术后 6 个月行乳头乳晕再造，伤口愈合 2 个月行乳头乳晕文饰（图 3-5-18 和视频 3-5-2）。

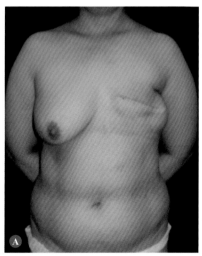
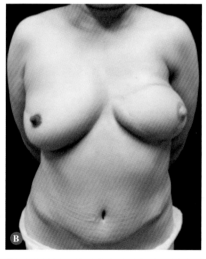

图 3-5-18 DIEP 游离移植术前术后对比。A. 术前。B. 术后

视频 3-5-2

病例 7

患者女，58 岁，因左侧乳腺癌根治术后 10 年未见复发，要求行乳房再造。畸形表现：左侧胸部纵行切口，贴骨瘢痕自锁骨上达上腹部，锁骨下凹陷畸形，胸壁"搓衣板"样畸形，乳房皮肤、乳头乳晕、腺体缺损；腋前襞缺失，腋窝凹陷，腹部纵行剖宫产瘢痕。腹壁皮下脂肪厚度及松动性大。为充分利用腹部组织，设计以双侧腹壁下动静脉为蒂的 DIEP（12 cm×42 cm）游离移植，受区血管为胸廓内动静脉近心端。皮瓣远端去真皮后充填以矫正锁骨下凹陷及腋前襞缺损。术后皮瓣成活良好。术后 6 个月行乳头乳晕再造，伤口愈合 2 个月行乳头乳晕文饰（图 3-5-19）。

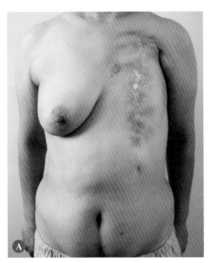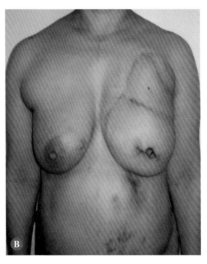

图 3-5-19 DIEP 游离移植术前和术后对比。A. 术前。B. 术后

病例 8

患者女，45 岁，因左侧乳癌根治术后 11 年未见复发，要求行乳房再造。畸形表现：胸部纵行切口瘢痕，乳房皮肤、乳头乳晕、腺体缺损；腹壁皮下脂肪厚度可、松动性可。为充分利用腹部组织，设计以双侧腹壁下动静脉为蒂的 DIEP（10 cm×35 cm）游离移植，受区血管为胸廓内动静脉近心端。皮瓣两远端去真皮后充填以矫正锁骨下凹陷及腋前襞缺损。术后皮瓣成活良好。术后 8 个月行乳头乳晕再造，伤口愈合良好，术后 3 个月行再造乳头修整，以与对侧乳头大小及朝向一致、对称。3 个月后行双侧乳头乳晕文饰，双侧基本对称，效果满意（图 3-5-20）。

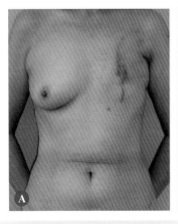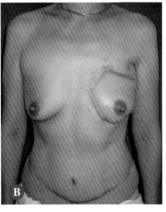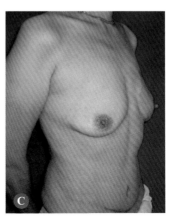

图 3-5-20 DIEP 游离移植术前和术后对比。A. 术前正位。B. 术后正位。C. 术后左斜位

病例 9

患者女，46 岁，因发现左侧乳腺肿物 3 个月入院。经充分术前准备，全身麻醉下行保留乳头乳晕皮肤的左侧乳房切除术 + 即刻 DIEP 乳房再造术。术中采用腋窝横行切口腔镜辅助切除乳腺组织和腋窝淋巴结清扫。术中将双侧 DIEP 全部去表皮后塑形填充于保留乳头乳晕皮肤的腔内再造乳房，双侧腹壁下动静脉分别吻合与胸背动静脉的远心端和近心端行端 - 端吻合，术后患者恢复良好。术后第 7 天、第 10 天依次拔出胸部和腹部引流管，伤口一期愈合。术后随访 2 个月，再造乳房形态满意（图 3-5-21）。

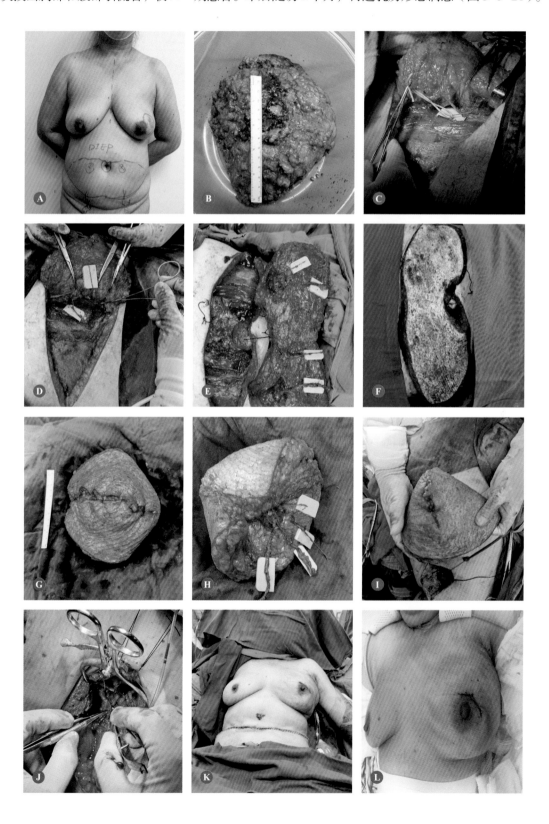

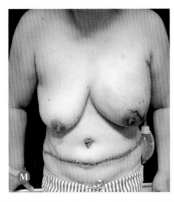
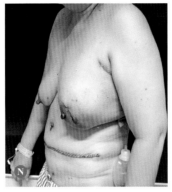
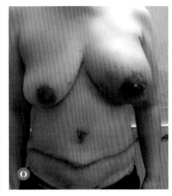

图 3-5-21 A.术前设计，站立位（正面）。B.左侧乳房切除标本，保留了乳头乳晕和全部乳房皮肤。C.分离右侧腹壁下动脉穿支，携带穿支伴行的感觉神经，保留运动神经。D.分离左侧腹壁下动脉穿支，携带穿支伴行的感觉神经，保留运动神经。E.双侧腹壁下动脉穿支及主干切取完毕。F.在血管蒂离断前，整个皮瓣去表皮。G.皮瓣塑形。H.保护双侧血管蒂及感觉神经。I.将塑形的皮瓣经腋窝切口置入左侧乳房皮肤下的腔隙内。J.分别将双侧腹壁下动静脉吻合至左侧胸背动静脉远心端和近心端。K.术中换屈膝屈髋位，再造乳房与对侧乳房基本对称，脐孔重建，腹部供区关闭。L.术后第1天，胸部正位。M.术后1周，胸腹部正位。N.术后1周，胸腹部右斜位。O.术后2个月随访，胸腹部正位

病例 10

患者女，37岁，因"发现左侧乳腺肿物2年，疼痛不适2天"入院。经充分术前准备，全身麻醉下行左侧乳房改良根治术+即刻DIEP乳房再造。术中在切除左侧乳房时，发现左侧第二胸廓内动静脉的穿支较粗大，直径约1.0 mm，静脉约0.8 mm，留取2 cm备用。行腋窝淋巴结清扫时，将胸外侧动静脉留取3～4 cm备用。腹部切取双侧DIEP时，由于存在横行剖宫产瘢痕，导致双侧腹壁下动静脉主干瘢痕粘连严重，提前离断后，双侧腹壁下动脉（直径约1.5 mm）和静脉（直径约0.8 mm）分别与胸廓内动静脉穿支（动脉直径1.0 mm，静脉直径0.8 mm）及胸外侧动静脉（动脉直径1.5 mm，静脉直径1.0 mm）行端－端吻合，避免暴露胸廓内动静脉及应用胸背动静脉主干导致的组织损伤，减少患者术后疼痛，真正达到了精准切除和精准修复。术后患者伤口一期愈合，恢复良好（图3-5-22）。

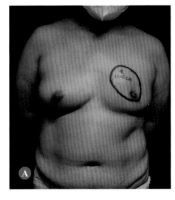
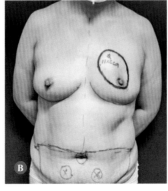
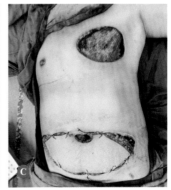

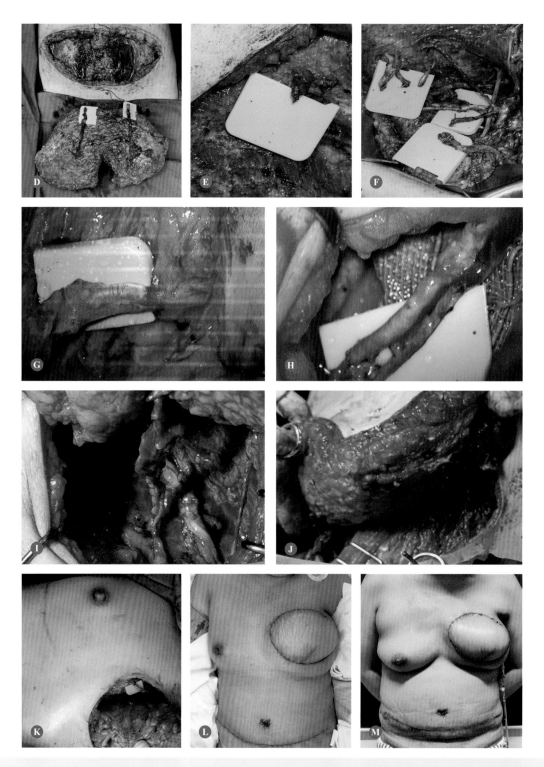

图 3-5-22 A. 术前胸腹部，正位。B. 术前胸部受区及腹部供区设计，胸腹部，正位。C. 术中胸腹部术区。
D. 双侧 DIEP 切取完毕。E. 保留第 3 肋间胸廓内动静脉粗大穿支约 2 cm 备用。F. 保留左侧胸背动静脉完整，
留取胸外侧动静脉及第 4 肋间神经备用。G. 右侧腹壁下动静脉与右侧第 3 肋间胸廓内动静脉穿支分别行端 -
端吻合。H. 左侧腹壁下动静脉与左侧胸外侧动静脉分别行端 - 端吻合。I. 可见保留了胸背动静脉完整，与胸
外侧动静脉吻合口完好。J. 双侧腹壁下动静脉蒂吻合完毕，保护了胸廓内动静脉主干和胸背动静脉主干的完
整性。K. 显示第 3 肋间胸廓内动脉穿支吻合口的解剖位置。可见右侧腹壁下动静脉与右侧第 3 肋间胸廓内动
静脉穿支端 - 端吻合口，动脉搏动良好，静脉回流良好。L. 术后 2 周，皮瓣成活良好，再造乳房形态满意。
M. 术后第 2 周，站立胸腹部正位

病例11

患者女，41岁，因"发现左侧乳腺肿物半年"入院，先行新辅助化疗6个月，新辅助化疗结束40余天后，经充分术前准备，全身麻醉下行左侧乳房改良根治术＋即刻双侧DIEP乳房再造。术前多层螺旋CT血管造影显示左侧腹壁下动静脉主干基本走行在腹直肌和后鞘之间，是腔镜辅助切取腹壁下动静脉主干的适应证。术中直视下分离切取右侧两个穿支，切取腹壁下动静脉主干约6 cm。应用STRYKER CO_2气腹机F114（美国）和STORZ内窥镜摄像系统TC200（德国）辅助切取左侧腹壁下动静脉主干约13 cm，与右侧直视下切取腹壁下动静脉主干血管蒂相比，长度显著增长、前鞘需要切开的长度明显缩短、没有增加切取的时间等。术后患者伤口一期愈合，恢复良好（图3-5-23）。

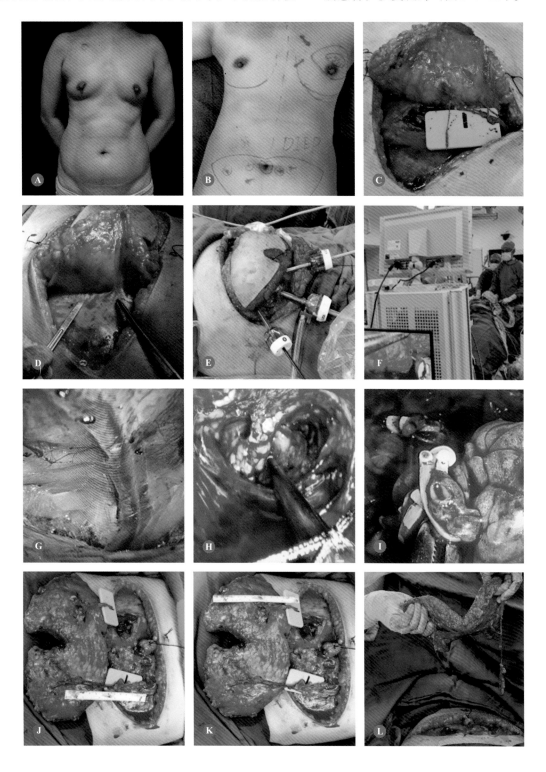

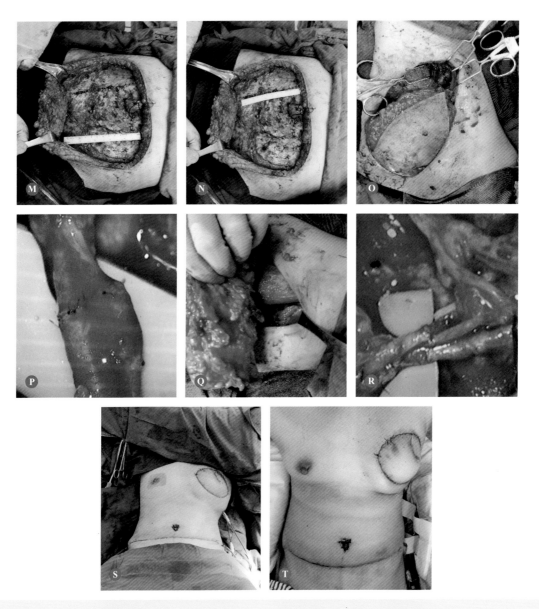

图 3-5-23　A. 术前正面站立位，胸腹部。B. 术前设计，胸腹部切口及穿支定位。C. 右侧直视下分离切取腹壁下动脉两个穿支及伴行的肋间神经感觉支。D. 左侧直视下分离明确腹壁下动脉穿支位置。E. 在脐水平和左侧腹直肌内、外缘放置 3 个 TROKA，应用 STRYKER　CO$_2$ 气腹机 F114（美国）在腹直肌和后鞘之间制作腔穴。F.STORZ 内窥镜摄像系统 TC200（德国）辅助分离。G. 内窥镜下分离左侧腹壁下动静脉主干至髂外动静脉发出部位。H. 分离左侧腹壁下动静脉主干血管蒂旁开约 2 cm。I. 以 Hemlock 血管夹钳夹，锐性离断左侧腹壁下动静脉主干血管蒂。J. 左侧，内窥镜辅助下切取的左侧腹壁下动静脉主干血管蒂约 13 cm。K. 右侧，直视下切取的右侧腹壁下动静脉主干血管蒂约 6 cm。L. 内窥镜辅助下切取的左侧腹壁下动静脉主干血管蒂明显长于右侧直视下切取的右侧腹壁下动静脉主干血管蒂。M. 腹直肌前鞘直接关闭，可见左侧内窥镜辅助侧前鞘切口明显短于右侧。N. 腹直肌前鞘直接关闭，可见左侧内窥镜辅助侧前鞘切口明显短于右侧。O. 双侧 DIEP 转移至胸部，右侧腹壁下动静脉与胸廓内动静脉近心端行端 - 端吻合。P. 动静脉吻合通畅。Q. 左侧腹壁下动静脉分别与胸背动静脉近心端及胸外侧静脉行端 - 端吻合。R. 动静脉吻合通畅。S. 术毕，屈膝屈髋位，再造乳房塑形，腹部伤口分层关闭，脐孔重建。T. 术后第 4 天，皮瓣血供良好，患者全身情况和胸腹壁切口良好

（穆蘭　刘岩　毕晔　陈茹　吴煌福　郑武平　潘俊博　宋韬

何贵省　陈秀秀　何艺莲　王佩茹　李广学　杨锴）

专家点评

乳房是女性非常重要的体表器官，因乳腺癌等原因进行乳房切除或部分切除可导致乳房的缺失，对患者的身心健康造成严重的影响。随着生活水平的提高和医学技术的进步，在确保乳腺癌安全治疗的基础上进行的乳房再造已广泛开展，并被广大患者所接受。

人体体表器官重建的主要目的是尽可能恢复、重建原器官的形态，因此在评价手术的效果时，主要的依据是重建器官与原器官的形态相似度，包括形状、体积、色泽、质地等。此外，乳房再造的一个重要的评价标准是对称性（人体乳房是双侧对称的体表器官）。从大体来看，乳房具有基本的美学标准形态，在再造过程中，应在遵循基本美学原则的同时，满足患者的个性化需求（女性乳房形态的个性化差异非常明显）。

乳房再造有多种手术方案，了解其特点，学习不同的乳房再造手术方法，分析患者的具体情况，合理的选择手术方法，对重建效果至关重要。

自体组织移植乳房再造较为常用，其主要特点是自体组织的血运丰富，抗感染能力强，可塑性好，质地、色泽与受区比较接近，适合做个性化乳房再造。缺点是有供区损伤，选择自体组织进行修复再造的原则包括3个方面：第一，应保证移植组织有丰富的血液循环；第二，重建的器官具有良好的形态；第三，避免或减少供区的损伤。

DIEP乳房再造是目前自体重建的主要方法之一，特别是健侧乳房体积、垂度较大的病例，在手术技术条件允许及供区条件适合的情况下，DIEP可作为首选。多年的实践和长期的随访证明选择DIEP具有很多优点，主要是供区隐蔽、组织量丰富，血供可靠、供区损伤小。在皮瓣设计时，可根据乳房的大小及垂度进行灵活多样的个性化术前设计，为二期再造乳房的形状调整、乳头重建创造良好的条件。手术的主要步骤包括：血管穿支的定位；血管蒂及穿支的精细解剖；肌肉（腹直肌）及其运动神经（肋间神经）保护，确保供区腹壁功能不受影响；皮瓣血管吻合；乳房塑形。掌握这些技能是进行DIEP乳房再造的必备条件。

DIEP乳房再造的核心问题是建立可靠的皮瓣血运，它涉及手术的成败，因此在自体重建中（特别是游离组织移植），显微外科技术是不可或缺的一项技能。显微外科是系统性的工作，包含掌握精细解剖、显微血管吻合、并发症处理等。细节决定成败，一个环节出问题，有可能造成不可挽救的后果，因此显微外科技术需要反复实践，不断积累经验，熟练掌握。

随着不断的实践和长期对病例的总结，在DIEP乳房再造的基础上，手术方法仍在不断改进、更新，如重建精准的血供；受区血管的多样性；塑形方法的改进，使皮瓣容积合理分布；不同的组合形式，高效利用组织，减少腹部供区的张力；手术器械的改进，提高手术效率，规范手术流程等。但是，为了实现这项技术的普及和发展，尚有很多工作需要我们去做。

专家简介

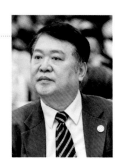

董佳生，上海交通大学医学院附属第九人民医院整复外科，主任医师，教授，博士生导师。长期从事整形、显微外科修复重建工作，获上海市科技进步奖、医疗成果奖等四项奖励，发表学术论文30余篇。

［1］Hartrampf C R, Scheflan M, Black P W. Breast reconstruction with a transverse abdominal Iisland flap. Plast Reconstr Surg, 1982, 69（2）: 216-225.

［2］Koshima I, Soeda S. Inferior epigastric artery skin flaps without rectus abdominis muscle. BrK J Plast Surg, 1989, 42（6）: 645-648.

［3］Koshima I, Moriguchi T, Fukuda H, et al. Free, thinned, paraumbilical perforator-based flaps. J Reconstr Microsurg, 1991, 7（4）: 313-316.

［4］Allen R J, Treece P. Deep inferior epigastric perforator flap for breast reconstruction. Ann Plast Surg, 1994, 32（1）: 32-38.

［5］Blondeel P N, Boeckx W D. Refinements in free flap breast reconstruction: the free bilateral deep inferior epigastric perforator flap anastomosed to the internal mammary artery. Br J Plast Surg, 1994, 47（7）: 495-501.

［6］Blondeel P N. One hundred free DIEP flap breast reconstructions: a personal experience. Br J Plast Surg, 1999, 52（2）: 104-111.

［7］Blondeel P N, Demuynck M, Mete D, et al. Sensory nerve repair in perforator flaps for autologous breast reconstruction: sensational or senseless? Br J Plast Surg, 1999, 52（1）: 37-44.

［8］Neyt M J, Blondeel P N, Morrison C M, et al. Comparing the cost of delayed and immediate autologous breast reconstruction in Belgium. Br J Plast Surg, 2005, 58（4）: 493-497.

［9］Rogers N E, Allen R J. Radiation effects on breast reconstruction with the deep inferior epigastric perforator flap. Plast Reconstr Surg, 2002, 109（6）: 1919-1924.

［10］Craigie J E, Allen R J, DellaCroce F J, et al. Autogenous breast reconstruction with the deep inferior epigastric perforator flap. Clin Plast Surg, 2003, 30（3）: 359-369.

［11］Guerra A B, Metzinger S E, Bidros R S, et al. Bilateral breast reconstruction with the deep inferior epigastric perforator（DIEP）flap: an experience with 280 flaps. Ann Plast Surg, 2004, 52（3）: 246-352.

［12］穆兰花, 李森恺, 李养群, 等. 横向游离腹直肌肌皮瓣与胸廓内动脉吻合的乳房再造术. 中华整形烧伤杂志, 1997, 13（2）: 100-101.

［13］Granzow J W, Levine J L, Chiu E S, et al. Breast reconstruction with the deep inferior epigastric perforator flap: history and an update on current technique. J Plast Reconstr Aesthet Surg, 2006, 59（6）: 571-579.

［14］徐军, 穆兰花, 刘元波, 等. 腹壁下动脉穿支皮瓣及在胸壁溃疡的应用. 中华外科杂志, 2001, 39（4）: 302-304.

［15］Mu L, Yan Y, Li S, et al. Transparent morphology of the thoracoabdominal wall. J Reconstru Microsurg, 2001, 17（8）: 611-614.

［16］Li S, Mu L, Li Y, et al. Breast reconstruction with the free bipedicled inferior TRAM flap by anastomosis to the proximal and distal Ends of the internal mammary vessels. J Reconstru Microsurg, 2002, 18（3）: 161-167.

［17］Mu L H, Xu J, Liu Y B, et al. Breast reconstruction with the free bipedicled inferior TRAM or DIEP flaps by anastomosis to the proximal and distal ends of the internal mammmary vessels. Seminars in Plastic Surgery.2002, 16（1）: 61-67.

［18］穆兰花, 徐军, 刘元波, 等. 应用双侧腹壁下动脉穿支皮瓣乳房再造. 中华显微外科杂志, 2003, 26（3）: 223-224.

［19］徐军, 靳小雷, 刘元波, 等. 应用腹壁下动脉穿支游离皮瓣移植乳房再造. 中华医学美学美容杂志. 2004, 10（2）: 65-68.

［20］刘元波, 徐军, 王靖, 等. 腹壁下动脉穿支皮瓣乳房再造. 中国修复与重建外科杂志, 2006, 20（5）: 534-536.

［21］李魏, 穆兰花, 栾杰, 等. 应用双侧腹壁下动脉穿支皮瓣游离移植修复单侧保乳术后乳房部分缺损. 中国美容整形外科杂志, 2008, 19（2）: 156-157.

［22］董佳生, 王涛, 张莉, 等. 腹壁下动脉穿支横行下腹部皮瓣游离移植乳房再造. 上海第二医科大学学报, 2004, 24: 609-612.

［23］贻婷，储呈玉，张薇，等. CTA 预选胸廓内动脉肋间穿支为腹壁下动脉穿支皮瓣乳房重建的受区血管. 外科理论与实践，2019，24（4）：330-336.

［24］栾杰，穆兰花，范飞，等. 下腹部腹直肌与腹壁下动脉穿支联合皮瓣联合皮瓣乳房再造. 中华整形外科杂志，2005，21（4）：278-280.

［25］李赞，肖高明，江勃年，等. 乳腺癌术后应用腹壁下动脉穿支皮瓣游离移植一期乳房再造的临床研究. 医学临床研究，2008，25（1）：79-81.

［26］宋达疆，李赞，周晓，等. 胸壁肿瘤术后胸壁复杂缺损修复重建策略. 中华胸心血管外科杂志，2017，33（3）：164-167.

［27］周晓，宋达疆，李赞，等. 穿支皮瓣的发展及其在肿瘤整形外科学中的应用. 中国美容整形外科杂志，2017，28（2）：69-72.

［28］宋达疆，刘德权，李赞，等. 游离腹壁下动脉穿支皮瓣在双侧乳房再造中的应用. 中华整形外科杂志，2019，35（9）：892-897.

［29］宋达疆，李赞，周晓，等. 胸壁肿瘤术后胸壁复杂缺损修复重建策略. 中华胸心血管外科杂志，2017，33（3）：164-167.

［30］靳小雷，徐军，杨红岩，等. 横行腹直肌肌皮瓣及腹壁下动脉穿支皮瓣乳房再造的相关肋间神经解剖学研究. 中华医学美学美容杂志，2004，10（3）：141-144.

［31］杨红岩，徐军，靳小雷，等. 腹壁下动脉穿支及相应肋间神经的应解剖学研究. 中华整形外科杂志，2004，20（1）：27-29.

［32］郑一华，穆兰花. 神经吻合在腹部皮瓣乳房再造应用的临床研究. 北京协和医学院，2007：20-55.

［33］Hivelin M, Soprani A, Schaffer N, et al. Minimally invasive laparoscopic dissected-deep inferior epigastric artery perforator flap（MILD-DIEP）: an anatomic feasibility study and a first clinical case. Plast Reconstr Surg, 2018, 141（1）: 33-39.

［34］Shakir S, Spencer A B, Kozak G M, et al. Laparoscopically assisted DIEP flap harvest minimizes fascial incision in autologous breast reconstruction. Plast Reconstr Surg, 2020, 146（3）: 265e-275e.

［35］穆大力，栾杰，穆兰花，等. 腹壁浅动脉带游离腹壁皮瓣乳房再造术的初步临床应用. 中华医学美学美容杂志，2010，16（3）：145-147.

［36］穆兰花，严义坪，李森恺，等. 腹壁上、腹壁下横行腹直肌肌皮瓣的解剖学研究. 中华整形烧伤杂志，1998，14（2）：122-123.

［37］穆兰花，李森恺，李养群，等. 胸廓内动脉远近心断端压力的实验观测. 中华整形烧伤杂志，1999，15（6）：427.

［38］李森恺，穆兰花，李养群，等. 胸廓内动脉远近心断端血液动力学研究及远期随访. 中华整形烧伤杂志，2002，18（3）：140-142.

［39］穆兰花，刘元波，杨红岩，等. 胸廓内动静脉血液动力学动物模型. 中华医学美学美容杂志，2004，10（2）：98-100.

［40］辛敏强，栾杰，穆兰花，等. MDCTA 指导下的腹部皮瓣乳房再造术式选择. 中国美容医学，2009，18（12）：1713-1717.

［41］辛敏强，穆兰花，栾杰，等. 螺旋 CT 血管造影在腹壁下动脉穿支皮瓣乳房再造术前评价中的应用. 中华整形外科杂志，2010，26（5）：351-353.

［42］Xin M Q, Mu L H, Luan J, et al. The value of mutidector row CT angiography for pre-operative planning of breast reconstruction with deep inferior epigastric arterial perforator flaps. Br J Radiol, 2010, 83（985）: 40-43.

［43］Salgarello M, Barone-Adesi L, Sturla M, et al. Needing a large DIEAP flap for unilateral breast reconstruction: double-pedicle flap and unipedicle flap with additional venous discharge. Microsurgery, 2010, 30（2）: 111-117.

［44］Stalder M W, Lam J, Allen R J, et al. Using the retrograde internal mammary system for stacked perforator flap breast reconstruction: 71 breast reconstructions in 53 consecutive patients. Plast Reconstr Surg, 2016, 137（2）: 265e-277e.

第6节

横行腹直肌肌皮瓣乳房再造

一、概述

横行腹直肌肌皮瓣（transverse rectus abdominis myocutaneous flap，TRAM）是由部分腹直肌及其表面覆盖的横向皮岛所构成的复合组织瓣。TRAM 组织量大，血运可靠，且可以同时达到腹壁整形的效果，特别适合中年、腹部已有膨隆的患者。根据移植方式，TRAM 可分为传统的带腹直肌蒂的TRAM 和游离 TRAM。前者的血运依靠腹直肌内走行的腹壁上动静脉。腹壁上动脉的血液经由螺旋动脉吻合到达腹壁下动脉，再由腹壁下动脉穿支供应皮瓣。由于蒂部扭转及隧道的压迫，皮瓣的血运常受影响，因此可以在腹直肌带蒂转移的同时，将皮瓣远端的腹壁下动静脉或腹壁浅动静脉与腋区的血管进行吻合。游离的 TRAM 以腹壁下动静脉为蒂，动脉血供来自于腹壁下动脉穿支，静脉回流至腹壁下静脉。受区血管可为胸阔内动静脉或胸背动静脉。

硅凝胶假体乳房再造的操作相对简单，但常受限于假体形态不够自然及假体相关并发症等缺点，因此近年来应用自体组织进行乳房再造越来越引起人们的重视。自 1982 年 Hartrampf[1] 首次报道应用单蒂 TRAM 进行乳房再造以来，TRAM 凭借其提供的组织量大、便于再造乳房塑形、切取方便、同时有腹壁整形效果，以及术后瘢痕可隐藏在腹壁褶皱中等优点，成为自体组织乳房再造的"标准术式"，在临床应用中基本取代了之前的垂直腹直肌肌皮瓣（vertical rectus abdominis musculocutaneous flap，VRAM）[2-3]。根据临床需要，单蒂 TRAM 又逐步衍生出双蒂 TRAM、游离 TRAM、保留部分肌肉的TRAM、附加血管吻合的 TRAM 及吻合神经的 TRAM 等。

单蒂 TRAM 以同侧腹壁上动脉为血管蒂，借腹直肌携带脐部以下的横行腹部皮瓣，经皮下隧道转移至前胸进行乳房再造[4]。根据与血管蒂的距离可将肌皮瓣分为 4 个区域，血管蒂周围区域为 I区，血管蒂对侧近端为 II 区，同侧远端为 III 区，对侧远端为 IV 区。离血管蒂越远的部位血供越差，腹壁上血管的安全供血范围约为皮瓣的 60%，为了避免血液循环障碍导致的皮瓣坏死，IV 区在单蒂皮瓣的应用中常被舍去。即便如此，单蒂 TRAM 仍有约 10% 因发生血运障碍而出现皮瓣部分坏死或脂肪液化[5]。TRAM 在供区受腹壁上、下动静脉两套血供的支持（腹壁下血管占优势），转移至受区后只保留腹壁上动静脉，因此有腹直肌横断切口瘢痕的患者不能单纯带蒂转移。此外，乳腺癌根治术或扩大根治术后的患者需要较大的组织容量。对于可能有血液循环障碍的患者，可考虑双蒂皮瓣或附加血管吻合[6]。但是，由于双蒂 TRAM 剥离范围大，会造成脐下部腹直肌前鞘及双侧腹直肌缺损，易导致腹壁薄弱甚至腹壁疝，因此常需要自体筋膜移植或人工补片以加强腹壁强度。为解决腹壁薄弱的问题，Kroll[7] 提出"部分筋膜法"，即在皮瓣上仅保留有粗大穿支动脉通过的筋膜区域，以减少前鞘的损伤范围。Jones 等[8] 提出了保留部分腹直肌的 TRAM 乳房再造，在术中仅切取 1/3 的腹直肌，将腹壁下动脉保留其中，内侧和外侧腹直肌保留在供区，但因残留腹直肌血供减少以及支配神经受损等问题，远期效果并不理想。

与带蒂移植相比，TRAM 游离移植（free-TRAM）具有脂肪变性硬结少、仅切取部分腹直肌、对腹壁肌肉损伤小等优点[9]。它以腹壁下动静脉为主要的供血血管，皮瓣血供良好，但需要通过显微操作将其与受区血管吻合，增加了手术时间。穆蔺等[10]通过将游离双蒂TRAM分别与胸廓内动脉远心端和近心端吻合，从而获得血供良好的整个TRAM，可为包括乳房缺失、锁骨下凹陷、腋前皱襞缺损等在内的大范围缺损提供足够的组织。

为了增大传统TRAM的安全血供区域，获得更多可利用的组织，Hartrampf[11]最早提出附加吻合血管的TRAM（Super-charged TRAM）。Yamamoto[12]将其细分为蒂部对侧腹壁下血管与供区血管吻合的Super-charged TRAM，以及蒂部同侧腹壁下血管与供区血管吻合的Turbo-charged TRAM。1999年Yanago首次提出了将腹壁下静脉与供区静脉吻合的Super-drainage TRAM，有效减少了静脉回流不畅引起的皮瓣淤血、脂肪变性硬结等问题。

虽然30多年以来TRAM在乳房再造中被广泛应用，但皮瓣坏死、脂肪硬结、供区损伤较大、易造成腹壁薄弱等问题依然存在。随着显微吻合技术的进步，由TRAM发展而来的DIEP逐渐成为自体组织乳房再造的新风向。

二、应用解剖

TRAM存在多组相互联系的血管供应。至少包括双侧腹壁上动静脉、双侧腹壁下动静脉、双侧腹壁浅动静脉。

带蒂TRAM的来源动脉为胸廓内动脉（又称乳内动脉）。胸廓内动脉供应腹壁上动脉，腹壁上动脉与腹壁下动脉存在复杂的血管吻合网，形成从颈部至腹股沟区的血管通路。胸腹前、后肋间和腰支的附加网络在胸腹壁周围形成多个血管环[13]。腹壁深动脉轴沿身体长轴分布，是TRAM的血供基础。在脐部的乏血管区内，腹壁上动脉和腹壁下动脉存在吻合支。腹壁上动脉的肌膈动脉分支与第8肋间后动脉的分支存在侧支血管连接[14]。腹壁深动脉轴的皮肤穿支血管集中于脐周，以脐为中心呈放射状分布。这些皮肤的分水岭区域由多个动脉系统供应，包括腹壁浅上动脉、肋间动脉、旋髂浅动脉、旋髂深动脉的穿支动脉、腹壁浅动脉和阴部外动脉。腹壁上动脉在第7肋软骨后方斜向外下走行2～3 cm后转内，于腹直肌与后鞘间继续下行，并分叉为内侧肌支、侧支肌支和肋纵隔支[15]。腹壁上动脉于剑突至脐间的某点进入腹直肌及腱划，于脐上第一腱划平面与腹壁下动脉吻合。

腹壁下动脉在腹股沟韧带近中点处起自髂外动脉，于弓状线下方3～4 cm处沿腹直肌外缘斜向上内。弓状线下方无特殊穿支。血管穿腹横筋膜上行于腹直肌与腹直肌鞘后层之间，于不同位置进入肌肉并向上潜行。肌肉内的腹壁下动脉存在纵向的中央支和外侧次生支，但变异度极大。在脐旁，腹壁下动脉存在一支大的肌皮穿支，向前穿过腹直肌前鞘，进入皮肤。这些皮肤血管与周围区域的血管存在广泛吻合，也是纵向的腹壁深血管系统与横向的TRAM的血供连接，术中应注意保留以保证TRAM存活。腹壁下动脉的直接皮穿支供应同侧腹直肌表面的皮肤（Ⅰ区），与供应同侧外侧皮肤的腹壁浅动脉的分支存在吻合（Ⅲ区），越过中线与对侧腹壁下动脉皮穿支存在吻合（Ⅱ区）。皮岛最远端（即Ⅳ区）是对侧腹壁浅动脉的供应范围，由腹壁上动脉血管蒂的边缘供应。

TRAM的静脉回流与动脉血供类似。TRAM表浅的皮肤自脐旁穿支静脉回流至肌肉内的腹壁下静脉，逆行进入腹壁上静脉系统，并最终汇入乳内静脉。

三、患者评估与手术准备

（一）患者评估

TRAM再造需要了解患者完善的病史，包括乳腺癌情况、疾病家族史、既往放疗或化疗史、既往乳房手术史、淋巴结情况、胸腹部手术史、吸烟史、糖尿病史、特殊的生活习惯和患者意愿。其中，肥胖、吸烟和放疗史对 TRAM 手术的影响最大。

TRAM 并非肥胖患者（BMI $\geqslant$ 30 kg/m^2）的最佳选择，其术后可能出现脂肪坏死、血清肿、血肿、感染、伤口延迟愈合等，供区并发症和部分皮瓣坏死的发生率也相对较高。

吸烟是所有皮瓣手术的共同危险因素，可能增加多种术后并发症的发生率（如感染）。戒烟 4 周以内的患者术后并发症的发生率仍高于普通人群，故建议患者至少在术前 4 周严格戒烟。

目前公认放疗会影响伤口愈合和美观效果，对 TRAM 手术也是如此。通常，在放疗后进行手术可使美观程度大大提升。因此，当患者的治疗计划中包含放疗时，最好推迟 TRAM 手术至放疗后，以取得更好的外观。

术前查体十分重要。对于乳房切除术后的患者（尤其是曾进行放疗的患者），应详细评估缺损的部位（包括手术瘢痕的长度和方向、剩余皮肤的厚度和质量）、腋窝淋巴结的情况，以排除复发和转移。同时，应了解对侧乳房的瘢痕、大小、形状、基底宽度、乳房下垂的程度、大致重量、乳头至乳房下皱襞距离和整体的美观程度，这对于判断是否需进一步行隆乳术、乳房上提术或乳房缩小术以使两侧乳房对称十分重要。当患者的健侧乳房在 C 罩杯或以下、无显著下垂时，可能需要假体或扩张器隆乳，若健侧乳房较大，则只能考虑自体组织乳房再造。

术前应仔细检查腹壁是否存在既往手术的瘢痕，在询问病史时患者可能不会特别提及部分既往手术操作（如吸脂术），须特别注意。上腹部的横向切口可能会切断一侧的腹壁上动脉，是该侧 TRAM 手术的绝对禁忌证。至脐下的腹正中切口不会影响同侧 TRAM 血供，但 II 区和 IV 区的血供会明显减少，可能需要去除。既往腹壁整形术几乎一定会切断腹壁重要的穿支血管，任何类型的 TRAM 手术均无法进行。横行的剖宫产切口不是 TRAM 手术的禁忌证，但瘢痕的位置和长度会使皮瓣设计变得复杂。此外，须警惕腹壁疝或其他腹壁缺损的存在，可能需要在术中进行修补等操作。术前应仔细评估腹壁轮廓、脂肪分布和腹肌力量。腹壁脂肪层薄弱、肌肉松弛和腹部膨隆的患者术后供区和受区并发症的发生率会升高，不是 TRAM 转移的理想受众。TRAM 会牺牲部分躯干屈伸肌力，如果患者术前不能仰卧起坐，则术后腹壁的肌力可能会更加不足。

TRAM 手术的理想患者包括：①下腹部有足够的组织量和皮肤；② BMI ＜ 30 kg/m^2，可从腹壁整形手术中获益。若腹部脂肪堆积过多，血供相对不足，可增加脂肪液化或皮瓣坏死的可能性。肥胖患者受区和供区的并发症发生率均较高，可能更适宜进行 LDMF 乳房再造等术式。此外，肺部疾病和血管疾病也是并发症的危险因素。

（二）手术准备与术前设计

术前首先应对患者进行宣教，告知患者腹部切口的大致位置、脐部的处理、再造乳房的情况和各术区感觉的变化，预估是否需应用补片修复腹壁，并向患者宣教引流的重要性及可能的住院时间。应告知患者术后平均恢复时间约为 6 周，且术后腹壁较术前薄弱，但通常不会对日常生活造成影响。

术前应根据患者的具体情况做相应的准备。如果预计手术创伤较大，可在术前备 1～2 个单位的压积红细胞或 1～2 个单位的患者自体红细胞以备术中输注，目前术中电凝应用普遍，输血的情况已显著减少。

术前设计是乳房再造手术中重要的一环。腹部的皮瓣切取范围类似腹壁整形术，上界可达脐上，下界可达耻骨联合上缘。皮瓣的上缘不可低于脐水平，从而保证最高的脐周穿支在皮瓣范围内。确定皮瓣切取范围后，需决定蒂的位置和皮瓣的方向。在单蒂 TRAM 中，更倾向于以对侧腹直肌为蒂以获得更好的旋转度，但是在特殊情况下也可选择同侧的蒂。具体的皮瓣设计需要根据对侧乳房形态、胸壁缺损情况和供区组织的质量决定。需评估全腹壁的情况，松解区域的上缘不可超过剑突，根据需要，横向可沿肋缘至侧腹壁。

术前需标记前正中线（即胸骨上切迹至耻骨联合，中间过脐）、健侧乳房的乳房下皱襞，并在患侧做镜像标记。设计的重建乳房下皱襞应在此线上方1~2 cm，因为缝合腹壁后，胸壁组织会有一定的下移。随后，确定需要的腹部皮肤面积，以达到与健侧乳房形状和下垂程度相近的效果。在延期乳房再造的病例中，应考虑患侧胸壁瘢痕，可将瘢痕镜像标记在健侧乳房上，沿乳房纵轴用软尺测量瘢痕至乳房下皱襞的距离，从而了解使再造乳房的下垂程度接近健侧乳房所需的皮肤量。整合测量值后，在腹部确定最终的切除范围。一般来说，腹部皮瓣在转移至胸部时会旋转90° ~270° ，在进行皮瓣设计时需要考虑到这一点。在即刻乳房再造的病例中，应在术前初步了解乳腺外科手术团队对乳房切除手术的设计。

四、手术方法与技巧

（一）受区处理

1. 即刻再造

保留皮肤的乳房切除术对即刻乳房再造的术后美观效果影响巨大。目前认为，这一术式对局部肿瘤切除或肿瘤预后并无显著影响，故应提前与外科主刀医生沟通，根据患者具体情况切除既往活检的陈旧瘢痕和乳头乳晕复合体（如必须），尽可能多地保留患侧的皮肤。若可以保留乳房下皱襞，则非常有利于再造手术，如不能，应尽量避免对乳房下皱襞的剥离或在解剖前用缝线对下皱襞位置做好标记。如果乳房下皱襞线在术中被破坏，可在切口内侧用不可吸收缝线将Scarpa筋膜与胸壁肌肉的筋膜缝合固定，重建乳房下皱襞。重建时需注意与对侧乳房下皱襞相对称，并避免缝合后出现凹陷的"酒窝"。在乳房改良根治术中，侧胸壁的皮肤通常会被掀起，与背阔肌间出现空腔，这一空腔必须严格关闭，否则术后可能出现局部血肿或皮瓣的侧向移位，影响美观。

2. 延期再造

延期乳房再造通常需要补充体积和皮肤的缺损并重建乳房下皱襞。受区处理的第一步是创造空隙，沿原手术切口，分别向上方和下方剥离，这一过程可用电刀或普通手术刀进行。皮下通常会有一层瘢痕组织，需尽可能去除，否则会使这一区域皮肤的伸展度下降，限制再造乳房的外形。如果残存的皮下组织极少，则需注意保留，避免造成皮肤坏死。去除瘢痕后，表面的组织会恢复柔软度和扩张度，可以完好地覆盖于TRAM上。在TRAM转移的过程中，整体组织会轻微下移，因此术中的乳房下皱襞位置应比实际需要的稍高。同样，在切口内侧用PDS缝线将Scarpa筋膜与胸壁肌肉的筋膜缝合固定，重建乳房下皱襞。

（二）皮瓣获取、隧道形成、皮瓣转移

根据术前站立位设计，TRAM的切取范围为下至耻骨联合上2 cm，外至双侧腋前线，上至脐上平面，尽可能多地携带脐周穿支血管，其宽度以能屈膝屈髋位直接关闭为标准，腹部因不同张力而有不同设计。先于蒂侧沿设计线切开皮肤及皮下脂肪，至腹肌筋膜层浅面，掀起皮瓣，暴露腹直肌前鞘外侧缘。另一侧掀起至白线。在腹直肌前鞘做行小切口，确定腹直肌外侧缘的位置。如需使用全部腹直肌，则应保留腹直肌前鞘外侧筋膜（即半月线）和上缘1~2 cm的筋膜，以留作固定补片。在弓状线以上离断腹直肌，减少皮瓣转移后供区腹直肌后鞘薄弱。在这一水平，腹壁下血管蒂清晰可见，经验丰富的显微外科医生可予以保留，以备后续supercharge使用。沿脐周做环形切口，保留适当厚度的脂肪组织，避免脐部缺血坏死。掀起皮瓣下端，向上分离腹直肌内外侧至肋缘。由于腹壁上动脉存在变异，在分离最上端5 cm腹直肌时须注意保证术野清晰，避免损伤血管。在肋缘处寻找并分离、离断最高处的肋间神经，确保腹直肌萎缩，减少隧道处隆起。

分离至剑突区域后，小心分离出皮瓣转移的隧道。创建隧道时，可同时于腹部向上分离并自胸部向下分离以会师。若应用单蒂 TRAM，则宽度约 4 指；若应用双蒂 TRAM，则宽度约 1 掌。创面须严格止血。之后需调整患者体位至半卧位，减少腹部张力，并再次确认乳房下皱襞位置。

根据具体情况决定是否去除Ⅳ区组织，处理好皮瓣后对皮瓣体积及重量进行估计。可与乳房切除的组织进行对比，协助评估是否需进一步处理皮瓣。之后将皮瓣沿皮下隧道转移至胸部，检查皮瓣及蒂部张力，进行乳房塑形（图 3-6-1）。

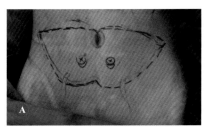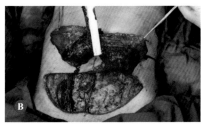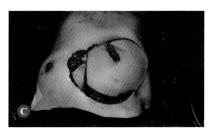

图 3-6-1 A.TRAM 术前设计。B.TRAM 获取，左侧为带蒂 TRAM，右侧为带部分腹直肌的游离 DIEP。C.腹壁皮瓣转移至受区

（三）再造乳房塑形

术中采取屈膝屈髋位，既有利于再造乳房塑形，又利于减小腹部张力关闭腹部切口。再造乳房塑形以对侧乳房为标准，特别是乳下皱襞位置。对侧 TRAM 转移至胸部后，需进行 90°～270° 旋转，将Ⅱ区放置于头侧或内侧，Ⅲ区放置于足侧或外侧。若为同侧 TRAM，则需旋转 90°～180°，将Ⅱ区置于足侧或外侧，Ⅲ区置于头侧或内侧。头侧的组织可适当去除底部的脂肪组织，具体去除的组织量根据站立位或坐位对侧乳房上极的饱满程度决定。足侧的组织可进行折叠，以获得自然垂度。Ⅰ区应尽量保持在再造乳房的中心。若患者曾进行过放疗，局部皮肤可能会出现挛缩，可考虑进行 Z 字改形术。留置引流管后进行缝合，注意缝合两个层次。

（四）重建脐孔、供区关闭

于直视下自切口的深筋膜浅层向耻骨联合方向分离，进一步减少腹部供区的切口张力。术中采取屈膝屈髋位，分层直接关闭腹部切口。

单蒂 TRAM 需将一侧的腹直肌前鞘关闭，可能会将脐部拉扯至一侧，难以维持形态和位置。因此，通常需要应用补片来修复腹壁缺损。首先，需将弓状线和腹直肌前鞘进行固定，行单纯间断缝合，从而有效防止组织疝入筋膜与补片之间。对侧腹直肌前鞘可适当折叠固定，和蒂侧保持对称。补片的边缘需向内折叠 1 cm，再与腹直肌前鞘进行固定。通常采用 8 字缝合法。缝合时应将腹内斜肌筋膜与腹外斜肌筋膜一起固定，并远离肋间神经残端。补片边缘固定后，将内侧边向对侧拉扯，保持一定的张力，可适当减小腹围。同样，将边缘向内折叠，以 8 字缝合法将补片与对侧腹直肌前鞘正中线固定。缝合时注意补片须舒展，避免褶皱。补片上下缘分别与相应位置的腱膜进行固定。如果腹围减小较多，应注意剑突至脐部是否存在隆起（图 3-6-2）。在行双蒂 TRAM 或双侧单蒂 TRAM 时，补片两侧需分别以嵌入式固定于半月线，即嵌入腹外斜肌腱膜与腹内斜肌腱膜之间。最后，在脐部需去除部分补片，去除过多会导致疝，去除过少会导致脐部缺血。

切口初步关闭后进行新的脐孔定位，行 Y 形切口进行脐蒂牵出脐再造术。以 2-0 可吸收缝线缝合深筋膜层，将补片与外界严格隔离。去除外侧部分脂肪，避免两侧猫耳畸形，同时具有腹壁整形髂腰部的效果。以 3-0 可吸收缝线皮内连续缝合皮肤，应彻底止血，并于两侧各留置 1 根引流管。引流管应在腹壁两侧，避免直接触碰补片区域。

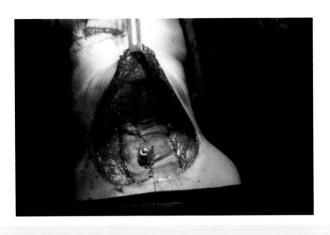

图 3-6-2 应用平面疝补片进行腹壁修补，避免疝的发生

五、术后护理

术后需保持室内温暖，患者须安置于可摇高床头和床尾的病床上，以备保持屈膝屈髋位而减少腹部切口的张力。术后 2~3 天需应用抗生素，酌情使用类固醇激素。术后 72 h 内的疼痛管理以术后镇痛泵为主，术后 3 天可口服镇痛药止痛。术后 1 天可拔除尿管，鼓励患者适当活动，但术后 6 周内应避免腹部运动。胸部和腹部的引流管应至少保持 24 h，引流量 < 30 ml/d 后方可拔除，如需带引流管出院，则应对患者进行引流管护理相关的宣教。术后 6 周内即可开始辅助化疗或放疗。患者出院后分别于 1~2 周、1 个月、3 个月、6 个月时返院复诊，酌情制订后续再造乳房修整及乳头重建等手术计划。二期乳房修整可于术后 6 个月左右进行，通常包括局部吸脂、轮廓调整，偶尔需重新调整乳房下皱襞位置，同时应行乳头重建术。

TRAM 的动脉血供及静脉回流确切，脂肪坏死、皮瓣部分坏死等术后并发症的发生率较低。如果行保留部分肌肉的 TRAM 并切断了肋间神经，则剑突下隆起不显著，且会在术后约 2 个月时更加平坦。即刻乳房再造术中，胸部原皮肤坏死时有发生，故术中应注意保留的皮肤的功能，可借助荧光显像判断皮肤活性。

由于补片已广泛应用，术后腹壁疝的发生率已较低。腹壁切口张力较大时，可能出现局部伤口愈合不良，通常可通过常规换药愈合。

严格把握引流管拔除指征可显著降低血清肿的发生率。血清肿通常无菌，但需反复穿刺放液促进愈合。

六、典型病例

病例 1

患者女，45 岁，左侧乳腺癌改良根治术，即刻应用 TRAM 带蒂转移行左侧乳房再造。术后皮瓣成活良好，再造乳房形态满意，同时有腹壁整形、脐整形、髂腰部整形效果。术后 6 个月行乳头再造，伤口愈合后 2 个月行乳头乳晕文饰（图 3-6-3）。

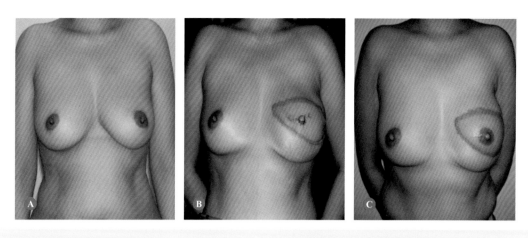

图 3-6-3　左侧乳腺癌改良根治术，TRAM 带蒂转移行左侧乳房再造，乳头乳晕再造术后。A. 术前正位。B. 术后 6 个月行乳头再造术后 1 个月。C. 乳头再造术后 2 个月行乳头乳晕文饰后 2 周

病例 2

患者女，44 岁，因右侧乳腺癌改良根治术后 1 年未见复发，要求行乳房再造。畸形表现：胸部横行切口瘢痕，乳房皮肤、乳头乳晕、腺体缺损；腹壁松动性可。设计 TRAM 大小约 13 cm×28 cm，右侧为带部分腹直肌的游离 DIEP，左侧为以腹直肌为蒂的 TRAM，游离端受区血管为胸背动静脉。皮瓣两远端去真皮后充填以矫正锁骨下凹陷及腋前襞缺损。术后皮瓣成活良好。术后 1 年行乳头乳晕再造及文饰（图 3-6-4）。

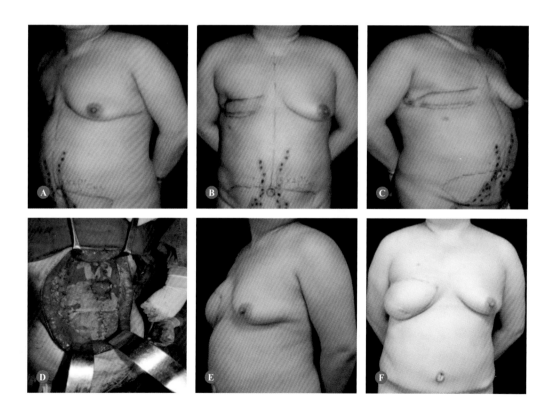

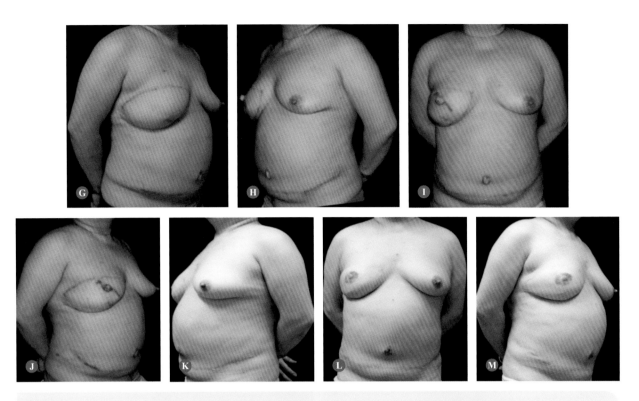

图3-6-4 右侧乳癌改良根治术后TRAM乳房再造＋乳头再造术＋乳头乳晕文饰、脐整形术。A.术前设计，右斜位。B.术前设计，正位。C.术前设计，左斜位。D.术中应用补片修补腹直肌及前鞘缺损。E.术后2个月右斜位。F.术后2个月正位。G.术后2个月左斜位。H.乳头再造术后右斜位。I.乳头再造术后正位。J.乳头再造术后左斜位。K.乳头乳晕文饰后及脐整形术后右斜位。L.乳头乳晕文饰后及脐整形术后正位。M.乳头乳晕文饰后及脐整形术后左斜位

病例3

患者女，45岁，左侧乳腺癌术后乳房缺失4年，行自体组织左侧乳房再造，应用腹部横行联合皮瓣，左侧为带部分腹直肌的游离DIEP，右侧为以腹直肌为蒂的TRAM，游离端受区血管为胸背动静脉（图3-6-5）。

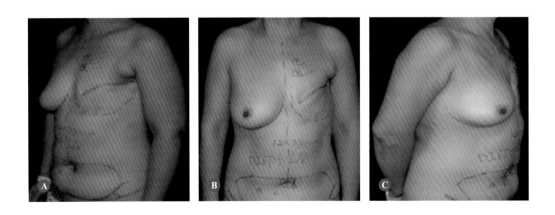

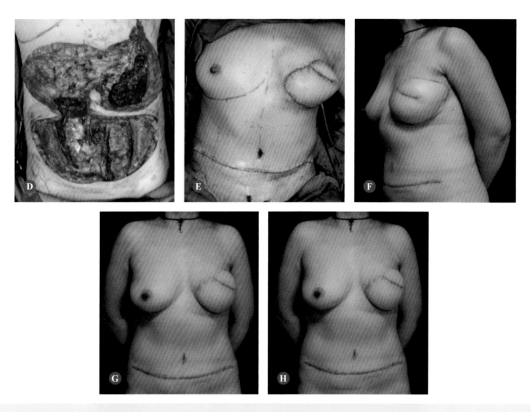

图 3-6-5　左侧乳腺癌术后延期 TRAM 乳房再造。A. 术前设计，右斜位。B. 术前设计，正位。C. 术前设计，左斜位。D. 获取皮瓣，右侧携带腹直肌蒂，左侧携带部分腹直肌的游离腹壁下血管。E. 术后关闭创口。F. 术后 2 个月右斜位。G. 术后 2 个月正位。H. 术后 2 个月左斜位

病例 4

　　患者女，35 岁，右侧乳腺癌，采用乳房下皱襞切口行保留乳头乳晕的乳腺切除术，即刻应用 TRAM 带蒂转移，去表皮，行右侧乳房再造、全腹壁整形、髂腰部整形、脐孔重建术（图 3-6-6）。

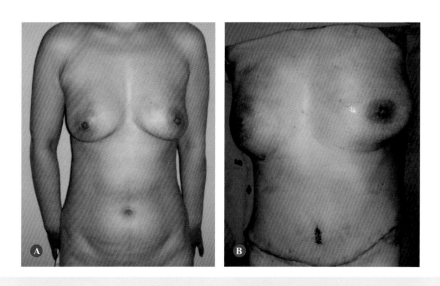

图 3-6-6　腹部皮瓣全部去表皮，充填于右侧保留乳头乳晕皮肤的腔隙。A. 术前，站立位。B. 术后

（穆蘭　刘岩　臧荟然）

［1］Hartrampf C R，Sheflan M，Black P W. Breast reconstruction with a transverse abdominal island flap. Plast Reconstr Surg，1982，69（2）：216-224.

［2］Drever J M. Total breast reconstruction. Ann Plast Surg，1981，7（1）：54-61

［3］Dinner M L，Labandter H P，Dowden R V. The role of the rectus abdominis myocutaneous flap in breast reconstruction. Plast Reconstr Surg，1982，69（2）：209-215.

［4］王燕亭. 保留部分腹直肌的 TRAM 皮瓣移植乳房再造术. 福建：福建医科大学，2011.

［5］Edlich R F，Winters K L，Faulkner B C，et al. Advances in breast reconstruction after mastectomy. J Long Term Eff Med Implants，2005，15（2）：197-207.

［6］亓发芝，陈君雪，顾建英，等. 应用下腹部横行腹直肌肌皮瓣的乳房再造. 中华整形外科杂志，2001，17（6）：20-22.

［7］Kroll S S. Midline fascial preservation in double-pedicle TRAM flap brest reconstruction. Ann Plast Reconstr Surg，1989，23（2）：104-111.

［8］Jones G. The pedicled TRAM flap in breast reconstruction. Clin Plast Surg，2007，34（1）：83-104.

［9］亓发芝. 乳房整形再造外科. 北京：人民卫生出版社，2001.

［10］穆兰花. 游离双蒂横行腹直肌肌皮瓣及腹壁下动脉穿支皮瓣与胸廓内动脉远近心断端吻合的乳房再造术. 第七届北京青年科技论文评选获奖论文集，2003.

［11］Hartrampf C R. Breast Reconstruction in Living Tissues. New York：Raven Press，1990.

［12］Yamamoto Y，Nohiro K，Sugihaa T，et al. Superiority of the microvascularly augmented flap：analysis of 50 transverse rectus abdominis myocutaneous flaps for breast reconstruction. Plast Reconstr Surg，1996，97（1）：79-83.

［13］Hester T J，Nahai F，Beegle P E，et al. Blood supply of the abdomen revisited，with emphasis on the superficial inferior epigastric artery. Plast Reconstr Surg，1984，74（5）：657-670.

［14］Miller L B，Bostwick J R，Hartrampf C J，et al. The superiorly based rectus abdominis flap：predicting and enhancing its blood supply based on an anatomic and clinical study. Plast Reconstr Surg，1988，81（5）：713-724.

［15］Mizgala C L，Hartrampf C J，Bennett G K. Abdominal function after pedicled TRAM flap surgery. Clin Plast Surg，1994，21（2）：255-272.

第7节

横半月形股薄肌肌皮瓣乳房再造

一、概述

横半月形股薄肌肌皮瓣（transverse upper gracilis flap，TUG）又称横行股薄肌肌皮瓣（transverse myocutaneous gracilis flap，TMG），是由全部或上段股薄肌及其表面覆盖的横向皮岛所构成的复合组织瓣。1976年，Harii[1]等首次报道了吻合血管的股薄肌肌皮瓣游离移植进行皮肤软组织缺损修复。1992年，Yousif等首次提出TUG的概念[2]，并将其应用于乳房再造。自体组织乳房再造的发展经历了带蒂皮瓣、游离皮瓣、穿支皮瓣等，目前，腹部皮瓣（如DIEP、TRAM）仍然是自体组织乳房再造的首选，但对于有既往腹部手术史、其他腹部皮瓣禁忌证或不能接受腹部瘢痕的患者，TUG是很好的第二选择，具有易于切取、供区损伤小、瘢痕隐蔽等优点[3-8]。

二、应用解剖

股薄肌为扁长带状肌，位于大腿内侧皮下，长收肌内侧，位置表浅。上缘以扁平腱索起自耻骨下支前的闭孔前缘，向下逐渐变窄，经股骨内侧髁后方以腱索在缝匠肌止点的后方止于胫骨粗隆内侧面[9]。

股薄肌的营养动脉主要为股深动脉分支或旋股内侧动脉，优势营养血管自源血管发出后，斜向内下走行于长收肌与大收肌之间，于股薄肌中上1/3处（相当于耻骨结节下方10~12 cm处）由肌肉深面入肌，纵行向下走行，沿途发出3~5支肌皮动脉滋养浅层皮下组织和皮肤，股薄肌肌皮血供具有显著的横向走行趋势，这是设计TUG的基础。股薄肌优势动脉通常有两条伴行静脉。股薄肌皮瓣血管蒂长6~8 cm，一般较为恒定。股薄肌的其他血供来源包括股动脉分支、腘动脉分支等。支配股薄肌的神经为闭孔神经前支，经长收肌深面至股薄肌上1/3处入肌，支配肌肉运动功能及皮肤感觉。

股薄肌有众多的协同肌，离断或切取部分股薄肌后对大腿部功能影响不大，且肌瓣有正常的抗拉力及张力，血管神经蒂较长，解剖位置表浅，手术切取简单易行，是理想的手术供区。同时，股薄肌本身的血供十分丰富，来源于股深动脉的穿支血管主要营养其上1/3部分。下方的血液供应主要来自于膝降动脉，故离断股薄肌后，可以保证剩余部分肌肉的血供[10]。

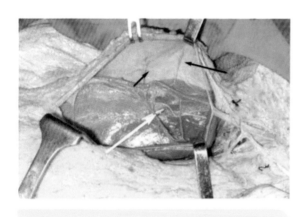

图3-7-1　股深动脉股薄肌支主干（白色箭头）和肌皮穿支（黑色箭头）

三、TUG的优缺点

TUG具有其他皮瓣难以替代的优点，如皮瓣血管蒂解剖位置恒定、管径较粗、便于切取及吻合。由于皮瓣的设计为半月形，术者易于将皮瓣折叠成圆锥形，从而提高了手术的可操作性。肌肉部分可用来增加组织量并修复乳腺癌术后常见的胸壁及腋窝凹陷畸形。额外的大腿内侧提升效果，对皮瓣供区功能及形态损伤小，还具有制成带感觉神经皮瓣的潜能。由于存在双侧对称的供区，相比DIEP或TRAM更适合双侧乳房再造[11]。

应用TUG再造乳房时，术中患者不需要变换体位，无论是即刻修复还是延期修复，患者始终可以保持仰卧位，术中将大腿外展和内收，即可完成皮瓣切取和供区关闭，节约手术时间。TUG横轴的切口设计平行于阴股沟皱褶，关闭后切口瘢痕可隐蔽在阴股沟。

TUG最主要的缺点在于有限的组织量，因而更适用于中等大小或较小的乳房再造。TUG血管蒂相对较短，可能增加吻合难度。此外，虽然TUG供区瘢痕隐蔽，但容易随时间推移增宽或下降，影响远期的供区外形。在皮瓣切除过程中存在损伤下肢淋巴回流的可能性，皮瓣设计应注意避开腹股沟区域淋巴结，避免术后下肢淋巴水肿的发生。

四、术前选择及设计

1.患者评估与适应证

在自体组织乳房再造中，TUG 永远是第二选择，在选择 TUG 之前首先需评估患者腹部组织情况，当患者腹部组织量少不足以用于乳房再造或存在切取腹部皮瓣的禁忌证时才考虑采用 TUG。其次是评估 TUG 供区，大腿中上部可用于皮瓣移植的脂肪和皮肤量与行经典大腿提升术中需要切除的组织量相同，术前评估时需同时评估大腿中上部多余组织量与再造乳房所需的组织量，以进行对比。若乳房再造所需的组织量远大于单侧大腿可提供的组织量，可采用双侧 TUG 再造单侧乳房。除乳腺癌术后乳房再造外，TUG 还可用于治疗 Poland 综合征（一种遗传性疾病，是由单侧胸肌及乳房发育不全导致的复杂胸壁畸形）。

TUG 的适应证包括：①腹部组织条件不佳、患者不希望腹部及背部遗留瘢痕；②大腿内上侧有冗余的组织，希望同时行大腿内侧整形；③需要行双侧乳房再造或需要中等大小的单侧乳房再造；④保乳术后组织缺损量小，行即刻乳房再造；⑤ Poland 综合征胸壁缺损修复，尤其适用于健侧乳房较小。

2.术前设计

设计 TUG 时，应根据大腿内上侧皮肤张力及所需组织量确定肌皮瓣的切取范围，其切口设计类似于经典的大腿内侧提升术。患者仰卧，取屈髋屈膝、下肢外展位。自耻骨联合至胫骨粗隆内侧连线，标记股薄肌长轴，在耻骨结节下 10 cm 处作股薄肌长轴垂线，以此线为中心，向前、向后设计 TUG 的半月形皮岛。在标记皮岛轮廓前可应用多普勒超声探测穿支的大致部位并标记。半月形皮岛前端起自股动脉鞘内侧，后至大腿后正中线，上界位于腹股沟、臀下皱襞连线下 1～2 cm 处，最宽处应位于股薄肌后缘后方，通过提捏皮肤确定切取皮瓣后切口有无张力，皮岛宽度以皮瓣切取后切口能直接缝合为标准。在确定皮岛的最前端、最后端及最低点后，通过三点做一条弧线标记皮岛下缘。此设计在分离时仅切取上段股薄肌，皮岛的大部分脂肪组织来源于股薄肌后下方的皮下组织。

五、手术方法与技巧

1.皮瓣切取

患者仰卧，屈髋屈膝，大腿稍外旋，显露手术区域。自前向后沿切口线切开皮肤至浅筋膜层，自前向后逐渐分离直至暴露大隐静脉。保留大隐静脉后可继续分离深部脂肪组织，分离大腿内侧下方。虽然只能得到中等量的脂肪组织，但这一操作有利于在股薄肌后下方靠近臀部处分离到更多脂肪组织。股薄肌后下方的脂肪组织不仅显著增厚，不易挛缩变形，而且分离过程中不易损伤淋巴回流。继续向后、向下分离脂肪直至半膜肌与半腱肌的肌肉区域，自半膜肌及半腱肌表面离断并掀起皮瓣后缘，向前分离直至暴露长收肌，此时股薄肌也随之暴露，在皮瓣下缘远端靠近大腿处离断股薄肌。掀起股薄肌可见血管蒂进入股薄肌，此时用拉钩牵引长收肌进一步暴露术野。股薄肌血管蒂分出两个小分支进入两侧收肌内，需将血管蒂分支分离至收肌内约 1 cm 后钳夹，以便继续分离血管蒂至长收肌背面，在股薄肌血管蒂自股深动脉发出处离断血管蒂，即可掀起 TUG，此法切除的皮瓣带有一小部分肌肉，血管蒂一般长 6～8 cm，若血管蒂长度不够，可按照穿支皮瓣的分离方式将血管蒂从肌肉中分离出来，以增加血管长度。

2.受区血管选择

TUG乳房再造的受区准备与腹部皮瓣相似。最常采用的受区血管是胸廓内动静脉，胸廓内动静脉受损或分离困难时，胸背动静脉也可用于血管吻合。

3.皮瓣塑形

肌皮瓣的放置应根据切口部位和形态而定，再造乳房形态应与健侧乳房相对称，将TUG的两端对合，使其脂肪及肌肉折叠形成圆锥体，在缝合皮瓣两端的过程中，皮瓣尖端会形成一个"猫耳"，可利用该结构进行一期乳头重建。对于保留皮肤的乳房切除术后乳房再造，根据切除的乳房皮肤切口修剪多余表皮。根据吻合口的位置确定血管蒂方向，吻合血管后用将皮瓣固定在胸肌筋膜上，与健侧对称的乳房下皱襞线的皮肤与胸壁缝合再造乳房下皱襞。缝合创缘，置负压引流。

4.供区关闭

TUG供区彻底止血，用2-0可吸收缝线关闭浅筋膜层以减少伤口张力。在切口放置负压软胶引流管，自切口后侧穿出。以3-0可吸收缝线连续缝合真皮层。

六、术后管理与随访

TUG乳房再造术后最重要的仍然是保持皮瓣存活，其皮瓣相关并发症与其他游离皮瓣移植大致相仿，如皮瓣坏死、血肿、切口裂开等，其预防及处理参见前文。

TUG乳房再造术后管理的另一个重点是供区并发症的预防与管理。最常见的术后并发症为切口裂开、感染等，但通过局部换药、应用抗生素等治疗均可愈合，不影响供区功能。术中严格掌握皮瓣切取范围是预防供区伤口裂开的关键。TUG的切取宽度一般不宜超过8～10 cm，皮瓣后端不宜超过大腿后正中线。捏握试验（pinch test）可协助确定皮瓣切取范围，若皮肤张力过大，可适当减少皮瓣宽度与长度。

七、注意事项

1.股薄肌穿支皮瓣

根据股薄肌穿支血供，大腿内侧可制成股薄肌穿支皮瓣，已有该皮瓣成功切取和存活的报道，但针对股薄肌穿支皮瓣的研究均未见其相对于TUG存在明显优势。股薄肌穿支皮瓣的设计是为了避免切取部分或全部股薄肌后所造成的并发症，如供区功能损伤或供区切口疝，但上述并发症在TUG的应用中并未出现。针对股薄肌近端的皮下穿支解剖研究显示，特定的穿支血管对TUG横向皮岛的存活并非必要，切取部分股薄肌更有利于皮岛存活。同时，股薄肌穿支皮瓣的切取范围小于TUG，切取及吻合难度更大，手术时间更长。股薄肌穿支皮瓣的优势在于皮瓣较薄，易于塑形，但这对于乳房再造的优势不明显，可能更适用于下肢缺损的修复。因此，在乳房再造中，股薄肌穿支皮瓣并不具有特殊优势。

2.双侧TUG修复单侧乳房

TUG携带组织量少是限制其在乳房再造中应用的重要因素。TUG平均重约330 g，扩大的TUG平均重量可达470 g，但对于较大体积的乳房再造，单侧TUG仍难以获得良好的效果，且通过扩大切取范围来获取更多组织量将显著增加供区损伤。应用双侧TUG再造单侧乳房以增加组织量时，单侧TUG供区需要切取的组织量可相对减少，有效限制了切取范围，因而可减少对供区功能及淋巴回流网络的损伤，术后双侧大腿也更加对称。虽然采用双侧TUG意味着血管吻合次数增加，但双侧TUG再造单侧乳房可突破TUG组织量少的缺陷，同时减少并发症的发生，具有较好的应用前景。

3. 股薄肌上段 *vs.* 股薄肌全长

关于 TUG 乳房再造中切取股薄肌的范围有两种观点。经典的 TUG 仅切除股薄肌上段，而扩大 TUG 切取股薄肌全长以增加组织量。根据股薄肌血供的解剖学研究及临床应用经验，切取股薄肌上段已足够保证皮瓣血供，而切取股薄肌全长需在大腿内侧下段增加一个切口，留下明显的瘢痕，同时易导致大腿内侧挛缩畸形。由于股薄肌本身体量较小，切取全长对增加再造乳房容量贡献并不大。权衡利弊，切除股薄肌全长并不能显著改善再造乳房的外观，又会增加供区损伤，不利于大腿的美观，并不具有应用优势。

4. 是否切取大隐静脉

一种观点认为，TUG 乳房再造中切取部分大隐静脉能够增加皮瓣的静脉回流，从而增加皮瓣存活的概率。但是，大部分临床研究显示静脉回流不畅并不是 TUG 坏死的常见原因。股薄肌血管蒂通常有两根伴行静脉，多数情况下均能较好回流皮瓣血液，不需要多余的回流通路。切取大隐静脉很可能导致供区继发性病变，故在 TUG 切取过程中须谨慎选择切断大隐静脉。

（张妍 穆簕）

[1] Harii K, Ohmori K, Sekiguchi J. The free musculocutaneous flap. Plast Reconstr Surg, 1976, 57（3）: 294-303.

[2] Yousif N J, Matloub H S, Kolachalam R, et al. The transverse gracilis musculocutaneous flap. Ann Plast Surg, 1992, 29（6）: 482-490.

[3] Peek A, Muller M, Exner K. The free gracilis perforator flap for autologous breast reconstruction. Handchir Mikrochir Plast Chir, 2002, 34（4）: 245-250.

[4] Hallock G G. The gracilis（medial circumflex femoral）perforator flap: a medial groin free flap? Ann Plast Surg, 2003, 51（6）: 623-626.

[5] Hallock G G. Further experience with the medial circumflex femoral（GRACILIS）perforator free flap. J Reconstr Microsurg, 2004, 20（2）: 115-122.

[6] Amez Z M, Pogorelec D, Planinsek F, et al. Breast reconstruction by the free transverse gracilis（TUG）flap. Br J Plast Surg, 2004, 57（1）: 20-26.

[7] Schoeller T, Huemer G M, Wechselberger G. The transverse musculocutaneous gracilis flap for breast reconstruction: guidelines for flap and patient selection. Plast Reconstr Surg, 2008, 122（1）: 29-38.

[8] Buntic R F, Horton K M, Brooks D, et al. Transverse upper gracilis flap as an alternative to abdominal tissue breast reconstruction: technique and modifications. Plast Reconstr Surg, 2011, 128（6）: 607e-613e.

[9] 吴檄, 田奉宸, 刘庚辰, 等. 带血管蒂股薄肌瓣的应用解剖. 解剖学杂志, 2005, 28（3）: 328.

[10] 舒先涛, 许本柯, 周文明, 等. 股薄肌神经血管门的应用解剖. 解剖与临床, 2005, 10（1）: 28-29.

[11] 张妍, 穆兰花, 张寒, 等. 股深动脉穿支供血的横半月形股薄肌肌皮瓣的解剖研究及在乳房再造中的应用. 癌症进展, 2013, 11（5）: 420-424.

第 8 节

股深动脉穿支皮瓣乳房再造

一、概述

股深动脉穿支皮瓣（profunda artery perforator flap，PAP）于 20 世纪 80 年代首次由 Taylor 等[1] 报道，2012 年美国学者 Allen 等将其首次应用于乳房再造[2-3]。对于既往有剖宫产史、腹部吸脂手术史或腹部皮肤软组织量相对较少的患者，因其腹部皮肤软组织无法作为供区使用，备选供区的选择变得尤为迫切[4-5]。对于这些不适宜采用腹部作为供区的患者，PAP 可作为备选方案。我国大陆首例 PAP 乳房再造术由穆兰教授团队于 2016 年 8 月在北京完成[6-7]。

二、应用解剖

股深动脉起自股动脉，其首先发出旋股内、外侧动脉，然后向后发出 3～4 支穿动脉穿过大收肌至股后区。这些穿动脉在营养内侧肌群和后侧肌群的同时还发出皮肤穿支。Allen 团队经过多年 PAP 乳房再造的经验发现，臀下皱襞下方 5 cm（1～7 cm）距离中线平均 3.8 cm（3～12 cm）处总能发现关键穿支。此外，每侧大腿的穿支数量至少为 2 支，85% 的患者具有 3 支及以上的穿支。应用于乳房再造的 PAP 通常来自于臀下皱襞下 8 cm 以内的股后区组织，该部位血供丰富，主要来源于股深动脉第一、二穿动脉，以及旋股内、外侧动脉和阴部内动脉。大体解剖显示其动脉穿支及静脉的外径平均可达 2.3 mm 及 2.8 mm，其中股深动脉第一穿支血管的尸体解剖发现该穿支起始部的外径平均可达 2.77 mm，临床手术中所见的动脉穿支外径平均为 2.2 mm，静脉外径平均为 2.6 mm[1]。

三、手术的优缺点

1.优点

（1）皮瓣质地好，具有较好的塑形性。

（2）手术时间短。

（3）股后区部位隐蔽，术后瘢痕可隐藏于臀下皱襞。

（4）供区的术后畸形发生率低。

（5）与 TUG 相比，未伤及股薄肌，保留了腿部肌肉力量。

（6）穿支丰富，血供好，皮瓣成活率高。有文献报道，相较于 DIEP 乳房再造，PAP 的手术成功率高达 99%[8]。

（7）患者术后恢复较快，下地活动早，住院时间短。

2. 缺点

（1）提供的组织量有限，不适合较大乳房的患者。Blechman 等[4]于 2013 年首次提出可利用双侧 PAP 进行单侧乳房再造，后也有学者践行此术式[6-7]。

（2）术中可能因为穿支优势的差异而需要改变体位。术中采用"蛙腿式"体位适用于血管蒂偏大腿内侧的情况，该体位并不具备普遍性。

灵活应用联合皮瓣是显微外科技术在乳房再造中的精髓体现，既往曾有 DIEP 联合 TRAM 术式的双保险乳房再造术式。自 PAP 开始应用于乳房再造以来，已有 PAP 联合 DIEP、PAP 联合臀上动脉穿支皮瓣（SGA）以及堆砌式 PAP 乳房再造[10-11]。

四、手术适应证及时机选择

1. 患者选择

（1）腹部没有充足的皮肤及软组织量。

（2）既往有腹部手术史（腹部吸脂手术史、剖宫产史、腹壁整形手术史、妇科手术史、疝修补手术史等）。

（3）无法接受腹部瘢痕。

2. 再造的时机选择

对于乳房先天性畸形、预防性乳房切除术及再造、乳腺癌术后乳房即刻及二期再造、既往扩张器及假体乳房再造过程失败的患者，均可根据自身情况采用 PAP 进行乳房再造。

五、术前选择与设计

1. 术前评估

经上述条件筛选后，还需进一步了解患者的吸烟史、放疗史、肿瘤分期及乳房手术史等。

2. 术前皮瓣设计及穿支定位

术区通过计算机断层扫描血管造影（computer tomography angiography，CTA）探测关键穿支的位置并进行标记。术前站立位进行术前设计，其中设计的皮瓣上缘应低于臀下皱襞，下缘距离上缘 6～7 cm，皮瓣水平线起自后侧大腿外侧向内侧延展（长收肌的内侧缘到臀下皱襞的外侧缘），参考乳房切除区域的大小[8]。俯卧位时通过手持多普勒超声进行关键穿支血管的定位，包括穿支发出位置以及穿出点[12]。

六、手术技术及步骤

1. 麻醉及体位

全身麻醉后，采取仰卧"蛙腿式"体位（图 3-8-1）。

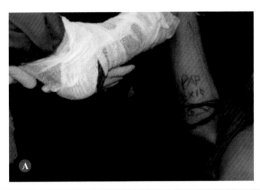
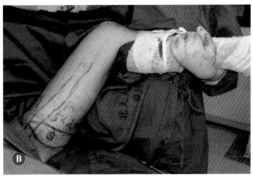

图 3-8-1 患者采用"蛙腿式"体位进行双侧 PAP 切取，避免了术中更换体位。A.右侧皮瓣设计切口及范围。B.左侧皮瓣设计切口及范围

2.PAP 切取

沿设计线切开皮瓣内侧上、下缘，切开皮肤皮下，通常于大收肌及长收肌的肌间隙可发现股深动脉第一穿支血管束穿出肌间隔，并穿出深筋膜至皮下脂肪层。确认穿支血管蒂后，离断沿途的肌支，然后切开皮瓣后侧上、下缘，逆行掀取皮瓣，注意保护穿支血管，测量穿支蒂部长度，离断血管蒂（图 3-8-2）。

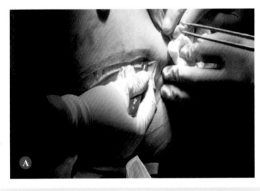
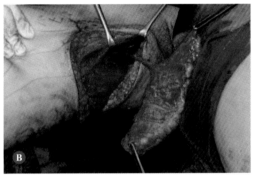

图 3-8-2 双侧 PAP 切取，可见肌间隙中穿出的穿支血管。A.按术前设计，切开皮肤全层。B.右侧大收肌及长收肌的肌间隙股深动脉第一穿支血管束皮瓣

3.受区血管准备

通常选择胸背动静脉、胸外侧动静脉、胸廓内动静脉。

4.血管吻合

将 PAP 转移至胸部，缝合皮缘于胸壁皮肤以免滑脱。显微镜放大手术视野下分别吻合皮瓣与供区静脉及动脉（图 3-8-3）。

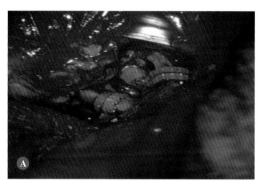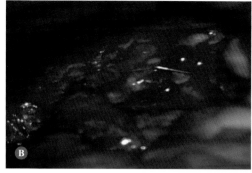

图 3-8-3　A. 左侧 PAP 两条伴行股深动静脉与左侧胸廓内动静脉近心端吻合（吻合轮）。B. 右侧 PAP 一条股深动静脉与左侧胸背动静脉行端 - 端吻合（吻合轮）

5. 乳房塑形

将 PAP 进行初步乳房塑形，根据对侧乳房体积判断再造乳房所需的组织量。根据对侧乳房下皱襞的位置进行调整，必要时利用双侧 PAP 进行乳房塑形。适当留置术区引流后逐层关闭伤口。

6. 关闭供区

分层缝合，留置伤口引流管，加压包扎（图 3-8-4）。

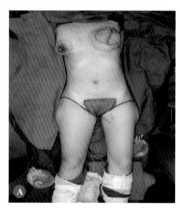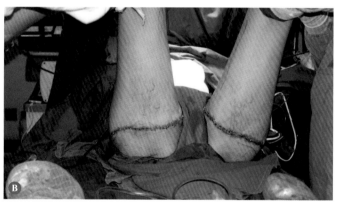

图 3-8-4　术毕胸部受区及双侧臀股区供区切口关闭。A. 双侧 PAP 即刻左侧乳房再造，胸部受区切口关闭。B. 双侧 PAP 即刻左侧乳房再造，供区切口关闭

七、术后管理与随访

（1）患者术后无特殊体位限制，但术后早期需卧床休养，减少下肢活动，避免供区伤口裂开。

（2）全身处理：常规以低分子量右旋糖酐扩容，术中及术后抗生素预防感染。

（3）皮瓣监测：皮温、指压反应及术后即刻利用手提式多普勒血流探测仪观察 PAP 持续而有力的穿支血管血流信号。术后间隔 1 h 监测 1 次，连续监测 72 h。

（4）术后观测引流液，若连续 2 天为小于 20 ml 的陈旧血性引流液，则可考虑拔除引流管，随后下地行走。

（5）定期随访。

八、术后并发症

PAP 乳房再造与所有游离组织瓣乳房再造的并发症相似，包括血肿、血清肿、脂肪坏死、供区伤口裂开、感染、皮瓣坏死、淋巴水肿等。处理方式同其他乳房再造术式[12-13]。

九、典型病例

患者女，34 岁，因"发现左侧乳腺肿物"入院。患者完善术前检查，考虑左侧乳腺癌，拟行左侧乳腺癌改良根治术。患者有乳房再造意愿，希望同期行自体组织左侧乳房再造。患者身高 165 cm，体重 48 kg，BMI 17.6 kg/m²，体型偏瘦，腹部皮肤软组织不充分，且患者曾行 2 次剖宫产，存在腹直肌分离，无法选择腹部作为供区。因此，根据患者条件，选择以臀股区皮瓣作为供区。术中先由乳腺外科医师行左侧乳房改良根治术，术中前哨淋巴结活检未见肿瘤转移（0/4）。根据患者左侧乳房缺损区域，考虑单侧 PAP 体积严重不足，故决定应用双侧 PAP 联合再造左侧乳房（图 3-8-5、图 3-8-6 和视频 3-8-1）。

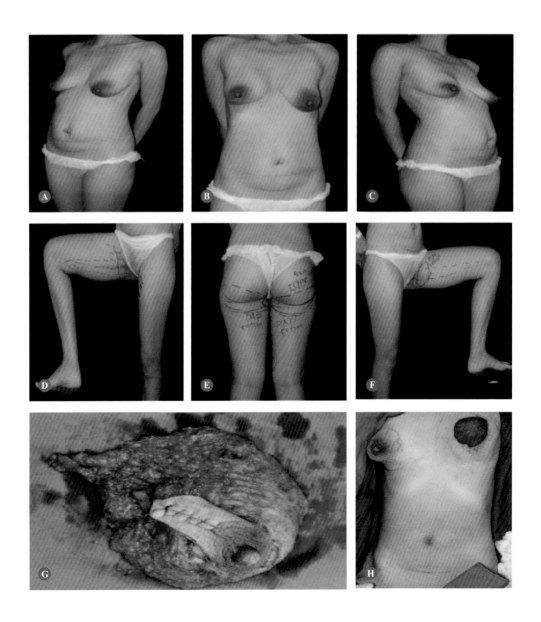

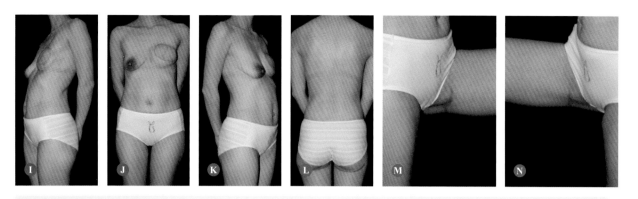

图3-8-5 左侧乳腺癌改良根治术＋双侧PAP即刻左侧乳房再造，左侧再造乳房皮瓣成活良好，形态满意，双侧供区伤口愈合良好，切口瘢痕隐蔽。A.术前右斜位，腹部可见剖宫产瘢痕，且存在腹直肌分离，腹壁薄弱，腹部皮下脂肪薄。B.术前正位。C.术前左斜位。D.术前设计，右下肢侧抬腿。E.术前设计，后位。F.术前设计，左下肢侧抬腿。G.术中左侧乳腺癌改良根治术后标本。H.左侧乳腺癌改良根治术后术区。I.术后1年右斜位。J.术后1年正位。K.术后1年左斜位，可见皮瓣成活良好，再造乳房形态满意。L.术后1年臀股部供区切口隐蔽在臀下皱襞。M.术后1年右下肢侧抬腿。N.术后1年左下肢侧抬腿

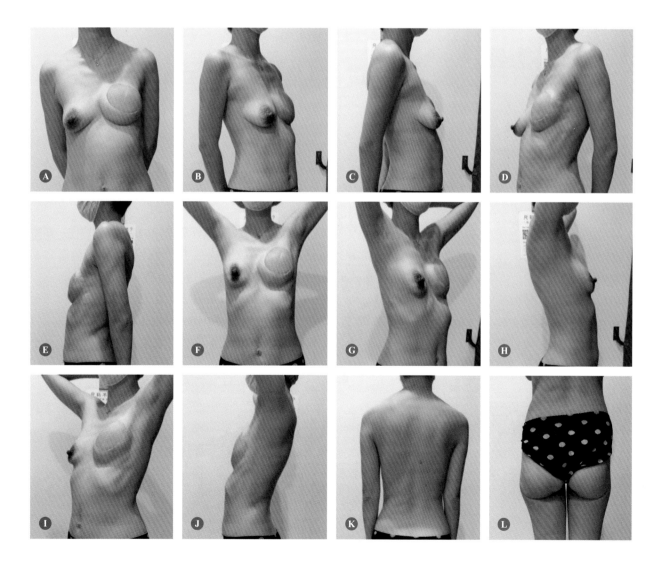

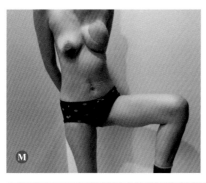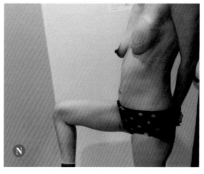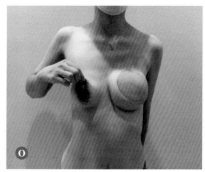

图3-8-6 术后5年随访，左侧再造乳房皮瓣成活良好，形态满意，双侧供区伤口愈合良好，切口瘢痕隐蔽。计划下一步行再造乳房的乳头再造和对侧乳房上提乳晕缩小术，达到双侧对称的美学效果

视频3-8-1 PAP手术展示

（穆蘭　毕晔　刘岩　郑武平　潘俊博　何贵省　宋韬　陈恒全　吴煌福）

专家点评

在乳房手术的100多年历史进程中，具有里程碑性质的事件莫过于乳房再造的可行性，其目的是保持自然的对称性、感觉和美观。Allen在1992年首次报道了DIEP在乳房再造中的应用，此技术逐渐成为自体乳房再造的金标准。

然而，临床实践发现，25%的女性并不适于采用下腹壁作为供区进行乳房再造。应用DIEP再造乳房的禁忌证包括：既往有腹壁整形史、脂肪抽吸术史、某些特殊的腹部手术史、瘢痕明显的腹部剖宫产手术史、腹部皮下脂肪缺乏以及患者排斥选用腹部作为皮瓣供区。在这些情况下，首选PAP。

大腿后方皮瓣由Conway于1947年报道，以大腿内侧随意皮瓣形式用于修复坐骨压疮。自此，大腿后方皮瓣常被用于肿瘤切除后会阴部重建或坐骨和转子压疮重建。2010年，Allen提出以股深动脉穿支为蒂切取大腿内侧皮瓣，并命名为PAP，并用于乳房再造。2016年，穆兰教授在中国大陆完成首例PAP乳房再造。

股深动脉在腹股沟韧带下方3.5 cm处由股动脉发出，先走行于股动脉外侧，再向后螺旋包绕腹股沟韧带抵达股骨内侧。其走行入大腿后侧后即发出3个主要穿支。我们在再造手术中常优先选择第一穿支作为PAP的血管蒂。

从我们已完成超过100例PAP移植并全部成功的经验来看，一期术后出现的小范围脂肪液化坏死（不足10%）在二期再造术中都能得到解决。同样，术后供区血肿（约10%）也能够通过改善引流或手术探查清除得以解决。供区淋巴漏也可通过精细设计操作得以避免。股深动脉穿支血管与胸部受区血管的管径非常匹配，股后内侧区域皮肤毛发较少、穿支血管数量较多、血管蒂长度足够，股后内侧股动脉穿支血管蒂走行通常比股前外侧穿支更笔直，因此可更简单直接地解剖穿支。皮瓣厚度可灵活调整，质地柔软容易塑形。应用PAP再造乳房的理想人群是中小尺寸乳房且大腿内侧有较多脂肪的女性。由于具备诸多优点，大腿内侧后方区域作为乳房再造的供区正在逐渐被患者和医学界所接受。

专家简介

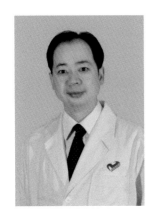

李赞，主任医师，硕士生导师。中南大学湘雅医学院附属肿瘤医院乳腺肿瘤整形外科（头颈外三科）主任、肿瘤整形外科研究室主任。曾于上海第九人民医院整复外科、台湾长庚医院整形外科、美国安德森医院整形外科进修学习。顺利开展了全国首例胸肩峰动脉穿支皮瓣修复头颈部术后缺损，2005年开展了多种乳腺癌术后的乳房再造，特别是游离腹壁下动脉穿支皮瓣（DIEP）乳房再造居国内先进水平。

担任中国医疗保健国际交流促进会肿瘤整形外科与功能性外科分会副主任委员、肿瘤整形外科健康教育与康复学组组长、乳腺肿瘤整形学组副组长；中国整形美容协会精准与数字分会精准乳房整形专委会副主任委员；中华医学会整形外科学分会肿瘤整形外科学组委员；中华医学会医学美学与美容学分会乳房美容学组全国委员；中国康复医学会再植与再造学组委员；中国医药教育协会乳腺疾病专业委员会委员等。

发表核心期刊论文50余篇，SCI论文7篇。参编专著《肿瘤整形外科学》《穿支皮瓣乳房重建术》《格莱比皮瓣百科全书》。《中华显微外科杂志》编委。

参考文献

［1］Taylor G I，Palmer J H. The vascular territories（angiosomes）of the body：experimental study and clinical applications. Br J Plast Surg，1987，40（2）：113-141.

［2］Allen R J，Haddock N T，Ahn C Y，et al. Breast reconstruction with the profunda artery perforator flap. Plast Reconstr Surg，2012，129（1）：16e-23e.

［3］Saad A，Sadeghi A，Allen R J. The anatomic basis of the profunda femoris artery perforator flap：a new option for autologous breast reconstruction--a cadaveric and computer tomography angiogram study. J Reconstr Microsurg，2012，28（6）：381-386.

［4］Blechman K M，Broer P N，Tanna N，et al. Stacked profunda artery perforator flaps for unilateral breast reconstruction：a case report. J Reconstr Microsurg，2013，29（9）：631-634.

［5］刘温悦，穆兰花.股臀区皮瓣乳房再造应用进展.中国美容整形外科杂志，2014，25（8）：486-488.

［6］穆兰，王姝，彭喆，等.双侧游离股深动脉穿支皮瓣即刻乳房再造一例报告并文献复习.中华显微外科杂志，2016，39（6）：555-558.

［7］穆兰，陈茹，毕晔，等.双侧游离股深动脉穿支皮瓣即刻乳房再造1例.中国临床案例成果数据库，2022，4（1）：E0161-E0165.

［8］刘温悦，穆兰花，张寒，等.股深动脉穿支皮瓣应用于乳房再造的解剖学研究.中国临床解剖学杂志，2014，32（4）：384-386.

［9］Allen R J，Lee Z H，Mayo J L，et al. The profunda artery perforator flap experience for breast reconstruction. Plast Reconstr Surg，2016，138（5）：968-975.

［10］Stalder M W，Lam J，Allen R J，et al. Using the retrograde internal mammary system for stacked perforator flap breast reconstruction：71 breast reconstructions in 53 consecutive patients. Plast Reconstr Surg，2016，137（2）：265e-277e.

［11］Haddock N，Nagarkar P，Teotia S S. Versatility of the profunda artery perforator flap：creative uses in breast reconstruction. Plast Reconstr Surg，2017，139（3）：606e-612e.

［12］宋达疆，李赞，周晓，等．股深动脉穿支皮瓣在乳房重建的应用．中华整形外科杂志，2017，33（6）：412-416.

［13］宋达疆，李赞，周晓，等．再造乳房术中腹壁下动脉穿支皮瓣切取失败采用股深动脉穿支皮瓣补救一例．中华烧伤杂志，2020，36（9）：876-879.

第 9 节

腰动脉穿支皮瓣乳房再造

一、概述

腰动脉穿支皮瓣（lumbar artery perforator，LAP）由挪威 de Weerd 教授团队于 2003 年首次报道成功用于乳房再造[1]。后续不断有成功应用的报道，包括根特大学医院整形外科团队 100 例成功案例[2-3]。我国 2018 年报道了 1 例 LAP 用于保乳术后局部缺损修复的病例[4]。

对于合适的病例，DIEP 乳房再造不仅能够提供大的组织量，而且最大限度地减少了对腹部供区的损伤，同时有腹壁、髂腰部整形的效果，成为自体组织乳房再造的金标准[5-11]。但是，对于腹部不适用 DIEP 的患者，LAP 是替代方案之一，特别是携带感觉神经的 LAP，可同时恢复再造乳房的感觉功能，是对患者躯体、心理的双重治疗。此外，LAP 乳房再造的供区关闭切口隐蔽，同时有瘦腰功能，是实现"收腰挺胸"的理想方法。

二、应用解剖

腰动脉起自腹主动脉，在其走行中向两侧发出腰动脉，然后向后方发出 3~4 支穿动脉走行于竖棘肌外缘的肌间隔至腰区。这些穿动脉在营养内侧肌群和后侧肌群的同时还发出皮肤穿支。同时，腰神经皮支伴行腰动脉穿支，支配相应区域皮肤的感觉，这是切取携带感觉神经的 LAP 的解剖学基础。

三、手术适应证及时机选择

1.患者选择
（1）腹部没有充足的皮肤及软组织量。
（2）既往腹部手术史（腹部吸脂手术史、剖宫产史、腹壁整形手术史、妇科手术史、疝修补手术史等）。
（3）无法接受腹部瘢痕。

2. 再造时机选择

对于乳房先天畸形、预防性乳房切除术及再造、乳腺癌术后乳房即刻再造及延期再造、既往扩张器及假体乳房再造失败的患者，均可根据自身情况采用携带感觉神经的 LAP 进行乳房再造。

四、术前选择与设计

1. 术前评估

经上述条件筛选后，还需进一步了解患者的吸烟史、放疗史、肿瘤分期及乳房手术史等。

2. 术前皮瓣设计及穿支定位

术区通过 CTA 探测关键穿支的位置并进行标定。术前取站立位进行术前设计，以髂后上棘与髂前上棘连线为轴，根据皮肤及皮下组织松动程度，旁开 3～5 cm 设计梭形皮瓣，皮瓣宽度既要满足胸部缺损的需要，又须能直接关闭供区。侧卧位通过手持式多普勒血流探测仪进行关键穿支血管的定位，包括穿支发出的位置及穿出点。

五、手术技术及步骤

1. 麻醉及体位

全身麻醉后，先采取仰卧位，由乳腺肿瘤外科医生进行乳腺切除及腋窝淋巴结清扫，同时行胸部和腋窝受区血管准备。结束后，暂时封闭切口，改侧卧位，进行 LAP 切取。

2. 皮瓣切取

根据术前多普勒超声探测情况，于切口切开皮肤皮下，直达深筋膜，于内侧切开竖脊肌筋膜，向竖脊肌外缘剥离，可见自肌间隔穿出的腰动脉穿支，有粗大感觉神经伴行传入皮下脂肪层，于外侧在深筋膜深层自外向内掀起皮瓣。注意保护穿支血管，测量穿支蒂部长度，离断血管蒂。

在深筋膜浅层向切口两侧锐性分离，充分止血，置负压引流，分层关闭供区切口，将患者转为平卧位。

3. 受区血管选择

通常选择胸背动静脉、胸外侧动静脉、胸廓内动静脉。

4. 血管吻合

将携带感觉神经的 LAP 转移至胸部，缝合皮缘于胸壁皮肤以免滑脱。利用显微镜放大手术视野分别吻合皮瓣与供区静脉及动脉。由于 LAP 血管蒂长 2～4 cm，需要将皮瓣充分靠近胸部受区血管，进行血管吻合，但皮瓣位置过高对乳房塑形不利。有学者强调术中应进行腹壁下动脉静脉移植[5]，分别与 LAP 动静脉行端–端吻合，增加血管蒂长度，利于血管吻合和乳房塑形。

5. 乳房塑形

将携带感觉神经的 LAP 进行初步乳房塑形，根据对侧乳房体积大小判断再造乳房所需的组织量。根据对侧乳房下皱襞的位置进行调整，必要时利用双侧 LAP 进行乳房塑形。适当留置术区引流后逐层关闭伤口。

6. 关闭供区

分层缝合，留置伤口引流管，加压包扎。

六、术后管理与随访

（1）患者术后无特殊体位限制，但术后早期需卧床休养，减少扭腰活动，避免供区伤口裂开。

（2）全身处理：常规以低分子量右旋糖酐扩容，术中及术后使用抗生素预防感染。

（3）皮瓣监测：皮温、指压反应，以及术后即刻经手持式多普勒血流探测仪探测到LAP持续而有力的穿支血管血流信号。术后间隔1 h监测1次，连续监测72 h。

（4）术后观测引流液，若连续2天为＜20 ml的陈旧血性引流液，则可考虑拔除引流管，随后下床行走。

（5）定期随访。

七、术后并发症与防治

LAP乳房再造与其他游离组织瓣乳房再造的并发症相似，包括血肿、血清肿、脂肪坏死、供区伤口裂开、脂肪坏死、感染、皮瓣坏死、淋巴水肿等。处理方式相同。

八、典型病例

患者女，43岁，左侧乳腺浸润癌，完成新辅助化疗后28天，各项指标正常，术前MDCTA显示双侧粗大的腰动脉穿支及走行区域厚约4 cm（腹壁厚度仅1 cm）的腰部脂肪区域。患者身高160 cm，体重48 kg，BMI为17.6 kg/m²，体型偏瘦，腹部皮肤软组织不充分且非常紧致，无法选择腹部作为供区。因此，根据患者具体条件，选择以穿支优势的左侧LAP作为供区，即刻切取同侧携带感觉神经的LAP游离移植左侧全乳再造。

患者采取平卧位，行左侧乳腺癌改良根治术，术中采用ICG示踪左上臂淋巴回流腋窝情况，注射点为左上臂内上1/3肱二头肌间沟处皮下分别于3点注射0.2 ml，掌背侧分别间隔2 cm。然后，采取左侧卧位，切取左侧LAP。切取完毕后，分层关闭供区后改回平卧位，进行皮瓣转移和血管吻合。术中应用Zeiss KV 900、ICG黑白荧光及FL 800验证皮瓣切取后的血管蒂、穿支及吻合动静脉后血管的通畅情况。脱目镜三维可视显微外科技术（9-0显微吻合线）端–端吻合腰动脉穿支动静脉和左侧胸廓动静脉近心端。并采用红外线热成像监测皮温。皮瓣切取顺利，携带腰动脉穿支血管蒂两处，3支直接肌间隔皮穿支，其中两个穿支有粗大感觉神经伴行传入皮下组织。携带另一髂后上棘走行的肌皮穿支。皮瓣温度28.2℃，ICG黑白荧光及FL 800验证皮瓣切取后的血管蒂、穿支及皮瓣内循环良好，经皮可见荧光血管网良好。

手术显微镜下分离皮瓣血管蒂动静脉，修剪外膜，肝素生理盐水冲洗动脉，可见静脉冲洗液。将皮瓣横行置于胸部创面，血管蒂接近第2肋间准备好的胸廓内动静脉。吻合动脉1条，静脉2条后皮缘渗血良好（图3-9-1）。

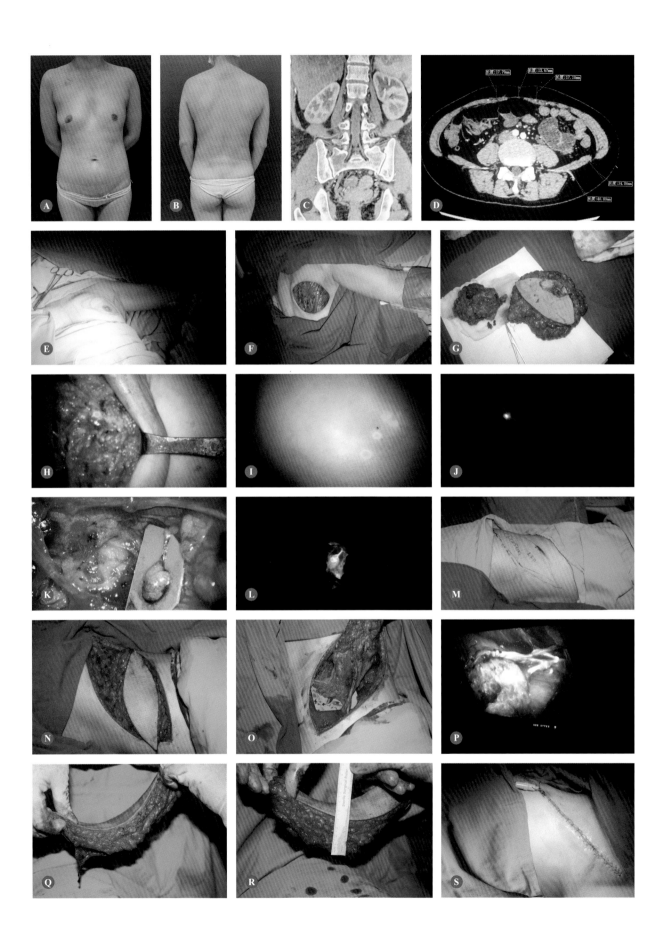

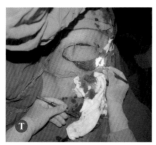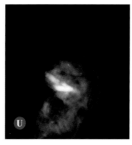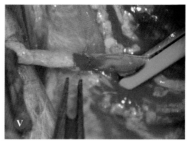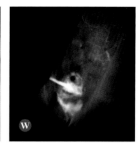

图 3-9-1　A. 术前正面站立位。B. 术前背面站立位。C. 术前 MDCTA，冠状面可见双侧腰动脉穿支。D. 术前 MDCTA，横断面可见双侧腰动脉穿支粗大，皮下脂肪厚度约为下腹壁皮下脂肪的 2 倍。E. 术中胸部切口设计，左上臂中上 1/3 交界处，肱二头肌肌间沟皮下，ICG 注射点。F. 乳房切除和腋窝淋巴清扫后。G. 切除的乳腺组织和腋窝淋巴结组织标本。H.Zeiss KV 900 ICG 彩色荧光，显示上臂淋巴液回流至腋窝术区淋巴结，与腋静脉紧邻。I.Zeiss KV 900 ICG 彩色荧光显示上臂淋巴回流向腋窝方向。J.Zeiss KV 900 ICG 黑白荧光，显示上臂淋巴液回流至腋窝术区淋巴结。K. 肉眼可见上臂淋巴液回流至腋窝术区淋巴结完整（Zeiss KV 900 显微镜下，放大约 60 倍）。L.Zeiss KV 900 ICG 黑白荧光，显示上臂淋巴液回流至腋窝术区淋巴结完整，未见断端。M. 右侧卧位，左侧 LAP 切口设计。N. 左侧 LAP 分离完毕。O.LAP 血管蒂。P.Zeiss KV 900 ICG 黑白荧光，显示 LAP 血管蒂、穿支、皮瓣血循环良好。Q. 切取的 LAP 及血管蒂。R. 切取的 LAP 皮下脂肪厚度。S. 供区分层关闭，置负压引流。T. 皮瓣置于胸部受区，血管蒂与胸廓内动静脉近心端行端-端吻合，Zeiss KV 900 脱目镜放大约 30 倍（9-0 显微缝线）。U.Zeiss KV 900 ICG 黑白荧光，显示 LAP 血管蒂动静脉通畅。V.LAP 的另一肌皮动脉穿支与同侧胸肩峰动脉行端-端吻合，Zeiss KV 900 脱目镜放大约 40 倍（9-0 显微缝线）。W.Zeiss KV 900 ICG 黑白荧光，显示 LAP 另一肌皮动脉穿支与同侧胸肩峰动脉行端-端吻合通畅

（穆蘭　郑武平　潘俊博　何贵省　宋韬　陈恒余　吴煌福　许艺莲　王佩茹）

参考文献

［1］de Weerd L, Elvenes O P, Strandenes E, et al. Autologous breast reconstruction with a free lumbar artery perforator flap. Br J Plast Surg, 2003, 56（2）: 180-183.

［2］Hamdi M, Craggs B, Brussaard C, et al. Lumbar artery perforator flap: an anatomical study using multidetector computed tomographic scan and surgical pearls for breast reconstruction. Plast Reconstr Surg, 2016, 138（2）: 343-352.

［3］Opsomer D, Stillaert F, Blondeel P, et al. The lumbar artery perforator flap in autologous breast reconstruction: initial experience with 100 cases. Plast Reconstr Surg, 2018, 142（1）: 1e-8e.

［4］廖晓明，唐玮，蒋奕，等. 游离腰动脉穿支皮瓣乳房修复重建术 1 例. 中国癌症防治杂志, 2018, 10（6）: 492-494.

［5］Haddock N T, Teotia S S. Lumbar artery perforator flap: initial experience with simultaneous bilateral flaps for breast reconstruction. Plast Reconstr Surg Glob Open, 2020, 8（5）: e2800.

［6］Kroll S S, Rosenfield L. Perforator-based flaps for low posterior midline defects. Plast Reconstr Surg, 1988, 81（4）: 561-566.

［7］Allen R J, Treece P. Deep inferior epigastric perforator flap for breast reconstruction. Ann Plast Surg, 1994, 32（1）: 32-38.

［8］Blondeel P N, Boeckx W D. Refinements in free flap breast reconstruction: the free bilateral deep inferior epigastric perforator flap anastomosed to the internal mammary artery. Br J Plast Surg, 1994, 47（7）: 495-501.

［9］Blondeel P N，Vanderstraeten G G，Monstrey S J，et al. The donor site morbidity of free DIEP flaps and free TRAM flaps for breast reconstruction. Br J Plast Surg，1997，50（5）：322-330.

［10］Blondeel P N. Onehundred free DIEP flap breast reconstructions：a personal experience. Br J Plast Surg，1999，52（2）：104-111.

［11］Blondeel P N，Demuynck M，Mete D，et al. Sensory nerve repair in perforator flaps for autologous breast reconstruction：sensational or senseless？Br J Plast Surg，1999，52（1）：37-44.

［12］Roche N A，Van Landuyt K，Blondeel P N，et al. The use of pedicled perforator flaps for reconstruction of lumbosacral defects. Ann Plast Surg，2000，45（1）：7-14.

［13］Kato H，Hasegawa M，Takada T，et al. The lumbar artery perforator island flap：anatomical study and case reports. Br J Plast Surg，1999，52（7）：541-546.

［14］Ao M，Mae O，Namba Y，et al. Perforator-based flap for coverage of lumbosacral defects. Plast Reconstr Surg，1998，101（4）：987-991.

［15］Isenberg J S. Sense and sensibility：breast reconstruction with innervated TRAM flaps. J Reconstr Microsurg，2002，18（1）：23-28.

第10节

臀部皮瓣乳房再造

一、概述

随着乳腺肿瘤发病率不断升高并呈年轻化趋势，需要有适合未育女性、腹部平坦组织量不足、不愿以腹部作为供区的乳房再造患者的方法。臀大肌肌皮瓣游离移植首次由 Fujin 于1975年报道，于1983年由 Shaw 等进一步推广[1]。但切取臀大肌肌皮瓣的难度较大，因此限制了其在临床的广泛应用。穿支皮瓣的概念由 Koshima 等[2]于1989年提出，Allen[3]和 Blondeel[4-5]相继报道臀上动脉穿支皮瓣进行乳房再造的临床应用。李森恺[6]报道了国内第1例（也是至今唯一一例）臀大肌肌皮瓣乳房再造。

臀大肌肌皮瓣具有血运好、组织量大、切口隐蔽、可供双侧使用等优点，在修复重建外科有其独特的用途，不仅可行吻合血管的游离移植用于乳房再造，还可带蒂移植用于修复骶尾部压疮。但臀大肌肌皮瓣存在以下缺点：①由于血管蒂位置较深，术中显露及切取较困难；②部分切取臀大肌会影响供瓣区的功能；③切取肌肉会造成的死腔，影响伤口愈合；④带有臀大肌的血管蒂长度较短，不利于血管吻合和带蒂转移。

针对臀上动静脉、臀下动静脉及其相应区域皮肤的肌皮穿支（简称穿支）血管分布和皮神经分布的解剖学研究为将传统的臀大肌肌皮瓣优化为臀上动脉、臀下动脉穿支皮瓣提供了解剖基础，既保留了肌皮瓣血运好、组织量大的优点，又克服了切取肌肉所带来的缺点。

二、应用解剖

（1）臀上动脉的起源与走行：臀上动脉起源于髂内动脉，其主干经梨状肌上缘穿臀中肌走行于臀大肌内，沿途发出肌皮穿支支配相应区域的皮肤。臀上动脉起始处的外径为（2.30±0.02）mm，常有两条伴行静脉，外径分别为（2.00±0.03）mm 和（2.20±0.02）mm。

（2）臀下动脉的起源与走行：臀下动脉起源于髂内动脉，其主干经梨状肌下缘穿臀中肌走行于臀大肌内，沿途发出肌皮穿支支配相应区域的皮肤。臀下动脉起始处的外径平均为（2.20±0.02）mm，常有两条伴行静脉，外径分别为（1.80±0.03）mm 和（2.00＋0.03）mm。

（3）皮肤的穿支血管分布：臀大肌区域可见多条穿支血管，单侧穿支血管数量为10～15支，长度3～8 cm，其外径为1～1.5 cm的较大穿支血管集中在坐骨旁及臀大肌中央部分，有时可见两条穿支在肌肉内或肌肉深部汇合在一起，这些穿支血管穿过臀大肌及筋膜直接供应相应部位皮肤，并在真皮下互相吻合成网[7]（图3-10-1）。

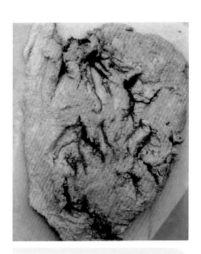

图3-10-1 臀上动脉穿支血管分布及伴行的臀上神经［引自穆兰花，严义坪，栾杰，等. 臀上、臀下动脉穿支皮瓣的解剖学研究. 中华整形外科杂志，2005，21（4）：278-280］

（4）穿支血管起源：主要起源于臀上及臀下动脉，臀上动脉的穿支主要分布于臀大肌上外侧部。臀下动脉的穿支主要分布于臀大肌中下及外下部。第4腰动脉的末端终止于臀大肌内上部。

（5）感觉神经与穿支的关系：通常有数条来自腰神经背支的臀上皮神经越过髂嵴在髂后上棘外侧穿出深筋膜，向臀部走行，与血管穿支密切相邻，支配臀部皮肤的感觉。若用于乳房再造与皮瓣一同切取，可与受区第4肋间神经的侧支相吻合。

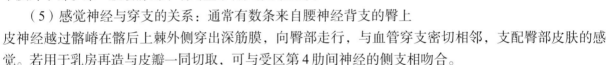

三、术前设计

术前穿支血管定位：由于臀上及臀下动脉穿支血管的穿出区域固定但位置并不恒定，因此在临床应用时，须仔细进行术前定位及术中剥离。术前可采用多层螺旋CT血管造影或多普勒超声血流探测仪进行穿支定位，设计皮瓣的轴向为梨状肌的体表投影，范围在由髂后上棘、坐骨结节与股骨大转子连线构成的三角区域内。

四、手术要点

切取皮瓣时，切口经皮肤、皮下脂肪到达肌肉，皮瓣由外侧向中线掀起，直至分离粗大的血管穿支部位。建议应用手术放大镜及显微外科技术剥离血管蒂，顺肌肉纤维的方向将穿支血管与周围的肌肉纤维分离。将穿支血管向周围肌肉纤维发出的细小分支一一结扎，直至分离到管径及长度足够的血管蒂。

（穆蘭 李森恺）

[1] Shaw W W. Breast reconstruction by superior gluteal microvascular free flaps without silicone implants. Plast Reconstr Surg, 1983, 72（4）: 409-501.

[2] Koshima I, Moriguchi T, Soeda S, et al. The gluteal perforator-based flap for repair of sacral pressure sores. Plast Reconstr Surg, 1993, 91（4）: 678-683.

[3] Allen R J, Treece P. Deep inferior epigastric perforator flap for breast reconstruction. Ann Plast Surg, 1994, 32（1）: 32-38.

[4] Blondeel P N. The sensate free superior gluteal artery perforator（S-SAP）flap: a valuable alternat ive in autologous breast reconstruction. Br J Plast Surg, 1999, 52（3）: 185-193.

[5] Blondeel P N. The superior gluteal artery perforator flap: an additional tool in the treatment of sacral pressure sores. Br J Plast Surg, 1999, 52（5）: 385-391.

[6] 李森恺, 李养群, 徐军, 等. 吻合血管的游离臀大肌肌皮瓣再造乳房. 中华整形烧伤外科杂志, 1990, 6（3）: 228-229.

[7] 穆兰花, 严义坪, 栾杰, 等. 臂上、臂下动脉穿支皮瓣的解剖学研究. 中华整形外科杂志, 2005, 21（4）: 278-280.

第 11 节

部分乳房再造

一、概述

早期乳腺癌患者行保乳治疗可去除病变又保留乳房外形, 易被患者接受。但是, 部分乳房保乳术后仍存在部分缺损, 主要表现为皮肤和腺体缺损、乳头乳晕移位、双侧乳房不对称、腋窝凹陷、切口瘢痕、乳房纤维化、色素沉着等[1]。保乳治疗可能影响原乳房的外形, 影响程度因肿块的大小和位置而异; 肿瘤整复技术可改善保乳术后的乳房外形和对称性[2]。相比于乳腺癌改良根治术后乳房再造, 对适合保乳治疗的乳房行部分乳房再造的组织创伤更小, 更容易达到满意的效果。方法包括腺体瓣、自体脂肪颗粒注射移植、肋间穿支皮瓣、胸背穿支皮瓣及 DIEP。

二、乳腺腺体瓣

1. 手术适应证

用腺体瓣进行局部乳房再造适用于体积较大的乳房, 腺体组织量大, 肿瘤部分切除后, 残留的乳腺组织足够重塑乳房的外形[3]。

125

2. 手术禁忌证

手术禁忌证包括：①手术切除肿瘤切缘发现癌细胞残留；②肿瘤侵犯胸肌筋膜局部有高复发的风险；③多个原发灶肿瘤、妊娠期、胶原血管疾病或有放疗史[4]；④有器质性病变；⑤有出血倾向；⑥合并精神疾病；⑦糖尿病不能耐受手术；⑧合并免疫系统或造血系统疾病。

3. 术前皮瓣设计

参考对侧乳房的形状、皮肤松弛程度以及脂肪的分布情况，根据肿瘤位置，术前标记皮肤切口及切除范围，在相邻的乳腺组织上设计皮瓣，皮瓣长宽比为1：1，蒂的宽度应保证皮瓣旋转方向和旋转距离不受限制。用大块局部乳房皮瓣提升、旋转或移植来弥补小面积缺损，将缺损的体积进行重新分配。判断是否需要重新调整乳头乳晕复合体和重新固定乳房下皱襞对术后效果非常重要。

4. 手术方法与技巧

（1）腺体瓣的切取及转移：局部乳房切除术要求完整清除肿瘤组织且边缘无瘤残存。按照术前设计，解剖一段全厚乳腺腺体组织，于胸肌筋膜上掀起，通过局部皮瓣旋转推进（从内下向外上旋转或从外上向内下旋转推进）移植来填充死腔。

（2）再造乳房塑形：用2-0长效可吸收缝线将皮瓣远端与残余的乳腺组织边缘固定，消灭死腔，腺体瓣边缘与胸大肌筋膜固定。如果乳头乳晕发生移位、变形，去除乳晕周围部分皮肤组织，调整乳头乳晕的位置，修剪多余的皮肤，使新乳房形态自然、饱满。切口皮下组织用4-0可吸收缝线间断缝合，用4-0倒刺线行皮下连续缝合。

5. 术后管理

（1）术后并发症及处理：术后并发症包括腺体瓣血运障碍，发生部分坏死或完全坏死；血清肿；伤口裂开；再造乳房外形不规则；双侧乳房不对称；瘢痕形成；上肢外展活动受限等。术后出现腺体瓣完全坏死的发生率很少，部分坏死可进行局部换药或清创植皮。再造乳房外形不规则可通过再次手术矫正，多余的部分切除或行脂肪抽吸术，凹陷畸形处可通过脂肪移植矫正，对侧乳房下垂可行上提矫正。术后常规应用抗瘢痕药物，鼓励患者术后早期活动上肢，预防上肢外展活动受限和上肢水肿的发生。

（2）术后随访：术后1个月、3个月、6个月、1年、2年定期随访。

三、自体脂肪颗粒注射移植

脂肪移植最早在19世纪80年代应用于修复重建及美容领域，直到19世纪90年代Coleman提出"结构化脂肪移植"理论后，才使得脂肪移植成为一项标准的、可复制的技术。与皮瓣移植及假体植入相比，自体脂肪颗粒移植具有来源丰富、获取方便、操作简单、创伤小、重塑性好、生物相容性好等优势。

1. 手术适应证

手术适应证包括：①局部乳房肿瘤切除术导致乳房外形缺损畸形；②保乳术后双侧乳房不对称；③放疗后乳房皮肤组织萎缩畸形；④除癌症治疗以外的后天乳房畸形；⑤皮瓣边缘呈阶梯形；⑥皮瓣再造后外观畸形；⑦皮瓣体积不足；⑧假体再造后边缘轮廓明显。

2. 手术禁忌证

手术禁忌证包括：①有器质性病变；②有出血倾向；③合并精神疾病；④糖尿病不能耐受手术；⑤合并免疫系统或造血系统疾病；⑥乳房内有异常包块或腋窝淋巴结肿大；⑦妊娠期或哺乳期女性；⑧乳腺癌术后复发或有转移倾向。

3.术前设计

患者取站立位，对乳房外形、下垂程度、乳房大小等进行测量和评估。标记乳房缺损部分的范围，根据对侧乳房大小，估计需要移植的脂肪量及是否需要行皮肤瘢痕松解。

4.手术方法与技巧

（1）自体脂肪的获取：脂肪供区可选择下腹部、腰部、大腿内侧、大腿外侧和臀部，多选择腹部和大腿。吸脂区麻醉方式为肿胀麻醉（2% 盐酸利多卡因注射液 400 mg ＋ 1∶200 000 盐酸肾上腺素 1 mg ＋ 0.9% 氯化钠注射液 1000 ml），吸脂方法可用手持注射器吸脂、负压吸脂、水动力吸脂。于吸脂区注入肿胀麻醉液，麻醉满意后，根据术前估计的脂肪需要量，抽取足够的脂肪组织，将所得脂肪组织置于 20 ml 注射器内，静置片刻后，去除最上层的油脂及下层肿胀液，取用纯化收集后的脂肪颗粒组织装入 1 ml 注射器中备用。

（2）自体脂肪转移：保乳术后的凹陷畸形部位先进行皮下瘢痕纤维条索分离松解，用锐针做出多个隧道，注意隧道应多层次、多点位，可在皮下间隙、皮下脂肪层、疏松的腺体中及胸肌筋膜上等。做好隧道用 1 ml 注射器和直径为 2 mm 的脂肪注射针将脂肪颗粒组织注入乳房缺损及凹陷区，注射力度应均匀、少量、缓慢注射，避免局部脂肪堆积，边退针边注射，从而使移植的脂肪组织留在撤回针头所形成隧道的层次中，使脂肪颗粒以最小的体积与周围组织有最大的接触面积，以获得最多的血管重构，减少脂肪液化坏死等的发生，提高成活率。

（3）再造乳房塑形：脂肪注射直至乳房外观达到满意效果，可适当按摩重塑乳房，使脂肪组织均匀分布。

（4）供区处理：手术结束后，脂肪供区需进行加压包扎，穿塑形弹力衣 4 个月。

5.术后管理

（1）手术并发症及处理：术中出现胸闷、气促等不适时，必须加以重视，立即暂停手术，嘱患者患侧卧位，吸氧休息，并及时检查、处理。一旦确诊为气胸，应及时对症治疗，必要时可行胸腔穿刺抽气或胸腔闭式引流排气。术后早期乳房出现红、肿、热、痛等感染症状时，可先给予经验性抗生素治疗，后根据细菌培养及药物敏感试验结果调整用药。若术区出现血肿，少量无须处理，待其慢慢吸收即可，血肿量大时可做 1 cm 切口排出血肿。后期出现移植物钙化、可触及的结节、脂肪液化、囊肿形成时，患者可出现焦虑情绪，积极要求切除者可行外科手术切除肿块，行病理检查，其余可随访观察。其他并发症包括两侧乳房不对称、脂肪供区局部凹凸不平、瘢痕形成、色素沉着、感觉迟钝等。

（2）术后随访：术后 1 个月、3 个月、6 个月、1 年、2 年定期随访。

四、肋间动脉穿支皮瓣

当患者的腹部和背阔肌等供区皮瓣条件不理想或拒绝使用腹部或背阔肌区域皮瓣时，肋间动脉穿支皮瓣仍是值得考虑的选择[5]。近几年，肋间动脉穿支皮瓣用于乳房再造的报道逐渐增多。其主要包括前肋间动脉穿支皮瓣或腹壁上动脉穿支皮瓣和肋间外侧穿支皮瓣，前锯肌动脉穿支皮瓣也由肋间动脉供血，因此也是一种肋间穿支皮瓣。乳房内下象限区域缺损较为局限，腋窝血管束的带蒂穿支皮瓣很难到达，前肋间动脉穿支皮瓣或腹壁上动脉穿支皮瓣是修补该缺损部位的理想选择。乳房外侧和下侧区域的缺损适用肋间动脉外侧穿支皮瓣。

1.手术适应证

肋间动脉穿支皮瓣可用于乳房部分或全部缺损的修复、假体外露的修复、皮瓣坏死后的修复等，因此适用于中小体积乳房部分切除后行乳房再造；肥胖患者；乳房全切除术后假体植入乳房再造；自体组织隆乳术；肩、背和胸壁缺损。

2. 手术禁忌证

手术禁忌证包括：①有胸廓手术史、术后瘢痕和放疗史，会限制局部带蒂穿支皮瓣的使用[6]；②有器质性病变；③有出血倾者；④合并精神疾病；⑤糖尿病不能耐受手术；⑥合并免疫系统或造血系统疾病。

3. 术前皮瓣设计

术前对穿支进行标记，患者取立位。肋间动脉外侧穿支一般位于第4～8肋间，多数集中在第6～7肋间，穿支走行于背阔肌前缘0.8～3.5 cm处。该区域穿支皮瓣可自由旋转180°。肋间动脉外侧穿支来源于肋间动脉间段[6-9]。对于小缺损者，可在侧胸部设计外侧肋间动脉穿支皮瓣；对于中大面积缺损者，皮瓣末梢血管可达胸后区域，该类皮瓣设计则类似背阔肌肌皮瓣（LDMF）的设计模式[10]。切口设计在乳房外上象限半弧形顺延至腋窝。

4. 手术方法与技巧

（1）切取皮瓣：患者取仰卧位行肿瘤切除术，待肿瘤清除彻底，切取皮瓣。皮瓣旋转点穿支位于腋中线和背阔肌前缘间的乳房下皱襞水平区域内，为了获取更多的穿支血管，可携带较多穿支周围组织。因此，分离皮瓣时尽可能保留乳房外侧腋前线的皮下脂肪组织，分离皮瓣表面的皮肤时层次在深筋膜浅层，达背阔肌前缘后切开深筋膜达肋骨表面，向上到腋下，向下超过第6肋及乳房下皱襞水平。在深筋膜下，从腋窝向下向内掀起皮瓣，保留肋间动脉穿支皮瓣的蒂长6～8 cm，宽5 cm。保护皮瓣的营养血管不受损伤是切取皮瓣的关键。

（2）皮瓣的转移及再造乳房塑形：皮瓣掀起后向外侧和下方缺损区旋转，用2-0长效可吸收缝线将皮瓣边缘与残留的乳腺组织缝合固定。必要时重新固定乳房下皱壁。

（3）供区关闭：修剪切口皮缘，切口皮下组织用4-0可吸收缝线间断缝合，用4-0倒刺线做皮下连续缝合，用5-0无损伤线间断缝合皮肤。

5. 术后管理

（1）术后并发症及处理：最常见的并发症是由于静脉淤血而发生部分皮瓣坏死。部分皮瓣坏死可清除坏死组织并换药，如发生皮瓣完全坏死，应及时清除坏死组织，直接缝合创口。肋间穿支走行处肌肉成分复杂（如背阔肌、前锯肌、腹外斜肌、肋间肌等），增大了解剖难度，存在发生气胸的风险。必要时可行胸腔穿刺抽气或胸腔闭式引流排气。术后疼痛可给予对症治疗；胸廓变形可行自体脂肪填充矫正。

（2）术后随访：术后1个月、3个月、6个月、1年、2年定期随访。

五、胸背动脉穿支皮瓣（thoracodorsal artery perforator flap，TAP）

1. 手术适应证

用于乳房部分或全部缺损的修复、假体外露的修复、皮瓣坏死后的修复等。带蒂TAP是部分乳房再造的理想选择，特别是对于缺损位于乳房外上或内下象限的患者。虽然可选择外侧肋间动脉穿支皮瓣用于修复外侧和下侧乳房缺损，但带蒂TAP的蒂部更长，且活动弧度更大，除内下象限外可转移修复乳房的大部分位置。

2. 手术禁忌证

手术禁忌证包括：①腋窝淋巴结摘除；②术后放疗造成局部损伤；③有器质性病变；④有出血倾向；⑤合并精神疾病；⑥糖尿病不能耐受手术；⑦合并免疫系统或造血系统疾病。

3. 术前皮瓣设计

胸背动脉是肩胛下动脉向下的延续，发出外侧支或内侧支。胸背动脉外侧支发出2～3个皮肤穿支，位置恒定，最大穿支直径 0.4～0.6 mm，在腋后壁下 8 cm，穿过肌腹进入皮肤。第二穿支距第一穿支 2～3 cm，直径 0.2～0.5 mm，供血范围为 25 cm×15 cm[11]。取站立位，外展肩、屈肘 90°。标记背阔肌前缘，在背阔肌前缘内侧 2～3 cm 处作一条平行线，此线是胸背动脉外侧支的体表投影，在腋后壁下 8 cm 处作一横线，与胸背动脉的血管投影交叉，此处为胸背动脉最大的皮肤穿支进入皮肤的位置，以此点为中心设计皮瓣[12-13]。

4. 手术方法与技巧

（1）切取皮瓣：患者取仰卧位行肿瘤切除术，切取皮瓣取侧卧位。皮瓣最前缘需到达背阔肌前缘，其方向可为竖直或水平，必要时可跨过背阔肌。根据乳腺大小设计所需皮瓣，在皮瓣宽度达 15 cm 时仍能保持供血通畅和供区顺利闭合[6]。切开设计的皮瓣皮肤，沿背阔肌浅筋膜方向剥离，以保留尽可能多的皮下组织，沿皮瓣外周区域仔细向中央解剖剥离，直至发现穿支血管。如果可以观察到穿支血管有规律的搏动，且其直径大小合适（>0.5 mm），则可继续解剖该穿支血管并循迹定位营养血管——胸背动静脉蒂。根据对侧乳房情况，适当裁剪皮瓣，至双侧对称。该皮瓣可同时携带皮神经，形成有部分感觉的穿支皮瓣。无合适直径的分支血管存在时，皮瓣的切取需保留背阔肌和穿支血管后壁的一部分肌肉组织，这不仅使肌纤维的损伤降至最低，最重要的是保护了肌肉的神经支配。此方法在皮瓣用于修复近中线乳房区域时也十分有效，因为这样可以保护穿支血管不受张力作用的影响。皮肤切口从腋窝附近延至背阔肌侧缘，仔细解剖该区域组织，直至完整切取供区皮瓣，使其仅与血管蒂部相连。

（2）皮瓣的转移：蒂部经腋窝-侧胸部皮下隧道区域转移到已准备好的乳房受区位置，注意避免蒂部的撕扯。供区分层缝合，留置引流管。此时患者再取仰卧位。

（3）再造乳房塑形：在关闭缺损创面前，可将皮瓣部分或完全去表皮并折叠，在保证局部无张力的情况下，使再造乳房呈圆锥形。

（4）供区关闭：修剪切口皮缘，切口皮下组织用 4-0 可吸收缝线间断缝合，4-0 倒刺线行皮下连续缝合和 5-0 无损伤线间断缝合皮肤。

5. 术后管理

（1）手术并发症及处理：术后护理包括监测穿支血管皮瓣、应用改善微循环的药物。引流管保持 3～5 天。上臂抬高 45° 并固定。保持手臂伸展位制动 1 周。若有相应指征，可在再造术后 6 周开始乳房辅助放疗。如果条件合适，患者在术后 3 周即可接受化疗。

（2）术后随访：术后 1 个月、3 个月、6 个月、1 年、2 年定期随访。

六、腹壁下动脉穿支皮瓣（DIEP）

详见本章第 5 节。

七、典型病例

病例 1

患者女，52 岁，右侧乳腺癌，行右侧外上象限切除保乳术，即刻行背阔肌肌皮瓣带蒂转移修复乳房局部缺损，术后按时接受放疗，效果好，随访 11 年未见局部复发和远处转移，乳房形态满意（图 3-11-1）。

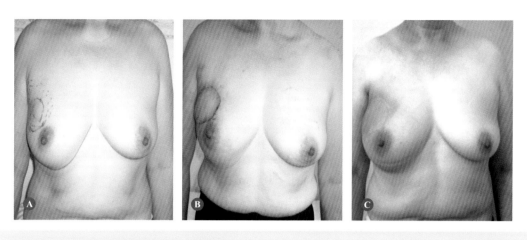

图 3-11-1 A.术前设计。B.术后 2 周。C.术后放疗后半年

病例 2

患者女，52 岁，右侧乳房内侧肿物局部切除后病理诊断为乳腺癌，需要进一步扩大切除，患者接受保乳术及腋窝淋巴结清扫。即刻行背阔肌肌皮瓣（LDMF）及肌瓣带蒂转移，LDMF 修复乳房内侧局部缺损，肌瓣修复腋窝缺损。术后 6 个月随访，乳房和腋窝形态均满意（图 3-11-2）。

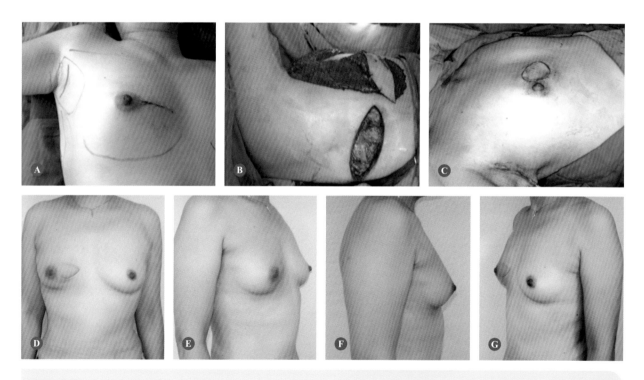

图 3-11-2 A.术前设计。B.术中 LDMF 及肌瓣带蒂转移至胸部。C.LDMF 修复乳房内侧局部缺损，肌瓣修复腋窝缺损，切口关闭。D.术后 6 个月正位。E.术后 6 个月左斜位。F.术后 6 个月左侧位。G.术后 6 个月右斜位

病例 3

患者女，28 岁，右侧乳腺腺癌保乳术后 2 年，剖宫产史。行双侧 DIEP 游离移植右侧乳房部分缺损再造，双侧腹壁下动静脉吻合于右侧腋部胸背动静脉，行髂腰部、脐部整形术（图 3-11-3）。

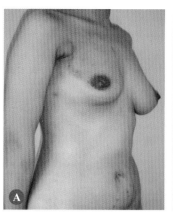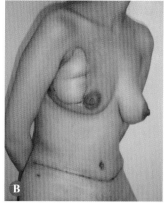

图 3-11-3　A.术前左斜位。B.术后 2 周左斜位

病例 4

患者女，26 岁，左侧保乳术及腋窝淋巴结清扫、放疗后 2 年。左侧乳房上半缺损。因术前超声和多普勒超声均未探及腋窝胸背血管的通畅性，患者未婚未育，不考虑选择腹部做供区，接受对侧 LDMF 吻合血管游离移植。术中将右侧 LDMF 的血管蒂胸背动静脉与左侧第 3 肋间胸廓内动静脉行端－端吻合。右侧供区直接关闭。术后皮瓣成活良好，乳房形态明显改善（图 3-11-4）。

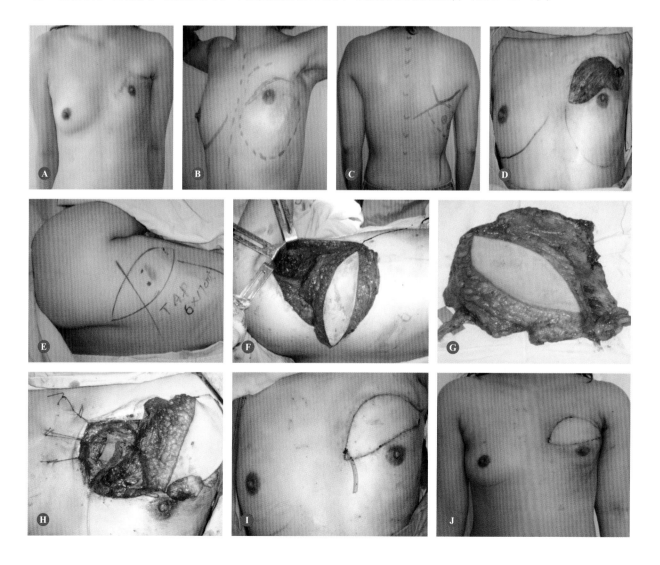

图 3-11-4　A. 术前正位。B. 术前右斜位。C. 对侧 LDMF 术前设计，站立位。D. 术中平卧位切除松解左胸壁瘢痕，尽量使乳头乳晕复位。E. 术中左侧卧位根据左侧胸部缺损大小再次设计右侧 LDMF。F. 切取 LDMF。G. 离断血管蒂胸背动静脉。H. 将右侧 LDMF 的血管蒂胸背动静脉与左侧第 3 肋间胸廓内动静脉行端-端吻合。I. 再造乳房塑形。J. 术后 1 周正面站立位

（穆蘭　刘岩　李巍）

参考文献

［1］穆兰花，栾杰，李魏，等. 乳腺肿瘤术后即刻修复与重建的临床研究. 临床肿瘤学杂志，2006，11（2）：87-90.

［2］中国抗癌协会乳腺癌专业委员会. 中国抗癌协会乳腺癌诊治指南与规范（2017 年版）. 中国癌症杂志，2017，27（9）：695-760.

［3］Anderson B O, Masetti R, Silverstein M J. Oncoplastic approaches to partial mastectomy: an overview of volume-displace-ment techniques. Lancet Oncol, 2005, 6（3）：145-157.

［4］Song H M, Styblo T M, Carlson G W, et al. The use of oncoplastic reduction techniques to reconstruct partial mastectomy defects in women with ductal carcinoma in situ. Breast J, 2010, 16（2）：141-146.

［5］White A, Kalimuthu R. Salvaging difficult chest and epigastric defects with the intercostal artery perforator flap. Plast Reconstr Surg, 2010, 125（3）：124e-125e.

［6］Hamdi M, Spano A, Van Landuyt K, et al. The lateral intercostal artery perforators: anatomical study and clinical application in breast surgery. Plast Reconstr Surg, 2008, 121（2）：389-396.

［7］Hamdi M, Van Landuyt K, Monstrey S, et al. Pedicled perforator flaps in breast reconstruction: a new concept. Br J Plast Surg, 2004, 57（6）：531-539.

［8］陈明华，曾昂. 带蒂穿支皮瓣在乳房再造术中的应用. 中国癌症杂志，2017，27（8）：626-633.

［9］Munhoz A M, Montag E, Arruda E, et al. Immediate conservative breast surgery reconstruction with perforator flaps: new challenges in the era of partial mastectomy reconstruction Breast, 2011, 20（3）：233-240.

［10］Angrigiani C, Grilli D, Siebert J. Latissimus dorsi musculocutaneous flap without muscle. Plast Reconstr Surg, 1995, 96（7）：1608-1614.

［11］许扬滨，向剑平，刘小林，等. 不带背阔肌的胸背动脉穿支皮瓣的设计和应用. 中华显微外科杂志，2006，29（5）：335-336.

［12］徐家钦，潘云川，梅劲，等. 肋间后动脉外侧穿支皮瓣的解剖与临床应用. 中华显微外科杂志，2012，35（4）：279-281.

［13］Rozen W M, Garcia-Tutor E, Alonso-Burgos A, et al. Planning and optimizing DIEAP flaps with virtual surgery: the Navarra experience. J Plast Reconstr Aesthet Surg, 2010, 63（2）：289-297.

［14］Alonso-Burgos A, García-Tutor E, Bastarrika G, et al. Preoperative planning of DIEP and SGAP flaps: Preliminary experience with magnetic resonance angiography using 3-tesla equipment and blood-pool contrast medium. J Plast Reconstr Aesthet Surg, 2010, 63（2）：298-304.

第 12 节

再造乳房二次修整术

一、概论

无论是即刻乳房再造或延期乳房再造，无论是自体组织乳房再造、乳房假体或自体组织联合假体乳房再造，乳腺癌术后乳房再造（部分或全部）都要同时兼顾胸壁不对称的矫正、乳房对称性、腋窝凹陷的矫正等[1-2]。应做好术前评估，确定对侧乳房是否满意。如果对侧乳房形态满意，应以对侧乳房为标准进行再造。乳房再造后仍与对侧胸壁和乳房不对称时，可根据具体情况，待再造乳房充分消肿恢复后（至少在术后 6 个月）进行再造乳房修整。可采用皮瓣去表皮、脂肪抽吸或自体脂肪颗粒注射等方法，以达到与对侧胸壁、乳房基本对称的目的[3-5]。

二、手术方法

1.乳房下皱襞位置的调整

乳房再造患者通常会因为乳房下皱襞不对称而要求修整。术前设计必须取站立位，术中要求上半身45° 坐位，确定新的乳房下皱襞和对侧的对称性。

2.乳房大小的调整

应在术前确定自体组织乳房再造的大小，以及是否需要调整对侧乳房的大小，可同期进行对侧乳房的隆乳、缩乳、乳房上提等。

3.乳沟的调整

乳沟通常是患者评价再造乳房满意度的重要因素。是否能够再造出满意的乳沟，取决于患者双侧乳房的基底宽度、双侧乳头的距离及乳房的饱满程度。

三、典型病例

病例1

患者女，入院前 2 年于外院因"右侧乳腺癌"行改良根治术，即刻应用腹直肌肌皮瓣带蒂转移行右侧乳房再造、腹壁整形术、脐再造术。术后皮瓣成活良好，伤口一期愈合，但再造乳房内上可触及约 3 cm×10 cm 硬块区，MRI 提示脂肪硬化、钙化。自觉整个乳房靠外下，再造乳房位置过低，再造乳房表面两条横行切口瘢痕影响外观，胸壁内上部分凹陷，缺乏乳沟，腋窝凹陷。遂在全身麻醉下行再造乳房修整术：以再造乳房内下原切口入路，切除再造乳房内上脂肪硬化、钙化组织送病理检查，分离胸骨侧皮下组织达胸骨旁线，将再造乳房皮瓣向内上推进深层缝合固定，切除再造乳房表面两条横向瘢痕之间的皮肤，以原腋窝淋巴结清扫切口入路松解腋窝瘢痕，切取侧胸淋巴组织瓣，带蒂转移至腋窝重建腋前襞。患者后续又进行了乳头再造、髂腰部脂肪抽吸胸壁自体脂肪颗粒注射（图3-12-1和图3-12-2）。

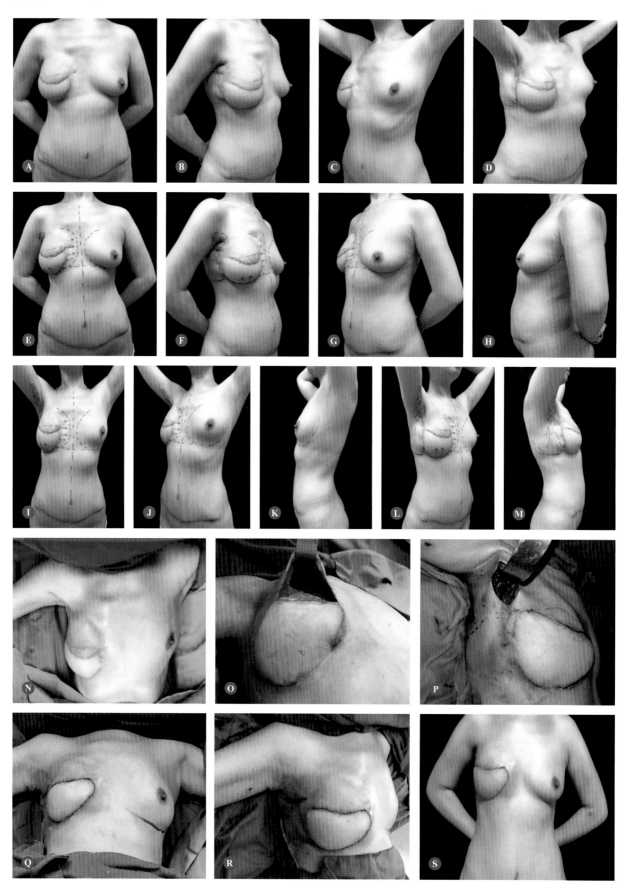

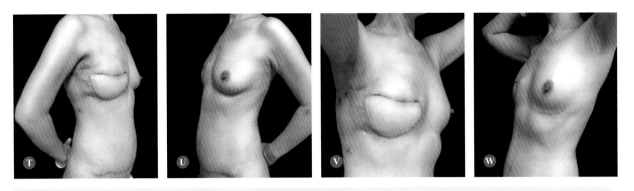

图3-12-1 双侧乳房大小、乳房下皱襞位置不对称的调整。A.术前正位。B.术前左斜位。C.术前抱头右斜位。D.术前抱头左斜位。E.术前设计，正位。F.术前设计，左斜位。G.术前设计，右斜位。H.术前设计，右侧位。I.术前设计，抱头正位。J.术前设计，抱头右斜位。K.术前设计，抱头右侧位。L.术前设计，抱头左斜位。M.术前设计，抱头左侧位。N.术中仰卧位，同时暴露右上臂和双侧腋窝。O.取右侧再造乳房原中央区域梭形切口切除原局部皮瓣的皮肤全层，借此切口向头侧分离，切除皮瓣硬化区组织送常规病理检查。切口沿皮瓣内、下缘至乳房下皱襞中点处，将皮瓣整体向胸骨中线及锁骨方向推进，即将再造乳房向内向上移位，皮瓣内上深层间断以2-0可吸收缝线与胸壁缝合固定，切口分层关闭。P.患侧腋区，原切口入路，充分分离松解腋窝粘连的瘢痕，将胸外侧淋巴组织瓣带蒂转移至腋窝填补腋窝缺损。Q.手术完成后正位。R.手术完成后右侧观。S.术后5天正位。T.术后5天左斜位。U.术后5天右斜位。V.术后5天抱头左斜位。W.术后5天抱头右斜位

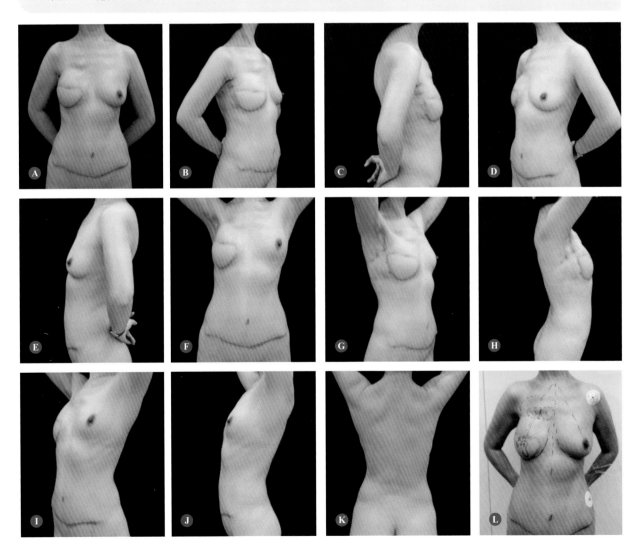

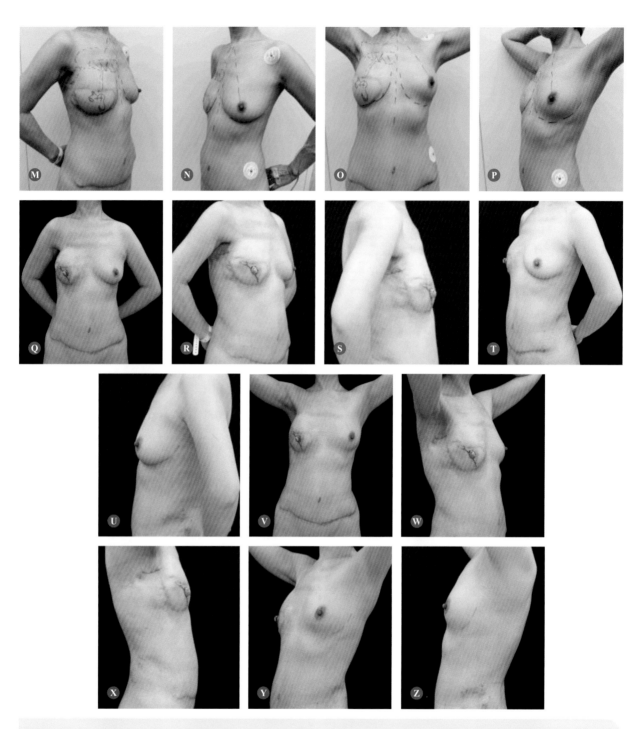

图 3-12-2　右侧乳头再造、髂腰部脂肪抽吸、胸壁自体脂肪颗粒注射。A.术前正位。B.术前左斜位。C.术前左侧位。D.术前右斜位。E.术前右侧位。F.术前抱头正位。G.术前抱头左斜位。H.术前抱头左侧位。I.术前抱头右斜位。J.术前抱头右侧位。K.术前背部正位。L.术前设计，正位。M.术前设计，左斜位。N.术前设计，右斜位。O.术前设计，抱头正位。P.术前设计，抱头右斜位。Q.术后2天正位。R.术后2天左斜位。S.术后2天左侧位。T.术后2天右斜位。U.术后2天右侧位。V.术后2天抱头正位。W.术后2天抱头左斜位。X.术后2天抱头左侧位。Y.术后2天抱头右斜位。Z.术后2天抱头右侧位

病例 2

　　患者女，53 岁，右侧乳腺癌术后 11 年，腹部皮瓣右侧乳房再造术后 8 年。再次入院行右侧胸部瘢痕切除整形，再造乳房修整，右侧腋窝瘢痕挛缩松解，"箭式"皮瓣右侧乳头再造，腹部瘢痕"猫耳"畸形修整，双侧腰部脂肪抽吸，自体脂肪游离移植左侧隆乳术（图 3-12-3）。

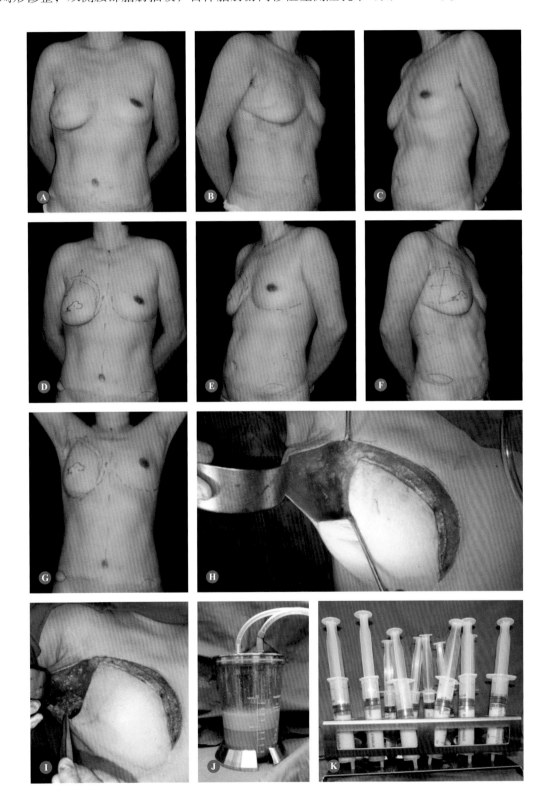

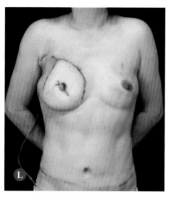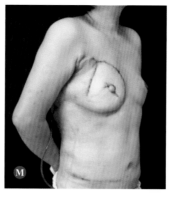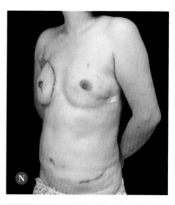

图3-12-3　A.术前正位。B.术前左斜位。C.术前右斜位。D-F.术前设计，根据双侧乳房下皱襞位置、患侧再造乳房上极及腋窝凹陷情况，拟行再造乳房上外原切口入路，将皮瓣整体向上、向外推进。同时修整腹部"猫耳"畸形，双侧腰部脂肪抽吸。G.术前设计，抱头位，精确评估双侧乳房下皱襞位置、腋窝凹陷。H.术中再次松解腋窝瘢痕。I.将再造乳房皮瓣上外侧去表皮后向上、向外推进，充填锁骨下胸壁凹陷畸形及腋窝凹陷畸形。J-K.应用水动力吸脂行双侧腰脂肪抽吸，静置法处理脂肪。L.术后3天正位。M.术后3天左斜位。N.术后3天右斜位

（穆蘭　李巍）

参考文献

[1] Taglialatela Scafati S, Cavaliere A, Aceto B, et al. Combining autologous and prosthetic techniques: the breast reconstruction scale principle. Plast Reconstr Surg Glob Open, 2017, 5（12）: e1602.

[2] Zhu L, Mohan A T, Vijayasekaran A, et al. Maximizing the volume of latissimus dorsi flap in autologous breast reconstruction with simultaneous smultisite fat grafting. Aesthetic Surg J, 2016, 36（2）: 169-178.

[3] Troy J, Little A, Kuykendall L, et al. Flap-mastopexy in autologous breast reconstruction: Timing and Technique. Ann Plast Surg, 2018, 80（4）: 328-332.

[4] Fujiwara T, Yano K, Tanji Y, et al. Staged prosthetic reconstruction with fat grafting for severe depressive breast deformation after breast-conserving therapy. Plast Reconstr Surg Glob Open, 2018, 6（3）: e1717.

[5] Shamoun F, Asaad M, Hanson S E, et al. Oncologic safety of autologous fat grafting in breast reconstruction. Clin Breast Cancer, 2021, 21（4）: 271-277.

第 13 节

乳房再造术后乳房对称性整形手术

一、概述

乳腺癌是女性最高发的恶性肿瘤[1]，以手术切除为主的综合治疗是乳腺癌的有效治疗方法，乳房再造的广泛应用大大减轻了乳腺癌患者的痛苦，尤其是即刻乳房再造，有效避免了乳房缺失阶段对女性心理及生理的影响[2-3]。目前，自体组织乳房再造及假体乳房再造已成为成熟的手术方式，且乳腺外科及整形外科医师已将重点放在如何再造出外形美观的乳房[4-10]。

乳房的美学标准取决于诸多方面，包括乳房的体积、位置、凸度、下垂度、下皱襞、乳间沟和乳头乳晕复合体等，一个重要因素是双侧乳房的对称性。目前研究多侧重于再造乳房如何与健侧乳房保持对称，而当对侧乳房偏小或出现松弛下垂等不美观因素时，如何同期进行健侧乳房对称性整形手术在国内鲜有报道。Losken 等[11]总结了 1394 例接受乳房再造的患者，其中超过 50% 在术后进行了对侧乳房的对称性整形手术。Leone 等[12]对 606 例接受乳房再造的患者进行超过 7 年的随访，发现乳腺癌术式、再造时机、再造手术方式均是影响对侧乳房进行对称性整形手术的因素。Rizki 等[13]和 Nahabedian[14]也认为，大部分乳房再造需要进行对侧乳房的对称性整形手术。

在乳房再造同时行对侧乳房对称性整形手术能够取得满意的疗效。Huang 等[17]在为患者进行 DIEP 乳房再造的同时行对侧乳房缩小术及下垂矫正术，取得了满意效果。Laporta 等[18]也应用类似手术方式，在乳腺癌患者行乳腺癌切除手术行即刻 DIEP 乳房再造，同期行对侧乳房缩小术，术后随访效果满意。Stevenson 等[19]应用 TRAM 进行乳房再造取得了同样的结果。

目前关于乳房对称性整形手术的方式选择尚无具体评价标准，总体来说应根据具体情况选择隆乳术或乳房缩小（下垂矫正）术。除应用假体植入隆乳术外，还可考虑应用自体脂肪游离移植隆乳术。Bonomi 等[20]应用自体脂肪游离移植隆乳术纠正乳房再造后的双侧不对称，取得一定效果。Ulusal 等[21]应用内窥镜技术辅助进行对侧乳房的假体植入隆乳术。

Smith 等[22]认为，在乳房再造的同时行对侧乳房对称性整形手术可获得满意效果。Chang 等[23]也建议乳房再造同期进行对侧乳房的对称性整形手术。Salgarello 等[1]对乳房再造同时行对侧乳房对称性整形手术的患者进行随访后发现，患者对手术效果很满意，且未增加术后并发症的发生。

无论是即刻乳房再造还是延期乳房再造，无论采取假体植入乳房再造、自体组织乳房再造或复合组织乳房再造，双侧对称均是乳房再造最终的目标，也是患者满意的重要标准。

二、手术时机及方式

手术时机包括乳房再造同时行对侧乳房对称性整形手术和乳房再造后择期行对侧乳房对称性整形手术。

对侧乳房对称性整形手术方式包括隆乳术、乳房上提、乳房缩小术、乳头再造、乳晕再造等。

三、手术方法

（1）患者取侧卧位，胸部沿原手术切口切开，沿胸大肌表面分离再造乳房腔隙，于背部设计梭形切口线，皮瓣范围为（18 cm×13 cm）～（20 cm×11 cm），逐层切开至背阔肌，于远端切断背阔肌，以背阔肌为蒂向近端分离，于皮下建立与胸部伤口相通的隧道，将背阔肌肌皮瓣沿皮下隧道转移至胸部已分离好的腔隙，调整皮瓣方向及大小，对再造乳房进行塑形，去除皮瓣表皮后四周进行固定。逐层关闭切口，背部伤口向两侧适当游离，减少切口张力后逐层缝合，期间分别于再造乳房及背部切口内留置负压引流管。更换患者体位为平卧位后，进行对侧乳房对称性整形手术。

（2）根据患侧乳房再造后外形及健侧乳房的体积、形状，决定健侧乳房对称性整形手术的方式。①乳房缩小术：患者无增大乳房的意愿，仅要求双侧对称，可给予健侧乳房双环法乳房缩小术。设计双环乳晕切口线，双环之间皮肤以 0.2% 利多卡因溶液（内含肾上腺素 1∶200 000 U）注射入皮内，去除该区域表皮，保留真皮帽。沿外环切开真皮，沿皮下向四周适当游离，将周围皮肤沿上、下、内、外 4 个点固定于内环乳晕皮肤，以荷包缝合方式缩小外环后，分层缝合关闭乳晕周围切口。②假体植入隆乳术：患者健侧乳房轻度松弛，患侧乳房再造后明显大于健侧，且患者有增大乳房的意愿，可给予健侧乳房假体植入隆乳术。采用乳房下皱襞切口，逐层切开，沿腺体后到达胸大肌，切断部分胸大肌下止点，制作"双平面"效果，分离胸大肌后间隙。乳房上极饱满者选择 Mentor 硅凝胶乳房植入体（圆形）；乳房上极不饱满者选择 McGhan 硅凝胶乳房植入体（解剖型）。留置引流管后，逐层缝合切口。

（3）术后处理：伤口及术区给予适当加压包扎，伤口引流 < 20 ml/d 时拔除引流管，引流管留置时间为 3～6 天。

四、典型病例

患者女，45 岁。发现右侧乳头溢液 2 个月就诊。超声提示右侧乳腺外上象限可及 0.9 cm×0.3 cm 低回声肿物；钼靶检查提示右侧乳腺多发点状及片状钙化。患者乳房偏小，要求乳腺癌切除术同时行乳房再造，同时希望对健侧行隆乳术。患者于全身麻醉下行保留乳头乳晕的右侧乳房切除术及前哨淋巴结活检，术中冰冻病理检查提示右侧乳房导管内乳头状瘤伴低级别导管内原位癌，前哨淋巴结活检未见肿瘤转移。进一步行右侧乳房假体植入乳房再造，植入假体为 McGhan 毛面单囊硅凝胶乳房植入体（解剖型，350 g）；应用胸大肌覆盖假体内侧及上部，腹直肌前鞘翻转筋膜瓣联合前锯肌筋膜瓣覆盖假体外侧及下部。左侧乳房采用乳房下皱襞切口假体植入隆乳术（双平面），植入假体为 Mentor 毛面硅凝胶乳房植入体（圆形，175 ml）。患者术后恢复顺利，术后 4 天拔除引流管，术后 1 周出院，口服抗雌激素。随访 8 个月，无肿瘤复发、转移，未出现假体移位，双侧乳房外形基本对称（图 3-13-1）。

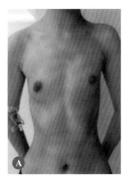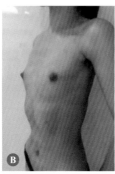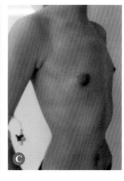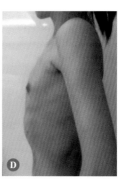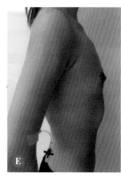

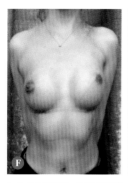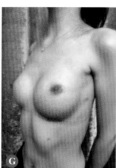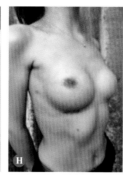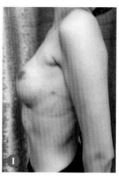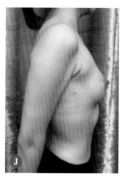

图 3-13-1 双侧乳房硅凝胶假体植入术＋左侧乳房再造＋右侧隆乳术。A. 术前正位。B. 术前右斜位。C. 术前左斜位。D. 术前右侧位。E. 术前左侧位。F. 术后正位。G. 术后右斜位。H. 术后左斜位。I. 术后右侧位。J. 术后左侧位

（刘岩　毕晔　穆籣）

参考文献

［1］Salgarello M, Visconti G, Baroneadesi L, et al. Contralateral breast symmetrisation in immediate prosthetic breast reconstruction after unilateral nipple-sparing mastectomy: the tailored reduction/augmentation mammaplasty. Arch Plast Surg, 2015, 42（3）: 302-308.

［2］Jemal A, Bray F, Cente M M, et al. Global cancer statistics. CA Cancer J Clin, 2011, 61（2）: 69-90.

［3］尹健, 张学慧, 张斌. 即刻乳房再造与延期乳房再造的心理调查. 中华整形外科杂志, 2005, 21（3）: 175-177.

［4］陈祥锦, 王彪, 郑厚兵, 等. 保留部分腹直肌TRAM皮瓣的应用解剖及在乳房再造中的应用. 中华整形外科杂志, 2012, 28（4）: 248-252.

［5］Stalder M W, Lam J, Allen R J, et al. Using the retrograde internal mammary system for stacked perforator flap breast reconstruction: 71 breast reconstructions in 53 consecutive patients. Plast Reconstr Surg, 2016, 137（2）: 265e-277e.

［6］穆兰花, 辛敏强, 栾杰. 乳腺癌术后乳房重建的研究现状及其评价. 中华乳腺病杂志（电子版）, 2011, 5（2）: 49-52.

［7］刘立刚, 武勇进, 王亮, 等. 保留乳房皮肤的乳腺切除与即刻乳房再造. 中国修复重建外科杂志, 2004, 18（6）: 471-474.

［8］Salgarello M, Visconti G, Barone-Adesi L. Nipple-sparingmastectomy with immediate implant reconstruction: cosmetic outcomes and technical refinements. Plast Reconstr Surg, 2010, 126（5）: 1460-1471.

［9］穆大力, 栾杰, 穆兰花, 等. 腹壁浅动脉蒂游离腹壁皮瓣乳房再造术的初步临床应用. 中华医学美学美容杂志, 2010, 16（3）: 145-147.

［10］张妍, 穆兰花, 张寒, 等. 股深动脉穿支供血的横半月形股薄肌肌皮瓣的解剖研究及在乳房再造中的应用. 癌症进展, 2013, 11（5）: 420-424.

［11］Losken A, Carlson G W, Jones G E, et al. Trends in unilateral breast reconstruction and management of the contralateral breast: the Emory experience. Plast Reconstr Surg, 2002, 110（1）: 89-97.

［12］Leone M S, Priano V, Franchelli S, et al. Factors affecting symmetrization of the contralateral breast: a 7-year breast reconstruction experience. Aesthetic Plast Surg, 2010, 35（4）: 446-451.

［13］Rizki H, Nkonde C, Ching R C, et al. Plastic surgical management of the contralateral breast in post-mastectomy breast reconstruction. Int J Surg, 2013, 11（9）: 767-772.

［14］Nahabedian M Y. Managing the opposite breast：contralateral symmetry procedures. Cancer J, 2008, 14（4）：258-263.

［15］李广学，穆蘭，刘岩，等. 即刻假体乳房再造术中邻近组织覆盖假体的初步研究. 中国修复重建外科杂志，2016，30（3）：385-388.

［16］Jung J A, Kim Y W, Kang S R. Reconstruction of unexpected huge chest wall defect after recurrent breast cancer excision using a TRAM flap combined with partial latissimus dorsi muscle flap. Arch Plast Surg, 2013, 40（1）：76-79.

［17］Huang J J, Wu C W, Leon L W, et al. Simultaneous contralateral breast reduction/mastopexy with unilateral breast reconstruction using free abdominal flaps. Ann Plast Surg, 2011, 67（4）：336-342.

［18］Laporta R, Longo B, Sorotos M, et al. One-stage DIEP flap breast reconstruction：Algorithm for immediate contralateral symmetrization. Microsurgery, 2015, 36（1）：7-19.

［19］Stevenson T R, Goldstein J A. TRAM flap breast reconstruction and contralateral reduction or mastopexy. Plast Reconstr Surg, 1993, 92（2）：228-233.

［20］Bonomi R, Betal D, Rapisarda I F, et al. Role of lipomodelling in improving aesthetic outcomes in patients undergoing immediate and delayed reconstructive breast surgery. Eur J Surg Oncol, 2013, 39（10）：1039-1045.

［21］Ulusal B G, Cheng M H, Wei F C. Simultaneous endoscope-assisted contralateral breast augmentation with implants in patients undergoing postmastectomy breast reconstruction with abdominal flaps. Plast Reconstr Surg, 2006, 118（6）：1083-1084.

［22］Smith M L, Clarke-Pearson E M, Vornovitsky M, et al. The efficacy of simultaneous breast reconstruction and contralateral balancing procedures in reducing the need for second stage operations. Arch Plast Surg, 2014, 41（5）：535-541.

第14节

乳腺癌合并胸壁创面整形修复

一、概述

局部晚期巨大乳腺癌及胸壁恶性肿瘤常累及皮肤，为了保证切缘阴性、减少肿瘤复发，通常需要扩大切除，在胸壁遗留巨大创面，不能直接拉拢闭合。这些创面包括皮肤和软组织缺损、单根甚至多根肋骨缺损，需要包括整形外科在内的多学科联合治疗以覆盖创面，确保创面安全关闭和进一步行放化疗。根据具体情况，创面可分为：①乳腺癌临床Ⅳ期，局部破溃；②乳腺癌临床Ⅳ期，肿瘤切除后胸壁创面巨大；③乳腺癌临床Ⅳ期，肿瘤切除后胸壁缺损巨大，合并胸骨或肋骨缺损。

对于仅有软组织缺损的胸壁创面，常根据创面的大小、位置和深度灵活选择各种皮瓣、肌皮瓣修复创面。修复时可根据需要选择单一皮瓣或多皮瓣复合的方法，需要时可辅以游离皮片移植。常用的皮瓣包括：局部皮瓣、邻位皮瓣、背阔肌肌皮瓣（LDMF）、腹直肌肌皮瓣等[1]。

1. 局部和邻位皮瓣

对于创面位于一侧前胸壁且侧胸壁血供较好的患者，可选用侧胸壁皮瓣或侧胸腹壁皮瓣修复。其优点是含有轴型血供，故长宽比可达到 2：1 甚至更大，使用较为灵活，操作简便，但皮瓣远端不宜超过腹白线[1]。对于创面不大的患者，还可选择对侧乳房瓣或胸大肌肌皮瓣。

2. 逆向腹壁推进皮瓣

1972 年首次报道了逆向腹壁成形术[2]，在乳房下皱襞做切口，分离腹壁达脐水平，选择性切除上腹部多余组织，在不改变脐位置的情况下改善脐水平以上腹部的外观。2012 年 Yacoub 等[3] 提出了一种新的概念，即延长逆向腹壁成形术，其可同时实现乳房缩小及腹壁整形。此修复方法自胸部切口在深筋膜浅层向尾侧分离，将腹部组织向头侧推进，逐步减张缝合，直接关闭创面。穆兰[4] 等利用逆向腹壁推进皮瓣修复胸壁缺损，直接关闭，取得了满意的修复效果。

3. LDMF

1896 年 Tansini 首次将 LDMF 用于创面修复，并于 1906 年首次将其应用在放疗后乳房创面修复及乳房部分切除术后修复中[5]。此后，LDMF 因其血管恒定、血管直径大、血供丰富、切取范围大等优点得到广泛应用，在胸壁缺损修复及乳房再造中发挥重要作用。LDMF 几乎可以达到同侧胸壁创面的任何部位，是较理想的修复材料。但由于在切取时会损伤部分背阔肌，影响供区运动，且容易产生血清肿。为避免上述问题，1995 年 Angrigiani 等[6] 将胸背动脉主干从背阔肌中游离出来，形成了不使用肌肉组织、只包含皮肤和皮下组织的胸背动脉穿支皮瓣（TAP）。因其蒂较长，故利用 TAP 修复胸壁创面易化了皮瓣的旋转，保持了背阔肌的完整性，减少了 LDMF 切取后供区血清肿等并发症的发生，术后患者恢复较快，因此较传统的 LDMF 更有优势。但对于较大的创面，供区切取后可能不能直接拉拢关闭，为了解决这一问题并减小供区损伤，近年来逐渐发展出 Kiss 皮瓣。Kiss 皮瓣是指切取双叶或多叶小组织瓣，每叶组织瓣均有来自于共干的独立血供，拼接后移植于受区，供区可直接拉拢缝合，避免植皮[7]。

必要时，应用 LDMF 带蒂转移联合逆向腹壁整形技术可有效覆盖创面。特别适用于全身条件较差、不适合腹部皮瓣转移的患者。首先应用逆向腹壁整形技术缩小创面，自胸部切口在深筋膜浅层向尾侧分离，将腹部组织向头侧推进，逐步减张缝合，将胸部创面宽度减至最小，然后根据缺损大小设计同侧 LDMF。

4. 腹直肌及皮瓣

腹直肌肌皮瓣血供确定，切取方便，术中无须变换体位，但由于该肌皮瓣会破坏部分腹壁肌力，且修复胸骨上 1/3 区域时因张力过大而有一定限制，故可作为备选[1]。对于胸壁组织缺损量较大且有条件进行即刻乳房再造的患者，横行腹直肌肌皮瓣（TRAM）能够提供较大的组织量，便于乳房塑形，因此可作为首选。

完整稳定的胸廓结构是正常呼吸及保护胸腔内重要器官的前提，故胸廓的重建极其重要。伴有多根肋骨切除的巨大胸壁缺损可因反常呼吸而影响患者呼吸功能，需根据创面的大小、部位，结合修复材料的性质选择合适的修复方式，及时关闭创面。

全层胸壁缺损的修复包括胸膜腔处理、胸廓支架重建和软组织覆盖[1]。由于肿瘤切除手术中一般不涉及胸膜腔内器官，仅切除部分壁胸膜，故胸膜可以不修复，仅靠黏膜爬行或假膜形成[8]。对于骨性缺损需要重建的指征，通常根据缺损范围或缺损肋骨、肋软骨的数量来判断。一般认为直径小于 5~7 cm 的骨性缺损对胸壁的稳定性影响较小，不需要重建[9]。也有的学者认为 3 根以下肋骨缺损或胸骨部分缺损不影响胸廓的完整性，可以不修复，直接用皮瓣覆盖创面；3 根及以上肋骨缺损及胸骨全部缺损会影响胸壁的连续性，造成反常呼吸，且胸腔及纵隔器官缺少保护，一般需要修复；但单纯 4~6 根肋软骨缺损一般可以不修复[10]。在修补材料的选择上，对于缺损范围较小且无反常呼吸的患者，可使用人工补片（如涤纶补片、Marlex 网等）；对于缺损范围较大或有轻度反常呼吸的患者，常采用强度较大的修补材料（如钛板、有机玻璃板等），还可采用人工补片＋骨水泥＋人工补片这种三明治式复合体修复法[11]。此外，因下胸壁活动度较大，若缺损较小，可选用伸展性良好且具有一定强度的钛网[12]。

显著胸壁不对称的患者大多是由于先天性发育畸形，常在儿童时期进行手术矫正。文献报道正常女性胸壁不对称的比例约为9%[13]。部分患者的胸壁不对称（包括Poland综合征、胸壁凹陷等）可在术前发现，在进行乳房再造的同时可通过植入定制的胸壁假体来矫正，经过术前精确的测量及制模、术中修整后将其安放在胸大肌下合适的位置，作为骨性胸壁的填充，对假体或自体组织再造乳房不能覆盖的胸骨不对称进行矫正。

二、典型病例

病例1

患者女，32岁，左侧临床Ⅳ期乳腺癌溃烂合并铜绿假单胞菌感染，血常规：血红蛋白6 g/L。应用背阔肌肌皮瓣（LDMF）带蒂转移联合中厚皮片游离移植即刻修复临床Ⅳ期乳腺癌扩大切除术后巨大创面（图3-14-1）。

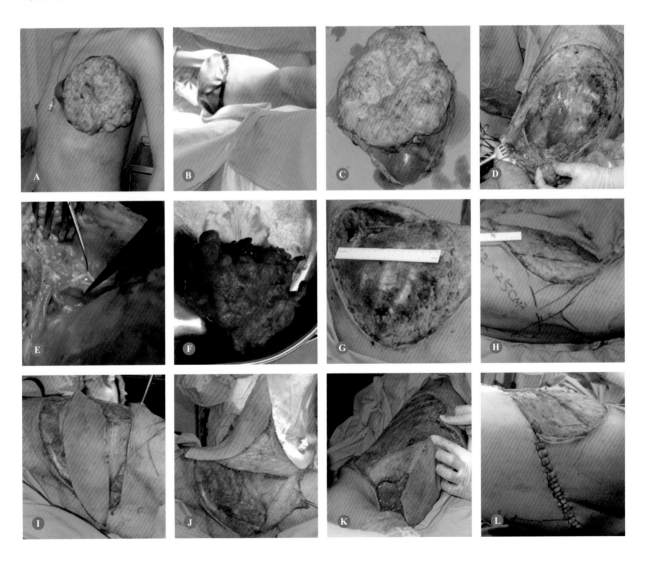

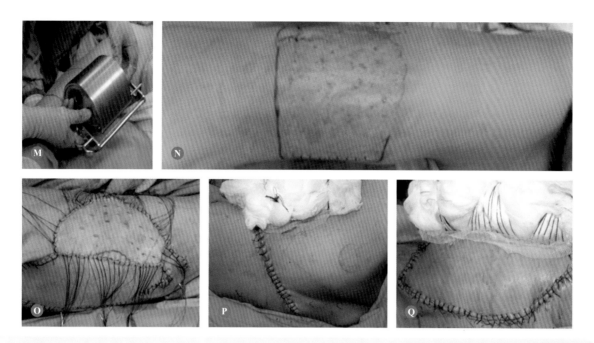

图 3-14-1 A. 术前胸壁破溃，左斜位。B. 术中采取右侧卧位，术区包括胸壁、背部供瓣区和左大腿供皮区。C. 切除的胸壁肿物溃烂组织。D. 腋窝胸背血管被肿瘤组织紧紧包裹。E. 应用显微外科技术分离肿瘤组织，保护胸背血管完整。F. 切除的腋窝肿瘤标本。G. 胸壁创面面积约 30 cm×45 cm，肋骨外露。H. 设计同侧 LDMF 约 12 cm×25 cm（以能拉拢关闭为准）。I. LDMF 分离完成。J. 同侧 LDMF 带蒂向胸部转移。K. 同侧 LDMF 带蒂转移覆盖胸部肋骨暴露区。L. 背部供瓣区直接拉拢关闭，遗留侧胸创面约 10 cm×20 cm。M. 取皮鼓切取同侧大腿内侧薄中厚皮片约 10 cm×20 cm。N. 大腿供皮区创面，加压包扎。O. 侧胸部创面游离皮片移植。P. 游离皮片移植打包堆加压包扎及背部供瓣区关闭。Q. 游离皮片移植打包堆加压包扎及胸部转移的 LDMF 色泽良好

病例2

患者女，49岁，因左侧乳腺癌保乳术后复发行左侧乳腺癌改良根治术＋即刻 LDMF 转移修复术（图 3-14-2）。

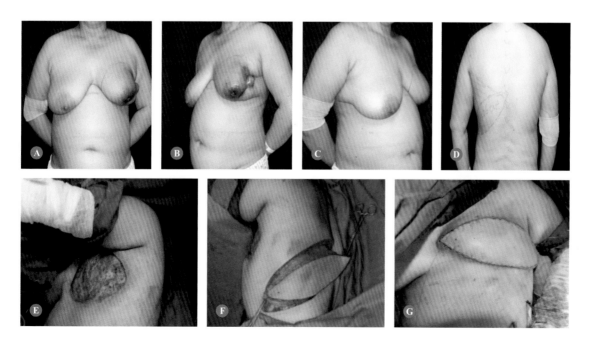

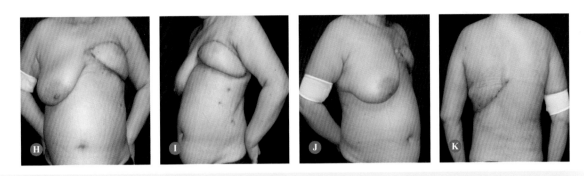

图 3-14-2 左侧乳腺癌改良根治术 + 即刻 LDMF 转移修复胸壁创面。A. 术前正位。B. 术前右斜位。C. 术前左斜位。D. 术前背部 LDMF 设计。E. 术中胸壁创面约 30 cm×30 cm。F.LDMF 分离完成。G. 应用逆向腹壁整形技术上提腹壁，经皮下隧道将 LDMF 转移至创面缝合。H. 术后 1 个月正位。I. 术后 1 个月右斜位。J. 术后 1 个月左斜位。K. 术后 1 个月背部

病例 3

患者女，50 岁，因左侧乳腺癌术后复发行左侧乳腺癌根治术 +LDMF 转移修复术（图 3-14-3）。

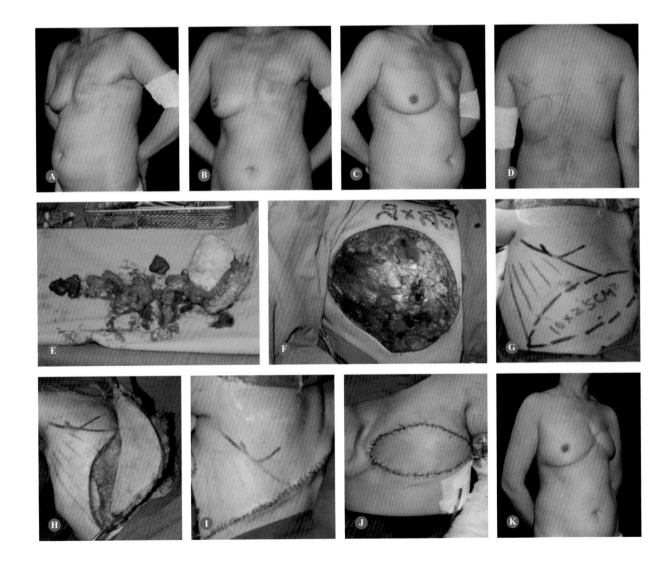

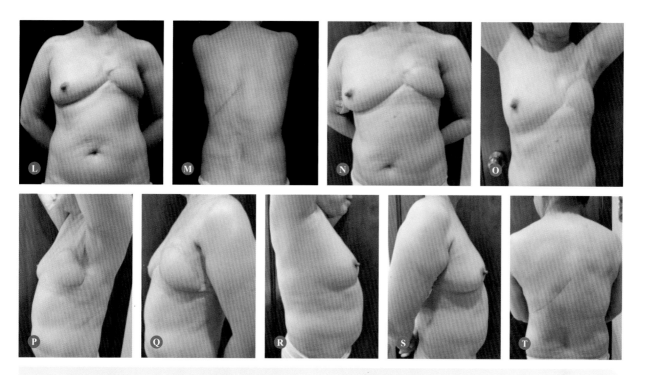

图 3-14-3　胸壁扩大切除即刻 LDMF 转移修复术。A. 术前右斜位。B. 术前正位。C. 术前左斜位。D. 术前背位。E. 切除的胸壁组织。F. 术中胸壁创面约 20 cm×20 cm。G. 设计同侧 LDMF 约 10 cm×25 cm（以能拉拢关闭为准）。H.LDMF 分离完成。I. 转移 LDMF 后背部供区的关闭。J.LDMF 转移至创面缝合。K. 术后 2 年左斜位。L. 术后 2 年正位。M. 术后 2 年背部。N. 术后 5 年正位。O. 术后 5 年抱头正位。P. 术后 5 年抱头右侧位。Q. 术后 5 年右侧位。R. 术后 5 年抱头左侧位。S. 术后 5 年左侧位。T. 术后 5 年背部

病例 4

患者女，51 岁，因右侧乳腺癌术后 1 年复发行扩大切除术＋TRAM 带蒂转移即刻修复术（图 3-14-4）。

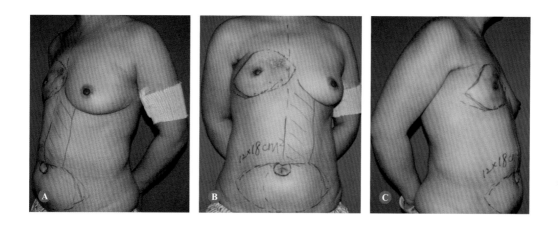

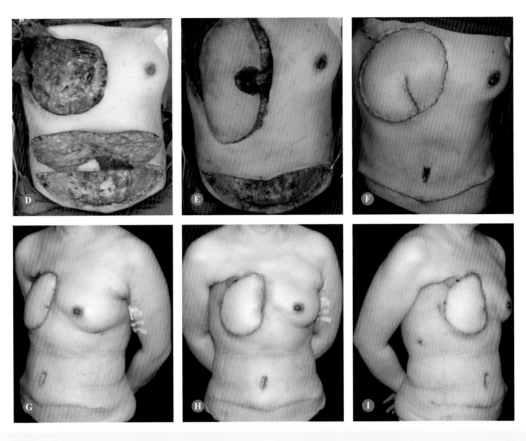

图3-14-4 应用TRAM带蒂转移即刻修复胸壁创面。A.术前设计，右斜位。B.术前设计，正位。C.术前设计，左侧位。D.乳房切除后胸壁创面，分离TRAM。E.经皮肤隧道将TRAM转移至胸壁创面。F.创面及腹壁缝合后。G.术后2周右斜位。H.术后2周正位。I.术后2周左斜位

病例5

患者女，31岁，因左侧乳腺叶状肿瘤第6次复发行扩大切除术（切除包括原再造乳房的同侧LDMF和内置的乳房假体），即刻应用逆向腹壁整形技术和对侧乳房组织瓣推进旋转上提技术，覆盖胸壁巨大创面（图3-14-5）。

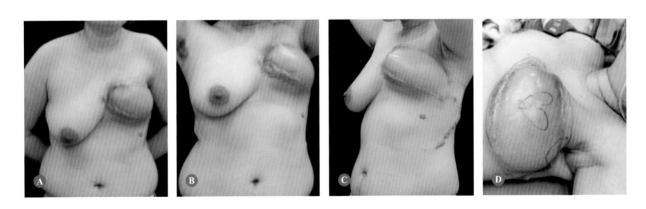

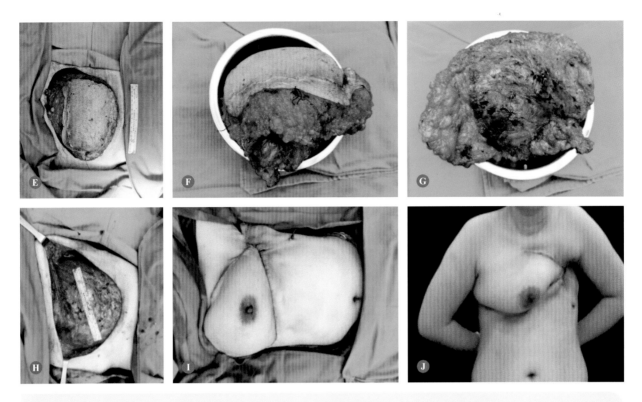

图 3-14-5 应用逆向腹壁整形技术和对侧乳房组织瓣推进旋转上提技术行创面修复术。A.术前正位。B.术前抱头正位。C.术前抱头右斜位。D.术前侧面观。E.游离的组织。F.游离的组织正面。G.游离的组织背面。H.胸壁创面 15 cm×20 cm。I.创面缝合后。J.术后 10 天正位

病例 6

患者女，44 岁。入院前 9 个月无意发现右侧乳房肿物，约鸡蛋黄大小，未诊治。肿物进行性增大，入院前 4 个月就诊行右侧乳房肿物穿刺活检术后病理回报：右侧乳房交界性叶状肿瘤。因贫血未行手术治疗，后期肿物明显增大。于 2020 年 10 月 21 日入院，体格检查见右侧乳房巨大，皮肤菲薄，皮下可见曲张静脉，内可触及大小约 15 cm×20 cm 的质硬肿物，占据整个乳房，肿物未与胸壁固定。入院后完善相关术前检查后于 10 月 29 日行右侧乳房切除术+右侧胸大肌和胸小肌切除术+逆向腹壁皮瓣推进修复术。术中完整切除肿瘤，行逆向腹壁局部推进皮瓣关闭创面，术后热成像提示皮瓣血运正常。术后病理提示为交界性叶状肿瘤，后期给予放疗。随访 6 个月局部无复发（图 3-14-6）。

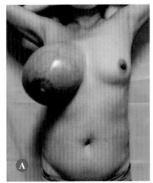
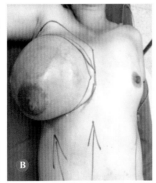
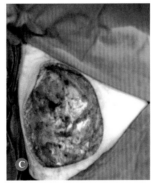
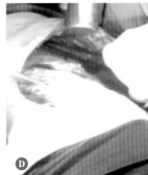

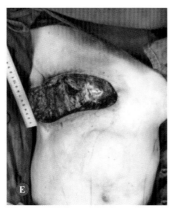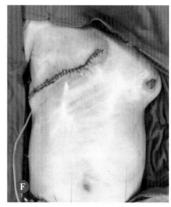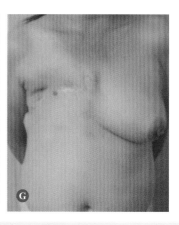

图 3-14-6　应用逆向腹壁整形技术即刻直接关闭乳腺肿瘤切除后的胸壁巨大创面。A. 术前乳房形态。B. 术前乳房和腹壁推进皮瓣设计。C. 乳房切除后胸壁缺损范围。D. 逆向分离腹壁皮瓣。E. 皮瓣推进后的创面。F. 继续分离将皮瓣推进直接关闭胸壁创面。G. 术后 6 个月正位 [引自蒋曼妃，穆蘭，汤鹏，等. 逆向腹壁推进皮瓣在修复乳房肿瘤切除后胸壁软组织缺损中的应用. 中华整形外科杂志，2021，37（7）：739-744]

病例 7

　　患者女，40 岁。患者于入院前 4 年无明显诱因自觉触及左侧乳房肿物，花生大小，而后肿块进行性增大，2019 年 11 月开始行辅助生殖治疗（促排卵），患者自诉促排卵期间肿块明显增大，乳腺彩超示左侧乳腺内见 1 个巨大实性低回声团块，大小 14.4 cm×4.2 cm×12.5 cm，边界尚清，内回声不均。于 2020 年 12 月 18 日入院，体格检查见左侧乳房巨大肿块，大小约 15 cm×12 cm，边界清，无破溃，未与胸部固定。完善相关术前检查后于 12 月 29 日行左侧乳房全切除术＋左侧胸大肌切除术＋逆向腹壁皮瓣推进修复术。术中完整切除肿瘤，行逆向腹壁皮瓣推进关闭创面，术后热成像提示皮瓣血运正常。术后病理示交界性叶状肿瘤，后期给予放疗。随访 4 个月局部无复发（图 3-14-7）。

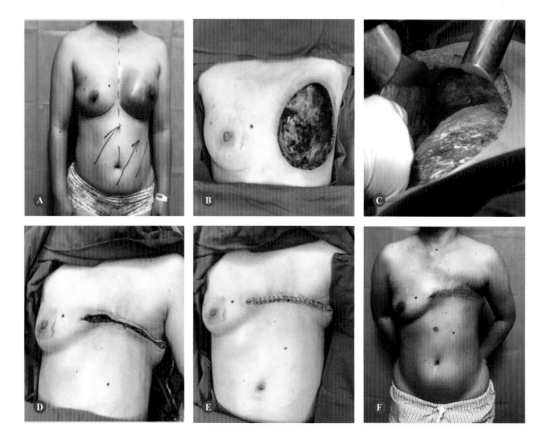

图 3-14-7　A. 术前乳房形态和腹壁推进皮瓣设计。B. 乳房切除后胸壁缺损范围。C. 逆向分离腹壁皮瓣。D. 腹部皮瓣推进后。E. 胸壁创面直接关闭。F. 术后 4 个月正位 [引自蒋曼妃, 穆籣, 汤鹏, 等. 逆向腹壁推进皮瓣在修复乳房肿瘤切除后胸壁软组织缺损中的应用. 中华整形外科杂志, 2021, 37 (7): 739-744]

（刘岩　蒋曼妃　刘侠　宋景涌　孙洋　汤鹏　穆籣）

参考文献

[1] 冯自豪, 张勇, 杨燕文, 等. 巨大局部晚期乳腺癌的手术和修复. 中华乳腺病杂志 (电子版), 2010, 4 (6): 701-711.

[2] Rebello C, Franco T. Abdominoplastia por incisão submamária. Rev Bras Cir Plást, 1972, 62 (7-8): 249-252.

[3] Yacoub C D, Baroudi R, Yacoub M B. Abdominoplastia reversa estendida extended reverse abdominoplasty. Rev Bras Cir Plást, 2012, 27 (2): 328-332.

[4] 蒋曼妃, 穆籣, 汤鹏, 等. 逆向腹壁推进皮瓣在修复乳房肿瘤切除后胸壁软组织缺损中的应用. 中华整形外科杂志, 2021, 37 (7): 739-744.

[5] 李超. 扩大背阔肌肌皮瓣移植即时性乳房再造的临床应用. 山东: 山东大学, 2009.

[6] Angrigiani C, Grilli D, Siebert J. Latissimus dorsi musculo-cutaneous flap without muscle. Plast Reconstr Surg, 1995, 96 (7): 1608-1614.

[7] 刘建书, 唐举玉, 刘鸣江, 等. 背阔肌皮瓣修复四肢软组织缺损的临床应用. 吉林医学, 2010, 31 (9): 1160-1161.

[8] Losken A, Thourani V H, Carlson G W, et al. A reconstructive algorithm for plastic surgery following extensive chest wall resection. Br J Plast Surg, 2004, 57 (4): 295-302.

[9] 盛冬生, 黄乃祥, 陈溯, 等. 胸壁肿瘤切除后巨大胸壁缺损重建附 24 例临床分析. 北京医学会, 北京医师协会. 2010 年北京胸外科年会论文集, 2010.

[10] Evans K K, Mardini S, Arnold P G. Chest wall reconstruction. Semin Plast Surg, 2011, 25 (1): 3-4.

[11] Lardinois D, Müller M, Furrer M, et al. Functional assessment of chest wall integrity after methylmethacrylate reconstruction. Ann Thorac Surg, 2000, 69 (3): 919-23.

[12] Rohrich R J, Hartley W, Brown S. Incidence of breast and chest wall asymmetry in breast augmentation: a retrospective analysis of 100 patients. Plast Reconstr Surg, 2003, 111 (4): 1513-1519.

[13] Hodgkinson D J. The management of anterior chest wall deformity in patients presenting for breast augmentation. Plast Reconstr Surg, 2002, 109 (5): 1714-1723.

第四章

乳头乳晕再造及乳房美学文饰

第1节

乳头乳晕再造

一、概述

乳头乳晕再造是乳房再造的最后阶段，是再造乳房全过程的画龙点睛之笔。乳头的美观与乳房的价值相等，有乳头乳晕的乳房和没有乳头乳晕的团块有着质的差别。因此，再造出逼真的乳头乳晕一直是整形科医生追求的目标。

追溯乳头乳晕再造的发展史可以看出，从自体皮肤及组织块游离移植，发展到局部皮瓣法，经过半个多世纪，众多学者在这方寸之间潜心研究，为在移植后的皮肤组织团块上创造出直径约1 cm的半球形凸起不懈努力，创造出多种手术方法，推动了乳头再造技术的发展，展现出整形与再造的魅力。但是，与再造真正的乳头乳晕形态及功能尚有一定距离。

1944年Adams首次在乳房缩小术时采用游离移植乳头乳晕的方法，将原有的乳头乳晕重新调整到恰当的位置，取得成功，为乳头乳晕再造做出大胆尝试[1]。1949年Adams首次报道采用皮肤移植的方法再造缺失乳头[2]。1970年Millard移植对侧健康的乳头乳晕获得成功后，游离移植被认为效果可靠[3]。当健侧乳头不够大，患者不接受从健侧乳头取材时，可从皮肤颜色深的位置（如大腿内侧、腋窝、阴囊、鼻黏膜、小阴唇等）取一块皮肤复合组织完成乳头乳晕再造。早在1946年Berson就提出了局部皮瓣法乳头再造，但当时并未引起广泛关注[4]。20世纪70年代后期，因游离移植会对供区造成损伤，术后并发症较多，实用性受到限制，而局部皮瓣法再造乳头操作简单，损伤小，易被患者接受，故得到广泛应用。各种局部皮瓣法相继被提出，逐渐成为主流，但局部皮瓣法再造的乳头通常在术后3～6个月发生回缩[5]，回缩率达50%～70%[6]，乳头凸度及形态不能长期维持稳定。为了加强再造乳头的高度和容量，降低再造乳头回缩率，各种改良局部皮瓣法乳头再造以及向皮瓣内填充自体、异体和生物化学物质的方法不断被提出。到目前为止，这些方法仍有待进一步完善，尚未形成公认的统一标准。

乳头乳晕再造常用的方法包括局部皮瓣法和自体组织移植法。局部皮瓣法常用三叶瓣法、改良三叶瓣法和S形皮瓣法等。该法简单易行，但再造的乳头随时间推移会因吸收回缩而变小，甚至消失。因此，为使双侧乳头随时间的迁延渐趋对称，应用此法再造乳头应"矫枉过正"。自体组织移植法的供区可选用健侧乳头乳晕、小阴唇、大腿内上部、耳垂、第5趾等。自体组织移植法的优点是再造的乳头形态和大小比较恒定，但会对供区造成损伤，特别是健侧乳头和小阴唇部位，不易被患者接受。既往乳头再造通常采用与乳晕颜色相近的供区皮瓣，近年来则多采用文身术，避免了对供区的损害。

乳头乳晕再造的时机选择非常重要，主要影响因素为术后辅助治疗。理想的再造时机是最后一次乳房再造修复术后3～6个月，此时组织炎症基本消退，再造乳房的位置也相对固定。

二、常用的乳头再造方法

（一）局部皮瓣法

1. 箭式皮瓣法乳头再造

自 2003 年 Rubino 报道箭式皮瓣以来，其已得到较多应用。我们团队对箭式皮瓣进行设计改良，再造的乳头组织量大，凸度效果良好[8-10]。改良箭式皮瓣法再造乳头的凸度回缩率 12 个月为 37.5%，24 个月以上为 46.2%。直径回缩率 12 个月为 15.8%，24 个月为 17.1%。再造乳头术前设计时，皮瓣高度为健侧的 2.0～2.5 倍，直径为对侧的约 1.2 倍[8]。

箭式皮瓣将二维乳头变成三维立体乳头，再造的乳头无直线瘢痕，瘢痕收缩的牵拉力被分散在多个方向，设计更合理、更科学。此方法蒂部宽厚，充分保证皮瓣血运，避免皮瓣坏死。

（1）皮瓣设计：乳头再造时机选择在乳房再造术后 3～6 个月进行。患者取站立位或坐位，单侧乳头再造应根据健侧乳头位置进行定位。双侧乳头再造位置应选择再造乳房团块的最高点，并参考标准的乳头位置，注意两侧的对称性和乳房再造手术遗留瘢痕的位置，局部皮瓣蒂部应避开瘢痕，否则会影响再造乳头的血运。根据对侧乳头直径（R）和高度（h）在再造乳房团块上设计皮瓣（图 4-1-1）。常规不使用盐酸肾上腺素，箭式皮瓣是随意皮瓣，将皮瓣的蒂部放在再造乳头的定位点上，箭头的方向随意。皮瓣的蒂部（b'c'）长 15～20 mm，保障了皮瓣的血运。两侧的箭头（cd =c'd'）、箭尾（ab=a'b'）的皮瓣分别长约 2 cm，皮瓣全长约 6 cm，两侧箭头、箭尾皮瓣的宽度为 10～15 mm，根据对侧乳头的高度，将设计的宽度放大 25%～50%，为皮瓣回缩留出余地。

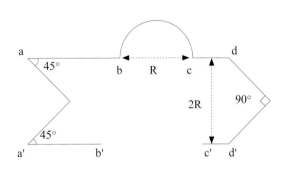

图 4-1-1 箭式皮瓣设计

（2）手术步骤（图 4-1-2）：沿设计线切开皮肤深达脂肪层，锐性分离掀起皮瓣至蒂部，蒂部的脂肪组织保留较多，这样可以增加皮瓣的血运及再造乳头的体积。用 6-0 单丝尼龙线将 a 点和 d 点缝合、a' 点和 d' 点缝合、e 点和 e' 点缝合，将两侧的皮瓣合拢围成圆柱形，以 bc 之间的半圆形皮瓣做顶，盖在圆柱上形成完整的新乳头，创面用 3-0 不可吸收的聚酯纤维缝线做皮内对位缝合减少张力，用 6-0 单丝线加固间断缝合皮肤创口，术毕（图 4-1-3 至图 4-1-8）。

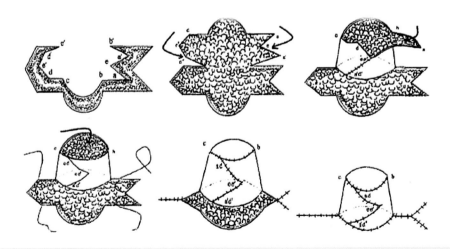

图 4-1-2 改良箭式皮瓣乳头再造过程 [引自李魏，穆兰花，栾杰，等. 改良"箭头"皮瓣法乳头乳晕再造术. 中华整形外科杂志，2008，24（1）：23-25]

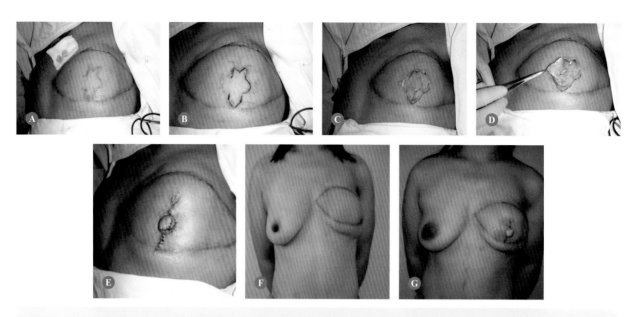

图4-1-3 改良箭式皮瓣乳头再造。A.乳头区箭式皮瓣设计,取出并修剪原保留在切口皮下的肋软骨(乳房再造时,为了充分暴露胸廓内动静脉而切除的第3肋软骨片段),用于支撑再造乳头,维持再造乳头高度。B.沿设计线切开皮肤全层,保留蒂部完整。C.沿设计线在皮下脂肪层分离,保护真皮下血管网。D.局部皮瓣分离完毕。E.再造乳头成形。F.左侧DIEP乳房再造术后6个月。G.左侧乳房再造术后,即刻对侧乳房松弛下垂采用乳晕环缩法上提术[引自李巍,穆兰花,栾杰,等.改良"箭头"皮瓣法乳头乳晕再造术.中华整形外科杂志,2008,24(1):23-25]

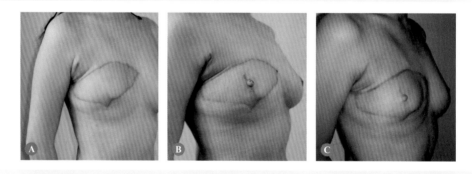

图4-1-4 改良箭式皮瓣乳头再造。A.右侧双侧DIEP延期乳房再造,乳房再造术后6个月。B.右侧乳头再造术后2周。C.右侧乳头再造术后3个月[引自李巍,穆兰花,栾杰,等.改良"箭头"皮瓣法乳头乳晕再造术.中华整形外科杂志,2008,24(1):23-25]

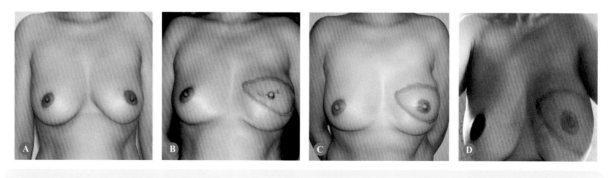

图4-1-5 改良箭式皮瓣乳头再造。A.左侧乳腺癌,拟行改良根治术。B.TRAM+DIEP再造乳房术后6个月,与对侧基本对称,左侧乳头再造术后2周。C.左侧乳头再造术后3个月,即刻乳头乳晕文饰。D.左侧乳头再造术后13个月,乳头凸度保持良好,乳头乳晕颜色与对侧基本一致

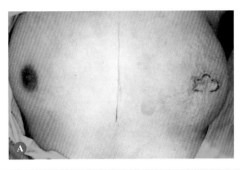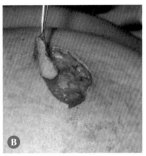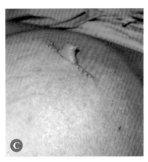

图4-1-6 改良箭式皮瓣乳头再造。A.按术前站立位设计，局部麻醉下，切开皮肤全层达皮下脂肪层。B.在皮下脂肪层掀起皮瓣，注意保护真皮下血管网和蒂部。C.左右皮瓣边缘相对，上方皮瓣做"盖"行乳头成形，供瓣区直接关闭

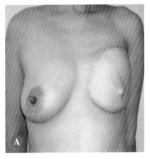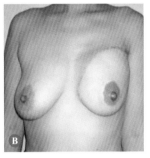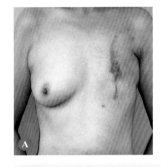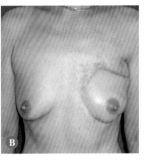

图4-1-7 改良箭式皮瓣乳头再造。A.双侧DIEP左侧延期乳房再造，改良箭式皮瓣乳头再造。B.即刻左侧乳头乳晕文饰

图4-1-8 延期箭式皮瓣乳头再造。A.术前。B.术后6个月。采用双侧DIEP行左侧延期乳房再造，改良箭式皮瓣乳头再造，即刻双侧乳头乳晕文饰

对于首次再造乳头效果欠佳的情况，二次再造时可选择皮瓣延迟术。由于首次乳头再造已形成瘢痕，直接进行二次乳头再造皮瓣血运会受到瘢痕的影响，易发生皮瓣坏死。应用假体再造的乳房通常皮下脂肪组织量不充分，局部皮瓣法再造乳头时，掀起的皮瓣蒂部薄，再造的乳头可能发生皮瓣坏死，因此建议行延期乳头再造。上述两种情况应分两步再造乳头，先将设计的皮瓣做延迟术，3~4周后再将设计的皮瓣切开做出乳头形状，完成乳头再造，从而减少血肿、坏死及再造乳头高度回缩（图4-1-9）。

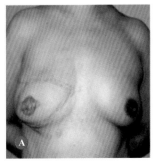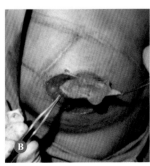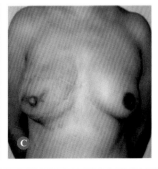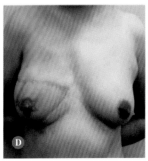

图4-1-9 A.第一次乳头再造后凸度欠佳。B.第二次箭式皮瓣延迟术中。C.箭式皮瓣延迟术后两周。D.箭式皮瓣延迟术后4周

2. 三叶瓣法乳头乳晕再造

按照健侧乳头乳晕的大小，在患侧相应位置画两个同心圆分别对应乳头和乳晕。以乳头直径为a瓣的宽度，在其两侧分别设计两个小瓣（b、c瓣）。切开皮肤，将a皮瓣及皮下脂肪组织掀起，然后将两侧的皮瓣掀起，交叉缝合再造乳头。b、c皮瓣下组织缝合，乳晕区剩余皮肤去表皮，备植皮再造乳晕。

改良三叶瓣法乳头乳晕再造皮瓣设计与三叶瓣法乳头乳晕再造的方法类似。掀起3个皮瓣及皮下脂肪组织，交叉缝合。直接拉拢缝合皮瓣供区皮肤，乳晕部位皮肤文身着色（图4-1-10）。

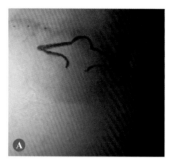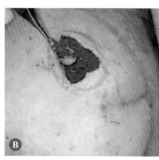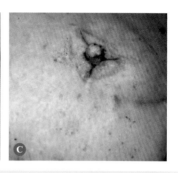

图4-1-10 改良三叶瓣设计。A. 术前设计。B. 在皮下脂肪层掀起三叶瓣，注意保护真皮下血管网。C. 左右三角形皮瓣相对交叉形成再造乳头的高度，中央的弧形皮瓣形成再造乳头顶部，供瓣区直接拉拢缝合

3. C-V皮瓣法（图4-1-11）

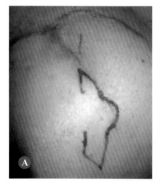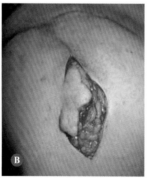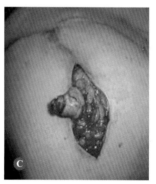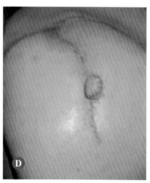

图4-1-11 C-V皮瓣法乳头再造。A. 术前设计。B. 掀起局部皮瓣。C. 再造乳房塑形。D. 供区直接关闭

4. S形皮瓣乳头乳晕再造

S形皮瓣乳头乳晕再造于1988年由Cronin等首次提出，与三叶瓣皮瓣单蒂供血不同，皮瓣改用双蒂供血，增加了手术的安全性，降低了皮瓣血运不良的概率。在传统设计中，首先对整个乳头乳晕区域去表皮，然后在真皮脂肪层剥离两皮瓣，保证乳头凸度所需组织量及皮瓣血运的供应。

改良S形皮瓣乳头乳晕再造先在拟再造乳头乳晕处标出乳晕区轮廓，根据健侧乳头乳晕的大小，设计两个相互错开、大小相等、蒂部相反、等腰的S形皮瓣（图4-1-12），S形一侧皮瓣的高度相当于再造乳头的高度，皮瓣基底的宽度是再造乳头周长的1/2。不要将皮瓣的宽度设计为乳头的直径，否则会使再造乳头过小。按设计切开皮肤及皮下脂肪并掀起皮瓣，其所带皮下脂肪的量在两皮瓣相对缝合时没有张力，并在考虑术后收缩的前提下，根据对侧乳头大小而定。掀瓣时，应特别注意保护皮瓣的血供。乳头成形及掀瓣所遗留的皮肤缺损创面直接拉拢缝合，乳晕部位皮肤文饰着色。

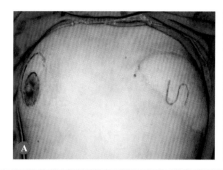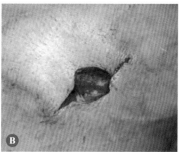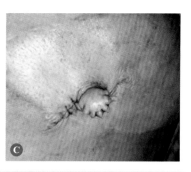

图 4-1-12 S形皮瓣设计。A.术前设计。B.对偶形成再造乳头高度。C.供区直接关闭

（二）其他乳头再造方式

1.对侧乳头游离移植乳头再造

当健侧乳头高度＞11 mm时，可从顶端横断截取5 mm的乳头组织游离移植至患侧。当对侧乳头高度＞7 mm时，取其顶部3～4 mm供游离移植，在与对侧相对称的位置，制造乳头再造受区创面，密切缝合，并打包加压缝合。操作时首先于再造乳房组织上的预定区域去除表皮，然后横行切除健侧乳头末端40％～50％的组织，将获得的乳头与复合组织于患侧去表皮位置缝合固定，供区乳头创面进行荷包缝合或间断缝合关闭创口。研究显示，供区乳头的主观感觉与术前相比并无不同，乳头勃起功能未受影响。

2.游离异位组织移植乳头再造

耳垂和小阴唇等其他组织瓣游离移植乳头再造，供区直接闭合。

3.文身法乳头乳晕再造

立体的文饰可以造成视觉上的乳头乳晕效果，对于局部条件不适合采用手术方法乳头再造（如张力过大、皮瓣过薄）者，可以考虑。

三、增加再造乳头凸度及容量的方法

乳头再造方法的选择常由整形外科医生的习惯及患者的自身特点和需要决定。患者皮肤类型及厚度、瘢痕特点、乳房再造的方法和辅助治疗选择均是乳头再造时需要考虑的因素。局部皮瓣法乳头再造均为真皮脂肪瓣，在新乳房上创造突出的组织团块，但随着时间的推移，乳头会明显缩小，甚至变平。为了维持凸度，人们不断改良局部皮瓣的设计，增加皮瓣高度、宽度及厚度[7]，提倡皮瓣内增加支撑物支撑再造乳头，维持凸度，减少回缩。

肋软骨移植是在行吻合血管的游离皮瓣乳房再造时，进行胸廓内动脉暴露时获取肋软骨，将其储存于皮下，待乳头再造时，于皮下取出并植入再造的乳头中[8]。目前也有尝试行自体脂肪移植、脱细胞真皮基质（ADM）植入，远期效果有待考证。

四、乳头组织工程及3D打印技术的应用

1.组织工程

2017年，Pashos等报道恒河猴乳头乳晕复合组织通过脱细胞过程，胶原和黏多糖成分没有显著改变，而弹性蛋白成分显著减少，形成完整的乳头乳晕复合体支架。完整的供体乳头乳晕复合体脱细胞

（即去除组织细胞成分）后，其细胞外基质（extracellular matrix，ECM）结构被保留下来。这创造了生物源细胞支架，使细胞重新长入，再生出乳头乳晕复合体。目前的研究建立在体外乳头乳晕复合体组织工程战略的可行性上。体外研究的焦点仍然是乳头乳晕复合体移植成活率和新生血管化率[11]。

2.三维打印（3D打印）技术

3D生物打印是一项新技术，为生物制造功能提供了机会，并能持久地重建外科患者的特殊结构，模仿自然组织结构。常规脂肪抽吸获得脂肪干细胞（adipose derived stem cell，ADSC），分离培养增殖十几亿倍。在生物打印过程中，它们被加入特殊的显微结构生物墨水中，然后3D打印再生患者特定的替代组织。对侧乳头进行3D扫描后，它的功能类似成人的肋软骨。目前尚无临床应用经验[12]。

组织工程的研究进展及3D打印技术在临床医学中的应用提出了精准治疗的目标。再造精准的乳头乳晕是医生和患者共同的期待。正常的乳头是由数个乳腺导管开口组成的复合组织，内部结构不是单纯的脂肪和皮下组织，基底有解剖学支架支持和维持乳头的凸度，再造乳头凸度不能维持的原因是无充足的坚硬结缔组织支撑，伤口挛缩、乳房组织自身重力的长期牵拉造成的离心力也会使乳头变平。因此，乳头乳晕再造技术虽然不断推陈出新，但仍需不断改良精进。随着科学技术的发展，这一目标越来越清晰。

五、乳晕再造的方法

包括：①健侧部分乳晕游离移植乳晕再造，适用于健侧乳晕直径较大者；②大腿内侧等其他部位皮肤移植乳晕再造；③文饰法乳晕再造。

（穆蘭　李巍　陈茹）

［1］Adams W M. Free transplantation of the nipple and areolae. Surgery，1944，15：186-189.

［2］Adams W M. Labial transplant for correction of loss of the nipple. Plastic Reconstr Surg，1949，4（3）：295-298.

［3］Millard D R. Nipple and areola reconstruction by split-skin graft from the normal side. Plast Reconstr Surg，1972，50（4）：350-353.

［4］Berson M I. Construction of pseudoareola. Surgery，1946，20（6）：808.

［5］Haslik W，Nedomansky J，Hacker S，et al. Objective and subjective evaluation of donor-site morbidity after nipple sharing for nipple areola reconstruction. J Plastic Reconstr Aesthetic Surg，2015，68（2）：168-174.

［6］Nahabedian M Y. Nipple reconstruction. Clin Plast Surg，2007，34（1）：131-137.

［7］Guerra A B，Khoobehi K，Metzinger S E，et al. New technique for nipple areola reconstruction：arrow flap and rib cartilage graft for long-lasting nipple projection. Ann Plast Surg，2003，50（1）：31-37.

［8］李巍，穆兰花，栾杰，等. 改良"箭头"皮瓣法乳头乳晕再造术. 中华整形外科杂志，2008，24（1）：23-25.

［9］辛敏强，栾杰，穆蘭，等. 箭式皮瓣法乳头再造术：长时间随访及效果评价. 中国美容整形外科杂志，2011，22（12）：716-719.

［10］Lee L.Q. Pu. Nipple reconstruction in aesthetic plastic surgery in Asians. Oxfordshire：Taylor & Francis Group，2015.

[11] Pashos N C, Scarritt M E, Eagle Z R, et al. Characterization of an acellular scaffold for a tissue engineering approach to the nipple-areolar complex reconstruction. Cells Tissues Organs, 2017, 203 (3): 183-193.

[12] Datta P, Ayan B, Ozbolat I T. Bioprinting for vascular and vascularized tissue biofabrication. Acta Biomater, 2017, 51: 1-20.

第 2 节

乳房美学文饰

一、概述

2002 年初，国家卫生部颁布《医疗美容服务管理办法》，并于 2002 年 5 月 1 日实施。这对规范美容服务、保护消费者权益起到了积极的作用。

医疗美容是运用手术、药物、医疗器械以及其他有创性医疗方法对个体的容貌和各部位形态进行修复与再塑造。美容文饰技术是一种人为应用锐利器械侵入人体的微创性医疗技术操作，它是"以皮代纸，以针代笔，以颜料代色"，故应属于医疗美容范畴，应在美容医疗机构内实施。在实施过程中，每一个步骤均应遵循医疗美容原则和要求进行。医学美容文饰实质上是一种创伤性皮肤着色技术，其原理源于文身，即在人体皮肤的原有形态上人为地造成皮肤表面损伤，将规范化生产的文饰色料（即必须保证进入人体组织后无菌、无毒、无溶血、无过敏性的有色染料制剂）刺入人体体表的不同部位，使表皮形成长期不易褪色并有一定形状的色块，以达到美容修饰的目的。医学美容文饰的创面损伤程度低、操作时间短、炎症反应轻、术后恢复快、皮肤愈合效果好、术后并发症少及安全性高，进一步体现了美容医学的人性化服务。

文饰，即文过饰非，有遮盖、掩饰之意。美容文饰术主要包括纹眉、纹眼线、纹唇等，它是以古老的文刺原理为基础，以现代医学科学技术为指导，与美学艺术的创造力相结合的一门综合技术[1-3]。随着社会的不断发展和生活水平的不断提高，人们对美的追求和渴望也越来越强，文饰技术的应用也越来越普遍。同时，对文饰效果的要求也越来越高，如何正确设计形状、合理调配颜色、恰当运用手法和选用适当的专用工具是文饰效果能否让受术者满意的关键。

二、文饰器具

文饰操作过程中，使用的手术用品包括单针、三针、五针、八针、十二针、针套，均为一次性使用，不可重复使用。

三、乳头乳晕文饰

乳房文饰包括：乳头乳晕漂红、乳头乳晕再造后着色修饰和瘢痕修饰。

1.受术者选择

排除病理性瘢痕体质。即使在再造后，也应避免在增生性瘢痕和新鲜瘢痕上文饰，以免文刺侵皮刺激而造成瘢痕增生或瘢痕疙瘩。观察文刺部位皮肤健康状况及全身状况，选择好文刺时机，与受术者进行良好的沟通，包括颜色、形状、位置、对称性、远期效果等，评价受术者的期望值及其要求之合理性。文饰实施前后需照相，完善必要的术前检查，签署知情同意书。

2.消毒和麻醉

文饰是通过针刺皮肤，将对人体无害、不被吸收的金属氧化色素注入真皮层内，使皮肤着色。局部消毒和无菌操作十分重要，否则易造成医源性交叉感染。文刺易传染艾滋病、肝炎、梅毒等。在操作中，应严格无菌操作；器具严格消毒，一人一针、一杯一帽；文刺液也应选择合适的消毒灭菌方式。良好的麻醉是进行无痛文饰的先决条件。现有的麻醉剂（如5%复方利多卡因乳膏）可以起到很好的表面麻醉效果。如果表面麻醉效果不佳，也可配合局部浸润麻醉和阻滞麻醉。

3.文饰着色

文刺深度以真皮浅层为宜，如果文刺太深，色料进入真皮，渗入毛细血管，文刺后的肤色极易洇色。未婚未育者乳头乳晕颜色可选玫红和朱红色，在已婚已育者中应添加咖啡色。在隆乳术乳晕切口后的瘢痕部位上，也可采用乳头乳晕瘢痕文饰。用接近乳晕颜色的色料在瘢痕处反复文刺着色，从视差上达到改观、修饰的目的。瘢痕处较正常皮肤着色差，也更易刺激瘢痕增生，须格外注意，文饰层次宁浅勿深（图4-2-1至图4-2-4）。

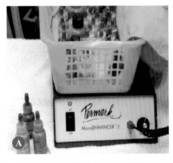
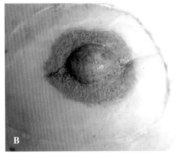

图4-2-1 乳腺癌乳房切除术后即刻乳房再造＋乳头乳晕再造＋乳头乳晕文饰。A.乳头乳晕文饰需要的文饰仪和色料。B.乳头乳晕文饰术后即刻

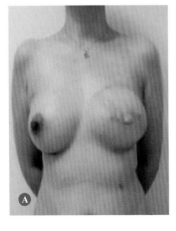
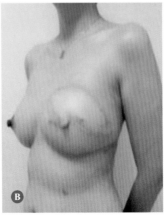
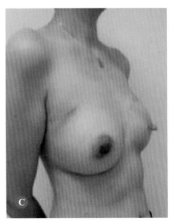

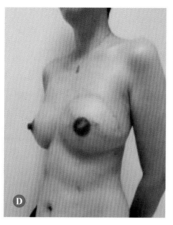
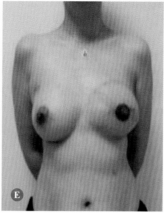

图4-2-2 乳腺癌乳房切除术后延期乳房再造＋对侧隆乳术＋乳头乳晕再造＋乳头乳晕文饰。A.左侧乳腺癌术后延期乳房再造应用LDMF联合乳房假体＋对侧即刻乳房假体植入。隆乳术＋乳头再造术后正位。B.术后右斜位。C.术后左斜位。D.再造乳头乳晕文饰后右斜位。E.再造乳头乳晕文饰后正位

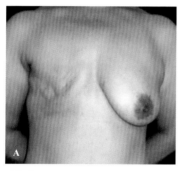
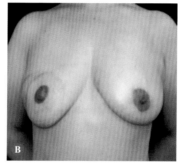

图4-2-3 乳腺癌乳房切除术后延期DIEP乳房再造，二期行对侧双环法乳房上提术＋乳头乳晕再造＋乳头乳晕文饰。A.右侧乳腺癌乳房切除术后。B.乳房再造、乳头乳晕再造、对侧乳房上提术、乳头乳晕文饰

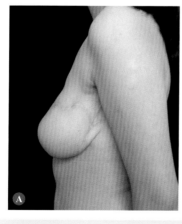
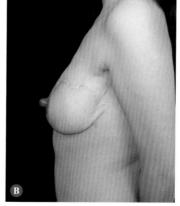

图4-2-4 左侧乳腺癌乳房切除术后延期DIEP乳房再造，乳头乳晕再造＋乳头乳晕文饰。A.左侧延期DIEP乳房再造术后1年右侧位。B.乳头乳晕再造术后3个月乳头乳晕文饰术后即刻右侧位

4. 术后护理与术后并发症的处理

文饰后每天可用消毒棉球消毒，涂消毒药膏，可起到消肿、结痂薄的作用；结痂不可用手剥脱，应待其自行脱痂，否则会影响着色。文饰后近期不宜桑拿，以防影响着色。

文饰后常见的并发症及其处理要点如下：

（1）脱色或颜色不均匀：文饰后若出现脱色或颜色不均匀，可于约4周后补色。文饰局部洇色，可用激光去除。

（2）局部感染：局部创面红肿、渗液、分泌物多或有脓点、毛囊炎等均因未按照无菌操作所致，可采用外敷抗菌素软膏、局部清创、冷敷等治疗，直至痊愈。

（3）过敏反应：文饰过程中的麻醉药、消毒液、文饰液均可能导致过敏反应。过敏反应包括：①即刻反应：用药后立即发生极严重的类似中毒症状，如突然惊厥、昏迷、休克、呼吸或心搏骤停，甚至死亡。施术前应询问病史，排除麻醉药过敏史。严重过敏者应立即给予脱敏药物（如钙剂、异丙嗪、肾上腺皮质激素类药物），并吸氧。若出现过敏性休克，应行抗休克治疗，若呼吸、心搏骤停，则按心脏复苏的原则迅速抢救，并立即请急诊科医师处理。②延迟反应：术后局部出现过敏性皮炎，表现为文饰区红肿、水疱、蜕皮、瘙痒等，通常是对文饰液过敏。若出现轻度红斑、丘疹、少量水疱无渗液时，可用炉甘石洗剂、激素类乳膏或霜剂；若有明显糜烂渗液，可用3%硼酸液湿敷，待渗液明显减少后换为激素类霜剂或膏剂外用。

（4）文饰术后瘢痕形成：文饰术后若局部感染处理不当，极易造成局部瘢痕形成，文饰术后用激光等方法处理不当也容易形成瘢痕。早期可局部应用激素类软膏、瘢痕贴、瘢痕霜等，也可局部加压包扎弹性绷带。后期可采取瘢痕内注射药物（曲安奈德）或放疗。

四、总结

乳头乳晕再造并非必不可少，但能起到画龙点睛的作用。乳头乳晕再造的要点是位置与健侧对称、颜色与健侧相近、有适当的乳头突起。乳头乳晕再造的时机宜在乳房（乳丘）再造完成6个月以后，组织经过吸收、变形等过程，乳房形态基本定形后进行。

由于对侧乳房的生理基础条件、再造侧乳房由于再造技术固有的缺点或施术者的技术等因素，乳房再造术后通常需二次甚至多次手术，以达到双侧乳房美学效果的基本一致。假体乳房再造如果体积过大，除更换较小的假体外，可考虑对侧乳房隆乳术[4-6]。乳头再造应在双侧乳房形态稳定后进行。乳房美学文饰包括乳头乳晕漂红及乳头乳晕再造后的着色修饰和瘢痕修饰，对乳房裸视美学的改善有重大意义。

（穆蘭 李巍 陈茹 朱怡 汤慧 王琳）

参考文献

[1] 叶伊琳, 张蓓蕾. 美容文饰教学突出医学特征. 中国美容医学, 2010, 19 (5): 756-757.

[2] White C P, Gdalevitch P, Strazar R, et al. Surgical tips: areolar tattoo prior to nipple reconstruction. J Plast Reconstr Aesthet Surg, 2011, 64 (12): 1724-1726.

[3] El-Ali K, Dalal M, Kat C C. Tattooing of the nipple-areola complex: review of outcome in 40 patients. J Plast Reconstr Aesthet Surg, 2006, 59 (10): 1052-1057.

[4] Chang E I, Selber J C, Chang E I, et al. Simultaneous contralateral reduction mammoplasty or mastopexy during unilateral free flap breast reconstruction. Arch Plast Surg, 2013, 71 (2): 144-148.

[5] Laporta R, Longo B, Sorotos M, et al. One-stage DIEP flap breast reconstruction: algorithm for immediate contralateral symmetrization. Microsurgery, 2016, 36 (1): 7-19.

[6] Salgarello M, Visconti G, Baroneadesi L, et al. Contralateral breast symmetrisation in immediate prosthetic breast reconstruction after unilateral nipple-sparing mastectomy: the tailored reduction/augmentation mammaplasty. Arch Plast Surg, 2015, 42 (3): 302-308.

第五章

腋窝凹陷畸形的整形修复

一、概述

除乳房缺损外，腋窝淋巴结清扫的乳腺癌术后患者常伴有同侧腋窝的凹陷畸形，而经典的乳房再造仅强调再造乳房的形态，对于腋窝畸形纠正的重视不足，未充分满足患者的诉求。近年来，前哨淋巴结活检技术已在临床上广泛开展，而腋窝淋巴结清扫术仍然是乳腺癌手术治疗的重要组成部分。经过腋窝淋巴结清扫，腋窝的脂肪、淋巴结被清除，皮肤被修薄，腋窝空虚，后期瘢痕增生、挛缩，会进一步加剧腋窝畸形，不仅影响上肢淋巴回流，还会限制上肢的动脉供血和静脉回流，压迫神经，影响上肢功能。对患者而言，是身体和精神的双重打击，严重影响生活质量[1]。患者通常不满足于乳房再造后的皮瓣效果，还要求具有和健侧乳房相近的外形，包括腋前襞的重建[2]。腋前襞由胸大肌外侧缘和覆盖于其上的皮肤、皮下组织以及尾部的乳腺组织构成，形成从胸壁外侧延伸至肱骨内侧的圆滑弧线，是体现胸部形体和乳房美学的一部分。此外，由于胸大肌具有收缩功能，故其形态为动态过程，仅用皮瓣填充会显得臃肿而没有美感[3]。乳腺癌术后的乳房再造不应仅着眼于乳房，应将乳房、胸壁、腋窝等周围组织视为一个美学单位的整体。乳腺癌术后的腋窝凹陷可通过局部皮瓣法和淋巴组织瓣法进行修复。

对于胸大肌缺失的患者，乳房再造的皮瓣应同时充填锁骨下凹陷，固定于上臂内侧，塑造出腋前襞形态。而乳房再造术后腋前襞形态欠佳的患者表现为肩关节与再造乳房之间凹陷，对于这些患者，可在乳房再造3个月后设计局部皮下组织瓣转移，衬垫在凹陷处，重新塑造腋前襞形态[4-5]。

淋巴组织瓣法（又称有血供的淋巴结组织移植）填充修复腋窝凹陷是将淋巴结及其滋养血管以组织瓣的形式转移到腋窝。操作中，应根据患者乳房再造的方式就近选择皮瓣周围合适的淋巴组织作为移植的供区，将携带的淋巴结皮瓣转移至腋窝凹陷处。这种方法的最大优势是在修复腋窝凹陷的同时重建淋巴回流通路。目前研究显示，血管化的淋巴结移植可有效预防和缓解淋巴水肿症状。

目前，淋巴组织瓣移植最常用的供区为腹股沟区。腹股沟区解剖相对固定，术后瘢痕隐蔽，且可用于联合腹部皮瓣进行乳房再造。用于移植的是以旋髂浅动脉或下腹壁动脉为血管蒂的腹股沟上外侧表浅淋巴结群。除腹股沟区外，同侧胸外侧淋巴组织瓣带蒂转移也是常用的淋巴组织瓣供区，转移方式相对简单易行。

二、手术时机

（1）即刻修复：腋窝淋巴结清扫后即刻进行修复可避免腋窝瘢痕挛缩，同时重建上肢淋巴回流，预防上肢淋巴水肿的发生。

（2）延期修复：在腋窝淋巴结清扫后（特别是接受放疗后）会出现腋窝皮肤、软组织纤维化等，以及上肢不同程度的肿胀及功能障碍。

三、手术方法

（1）瘢痕松解：在放大镜辅助下保护腋静脉及周围神经血管，彻底松解腋窝瘢痕。

（2）组织转移或移植：可采用侧胸淋巴组织瓣带蒂转移等。

四、典型病例

病例1

患者女，右侧乳腺癌改良根治术后即刻软组织扩张器植入术6个月后，取出扩张器，行乳房假体植入、腋窝瘢痕松解、侧胸淋巴组织瓣带蒂转移修复术（图5-1）。

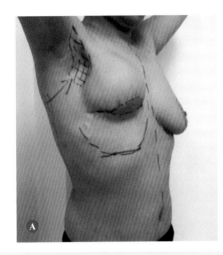 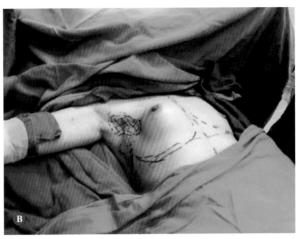

图5-1　A. 术前设计。B. 术中

病例2

患者女，左侧乳腺癌改良根治术后即刻软组织扩张器植入术后6个月，取出扩张器，行乳房假体植入、腋窝瘢痕松解、侧胸淋巴组织瓣带蒂转移修复术（图5-2）。

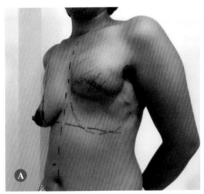 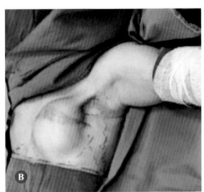 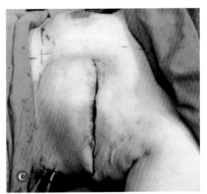

图5-2　A. 术前设计。B. 术中。C. 术后

病例3

患者女，左侧乳腺癌改良根治术后乳房缺损、腋窝瘢痕挛缩、蹼状瘢痕、上肢淋巴水肿。行腋窝瘢痕松解，"Z"字改形，侧胸淋巴组织瓣带蒂转移修复术，淋巴管静脉吻合术，应用脱目镜三维可视超显微技术（图5-3）。

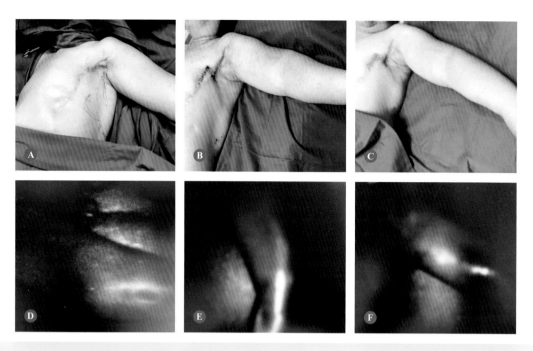

图5-3 A.术前设计。B.术后10天。C.术后1.5个月。D.术前，亚甲蓝荧光显示患侧上臂未见淋巴回流至腋窝，前臂淋巴回流停滞在肘窝以远。E.术后1.5个月，亚甲蓝荧光显示患侧上臂淋巴回流至腋窝，越过肘部。F.术后1.5个月，亚甲蓝荧光显示患侧上臂淋巴回流至腋窝，越过肘窝

（穆蘭　陈茹　钟晓捷　刘岩　毕晔）

参考文献

[1] Magarey C J. Aspects of the psychological management of breast cancer. Med J Aust, 1988, 148 (5): 239-242.

[2] John Bostwick Ⅲ. Plastic and reconstructive breast surgery. Missouri: Quality Medical Publishing, 2000.

[3] Dorval M, Maunsell E, Deschênes L, et al. Type of mastectomy and quality of life for long term breast carcinoma surrivors. Cancer, 1998, 83 (10): 2130-2138.

[4] 冯自豪, 亓发芝. 横行腹直肌肌皮瓣移植乳房再造术的后期修整. 中国临床医学, 2008, 15 (1): 97-98.

[5] 穆蘭, 毕晔, 彭喆, 等. 自体组织乳房再造及胸壁修复同期行吻合血管淋巴结组织移植及淋巴管静脉吻合治疗乳腺癌术后腋窝凹陷畸形及上肢淋巴水肿. 中华整形外科杂志, 2017, 33 (z1): 54-60.

第六章

乳腺癌相关上肢淋巴水肿的预防与治疗

第1节

淋巴系统的解剖

一、淋巴系统的解剖

淋巴系统由淋巴管、淋巴组织和淋巴器官组成。

1. 淋巴管

根据结构和功能特点，淋巴管分为毛细淋巴管、集合淋巴管、淋巴干和淋巴导管。毛细淋巴管是淋巴管道的起始部，以膨大的盲端起始于组织间隙，收集组织间隙的液体，以网状结构广泛分布于全身组织中。管壁由单层内皮细胞和基底膜构成，部分毛细淋巴管基底膜形成不良或缺如。毛细淋巴管逐渐增粗汇合成集合淋巴管。集合淋巴管分为内膜层、中层和外膜层，其中中层含有弹力纤维和平滑肌纤维。集合淋巴管多与肢体血管相伴行，并汇入区域淋巴结，管腔内含有大量单向性开放活瓣，四肢的瓣膜发育较好，以保证四肢淋巴液引流的单向性。淋巴干由淋巴管汇合而成，人体全身各部的淋巴管汇合成9条淋巴干，分别是左右颈干、左右锁骨下干、左右支气管纵隔干、左右腰干和肠干。9条淋巴干汇合成2条淋巴导管，即胸导管和右淋巴管，分别注入左、右静脉角[1-2]。

2. 淋巴组织

淋巴组织根据形态分为弥散淋巴组织和淋巴小结，是由网状细胞和网状纤维构成的结缔组织，在人体分布广泛[3]。

3. 淋巴器官

淋巴器官包括淋巴结、胸腺、脾、扁桃体等。淋巴结为淋巴向心流动过程中通过的圆形或椭圆形小体，大小不等，一侧凸隆而另一侧凹陷，凹陷中央为淋巴结门。与淋巴结凸侧相连的淋巴管称为输入淋巴管，出淋巴结门的淋巴管称为输出淋巴管。淋巴结的主要功能是滤过淋巴、产生淋巴细胞和参与免疫反应[4]。

二、淋巴系统的生理功能

正常的淋巴系统主要有以下功能：①回收蛋白质、运输脂肪及营养物质。②清除组织中的红细胞、细菌和异物。③调节血浆和组织液间的液体平衡。④产生淋巴细胞和浆细胞参与免疫反应。毛细淋巴管通过吸收组织间液形成淋巴。当组织间液潴留较多致压力升高时，淋巴管内皮细胞受肌丝牵拉，组织间隙内的液体和大分子蛋白质可通过毛细淋巴管的基底膜缺损处和内皮细胞间隙进入管内。这一过程中淋巴没有发生较大的浓缩和改变，因此淋巴管是相对不渗透的。

24 h内40%～80%的血管内蛋白质通过这种淋巴转运方式由组织间隙循环至血管内。促进淋巴循环的因素包括：①淋巴管周围的肌肉收缩使组织间隙内的压力升高，直接推动淋巴液流动。②淋巴管周围的动脉搏动促进淋巴回流。③呼吸运动产生的正负压差促使淋巴液流动。④富含平滑肌纤维和神经末梢的淋巴管可自发产生节律性收缩。此外，集合淋巴管内的单向性开放活瓣保证了淋巴的单向流动[5]。

三、淋巴水肿的病理机制

淋巴水肿的发生主要是由于手术切断或瘢痕压迫导致大量腋窝区的淋巴管阻塞[6]，而新生淋巴管、交通支及因淋巴管压力上升而开放的淋巴管－静脉短路失去代偿能力。当发生严重的淋巴水肿时，组织间隙的蛋白质浓度明显升高，使组织的胶体渗透压进一步升高，加重局部的水肿情况。富含蛋白质的淋巴液又会刺激间质中成纤维细胞的增殖和胶原蛋白的释放，导致皮下组织纤维化，限制淋巴引流。长时间的局部内环境恶化会使淋巴管壁增厚、硬化，管腔内形成纤维蛋白原栓。此时，细菌感染的发生率会升高，引起淋巴管炎和蜂窝织炎等并发症，进一步加重淋巴管的硬化和梗阻。

Mihara 等[7]根据淋巴管的形态，将淋巴水肿分为正常型、扩张型、收缩型及硬化型，并在镜下观察到5种主要的渐进性组织学变化：①内皮细胞逐渐扁平。②细胞桥粒分解。③平滑肌细胞生长和变形。④基底膜增厚。⑤胶原纤维增生。正常情况下，淋巴管平滑肌细胞层较薄弱，当淋巴管内压力升高时，平滑肌细胞代偿性增生以维持淋巴管的自主收缩，其周围的细胞也发生相应改变。随着平滑肌细胞所占比例升高，淋巴管物质交换受影响，对淋巴液的浓缩功能下降，进一步增加淋巴系统及组织间隙的负担，造成恶性循环。最终，淋巴管及四肢局部组织硬化，失去正常功能。以上改变在淋巴水肿早期即会出现，并随淋巴水肿病情进展而逐渐加重，提示淋巴管的病理改变可能远早于临床症状的显现。

四、淋巴水肿的分期

综合评估淋巴水肿的临床及病理分期，对患者的治疗有直接的指导意义（表6-1-1）。

表6-1-1 淋巴水肿的分期系统[8]

分期系统	分期阶段
临床分期[9]	第0阶段：无临床表现和形态变化 第1阶段：A－无水肿，伴有淋巴功能障碍；B－轻度水肿，发生在夜间休息姿态偏斜时，可逆转 第2阶段：持续性水肿，仅能部分消退 第3阶段：持续性水肿，水肿加剧，出现淋巴管炎 第4阶段：纤维化淋巴水肿，肢体形成柱形 第5阶段：象皮病，严重临床淋巴水肿，伴有严重并发症
国际淋巴学会分期[10]	第0阶段：潜伏阶段，水肿不明显 第1阶段：蛋白质含量较高的早期累积，可能出现凹陷性水肿 第2阶段：随着纤维化发展，皮肤表面开始出现变化，组织出现不可逆损伤 第3阶段：象皮病阶段，肢体肥大、畸形、纤维化，皮肤褶皱明显，皮革样改变，常伴有感染和液体渗漏
病理进展分期[11]	第0阶段：淋巴液自由运输，可见平滑肌细胞少量增殖 第1阶段：淋巴管内压力升高，淋巴管扩张，微淋巴管网络逐步消失 第2阶段：平滑肌细胞增殖，纤维化增加，淋巴管管壁增厚 第3阶段：淋巴管发生不可逆的纤维化，淋巴壁结构被彻底破坏

（穆蘭 钱幼蕾 臧荟然）

［1］Denz F. Age changes in lymph nodes. J Path Bact，1947，59（4）：575-591.

［2］Liu N F. Peripheral Lymphedema. Berlin：Springer，2021.

［3］Gulland G. The development of lymphatic glands. J Path Bact，1894，1：447-485.

［4］Suami H，Taylor G I，Pan W R. A new radiographic cadaver injection technique for investigating the lymphatic system. Plast Reconstr Surg，2005，115（7）：2007-2013.

［5］Pan W R，Suami H，Taylor G I. Senile changes in human lymph nodes. Lymphat Res Biol，2008，6（2）：77-83.

［6］Gärtner R，Jensen M B，Kronborg L，et al. Self-reported arm-lymphedema and functional impairment after breast cancer treatment - a nationwide study of prevalence and associated factors. Breast，2010，19（6）：506-515.

［7］Mihara M，Hara H，Hayashi Y，et al. Pathological steps of cancer-related lymphedema：histological changes in the collecting lymphatic vessels after lymphadenectomy. PLoS One，2012，7（7）：e41126.

［8］陈阔，吕鹏威，穆籣. 组织工程技术在淋巴水肿治疗的研究现状与进展. 中华整形外科杂志，2022，38（4）：449-456.

［9］O'Donnell T F Jr，Rasmussen J C，Sevick-Muraca E M. New diagnostic modalities in the evaluation of lymphedema. J Vasc Surg Venous Lymphat Disord，2017，5（2）：261-273.

［10］Executive Committee of the International Society of Lymphology. The diagnosis and treatment of peripheral lymphedema：2020 Consensus Document of the International Society of Lymphology. Lymphology，2020，53（1）：3-19.

［11］Rockson S G. Advances in lymphedema. Circ Res，2021，128（12）：2003-2016.

第2节

上肢淋巴水肿的治疗及预防

一、淋巴水肿的治疗

现阶段针对乳腺癌相关上肢淋巴水肿的治疗方法分为非手术治疗和手术治疗两大类。通常根据患者淋巴水肿的严重程度和治疗效果选用合适的治疗方式。淋巴水肿的非手术治疗主要包括物理治疗和药物治疗。

1. 物理治疗

对于淋巴水肿程度较轻的患者，倾向于首选保守治疗。物理治疗是最主要的保守治疗，其原理是应用机械压力和物理热能改善局部微循环，促进淋巴回流，减少纤维组织增生，达到减缓病情发展的目的。常用的物理治疗包括：抬高患肢、专业按摩、加压包扎、充气压缩装置、烘绑和微波、低水平激光治疗等。目前，综合性抗淋巴淤滞疗法（comprehensive decongestive therapy，CDT）[1]包括手法淋巴按摩、弹力绷带压迫、患肢功能锻炼、个性化皮肤护理及合适的塑形衣。CDT能有效减轻局部组织充血，促进淋巴液回流，显著提高淋巴水肿患者的生活质量。物理治疗适用于淋巴水肿的任何时期，同时可作为基础治疗措施与其他方法联合应用，但治疗周期长、停止治疗后病情易反复，故患者的依从性十分重要。

2. 药物治疗

药物治疗极少单独应用，通常联合物理治疗。可选择以下药物：①香豆素类药物：可增强组织间液中巨噬细胞的吞噬活性并诱导蛋白质降解，降低组织间液中的蛋白质浓度。此类药物起效慢，消化道不良反应较严重。②黄酮类提取物：可减小毛细血管直径，增加淋巴管内径，提高静脉张力，促进淋巴液回流和组织间液的排出。③七叶皂苷钠：提取自中药娑罗子，可促进机体分泌前列腺素α，降低微血管和细胞通透性，提高静脉张力，加快静脉回流从而减轻局部水肿。此外，中医成方对治疗局部水肿有着悠久的历史，一般以补气行血、活血化瘀、利水渗湿为法，但尚无循证医学证据支持其疗效。

3. 手术治疗

对于水肿程度较重或不能坚持物理治疗的患者，淋巴水肿症状难以缓解，需要进一步进行手术治疗。治疗的目的是通过降低淋巴系统负荷或提高淋巴系统转运能力（促进淋巴回流、重建淋巴通道）达到治疗淋巴水肿的作用。主要有以下几种术式：

（1）病变组织切除术：主要切除水肿皮肤及皮下浅筋膜、深筋膜等组织，建立深、浅淋巴系统的联系，也可在手术时将皮下组织瓣包埋于上肢神经血管束旁，帮助桥接深、浅淋巴系统。此术式适用于晚期皮下组织大量纤维化、顽固性象皮肿患者，创伤大，瘢痕明显，伤口愈合差，会影响肢体功能。

（2）负压脂肪抽吸术：通过数个切口进行吸脂，清除淤积于皮下细胞间隙的组织间液和增生的脂肪组织，减轻肢体肿胀，改善外形。术后可减少皮肤丹毒的发生，对脂质肿胀期的淋巴水肿效果显著。该法创伤小，操作安全，短期内可明显减轻上肢肿胀，对于严重复发患者可重复抽吸，但不适用于已经纤维化的淋巴水肿，且负压脂肪抽吸术可能会破坏残存的淋巴管，存在加重水肿的风险。

（3）带蒂皮瓣引流术：带蒂皮瓣转移至受区后，皮瓣内的淋巴管可与受区淋巴管自行吻合相通，促进淋巴回流。此方法在改善淋巴回流的同时可使胸壁畸形及腋窝凹陷得以修复，但会造成供区损伤。

（4）淋巴管静脉吻合术（lymphatic venous anastomosis，LVA）[2-3]：是指将受阻的淋巴管与附近静脉进行吻合，从而重建淋巴回流通路。目前认为，增加吻合数量、选取中小淋巴管、侧（淋巴管）-端（静脉）吻合有助于提高手术的有效率。

（5）淋巴管移植术：应用正常淋巴管或应用静脉代替淋巴管进行移植，重建淋巴回流系统。此术式在解剖上的重建较为理想，但对移植的淋巴管或静脉要求较高，需有直径及长度均符合的淋巴管和静脉，且对显微外科技术要求较高。此外，上肢淋巴水肿患者多存在深、浅淋巴管同时受累，移植后的管腔易发生闭锁，限制了此术式在临床的广泛应用。

（6）带血运的淋巴结组织移植（vascularized lymph node transplantation，VLNT）[4-9]：将淋巴结移植至患肢腋窝，吻合供区和受区的动静脉。穆蘭等在研究人体腹股沟区淋巴结分布的基础上，应用腹部皮瓣携带VLNT行乳腺癌术后胸壁修复，并在乳房再造的同时治疗上肢淋巴水肿，术后配合弹力绷带等辅助治疗，获得良好的临床效果，表明VLNT的临床疗效确切。目前关于VLNT治疗上肢淋巴水肿的机制尚不完全清楚，一般认为淋巴结在淋巴回流中有"泵"和"抽吸"的作用，此作用依赖于吻合动脉高血流灌注的流动和大口径、低压力的吻合静脉回流。此外，移植淋巴结在受区分泌血管内皮生长因子C等可促进淋巴系统功能及新生淋巴管内皮生长，并在正常组织与病变组织间建立尽可能多的联系而重建淋巴循环。

二、淋巴水肿的预防

上肢淋巴水肿的治疗方法多样，且短期疗效相对较好，但效果难以维持，个体差异极大，无法从根本上解决问题。鉴于淋巴管的病理改变早于淋巴水肿的临床症状，随着对乳腺癌相关上肢淋巴水肿发病机制研究的不断深入，淋巴水肿的预防也越发重要。

1. 减少淋巴系统损伤

适当采用保守性手术方式、前哨淋巴结活检术以免除部分患者的腋窝淋巴结清扫、术后避免不必要的放疗、适时适量进行功能锻炼均可在一定程度上降低淋巴水肿的发生率。

2007 年 Thompson 提出腋窝反向淋巴作图（axillary reverse mapping，ARM）[10]，即通过上肢淋巴显影在腋窝处定位回流上肢淋巴的淋巴结，选择性行腋窝淋巴结清扫，从而尽可能保留上肢的淋巴引流。Han 等在随访中的回顾分析发现，多数患者的 ARM 淋巴结均位于腋窝下侧方或内下方，这两个位置均可能出现乳腺癌转移，但仅切除内下方淋巴结的患者出现淋巴水肿提示上肢淋巴引流可能存在主要通道和次要通道。Dayan 等将 ARM 技术应用于 VLNT，以避免切取腹股沟区淋巴结移植至腋窝治疗上肢淋巴水肿后出现下肢淋巴水肿[11]。

2. 即刻重建淋巴回流途径

2009 年，Boccardo 等对 19 例确诊乳腺癌需行腋窝淋巴结清扫的患者进行了即刻淋巴管静脉吻合术（LVA）[12]，取得了初步的临床结果。术中，在乳腺癌切除及腋窝淋巴结清扫完成后，首先在患肢皮内、皮下及肌肉深部分别注射亚甲蓝染料，以显示上肢淋巴管断端。当腋窝处出现蓝染淋巴结时，对淋巴结进行进一步清扫，然后对可见的 2～4 个淋巴管断端与附近的腋静脉侧支进行集束端 – 端吻合。术后对腋窝充分引流，但未进行加压包扎或弹力带治疗等。术前和术后均对患者进行淋巴显像。研究显示，除 1 例在亚甲蓝注射后无蓝染淋巴管断端外，其余 18 例在术前、术后淋巴显像对比中均显示淋巴回流改善，其中 11 例可见明显改善。他们提出了淋巴水肿显微外科预防性治疗（lymphedema microsurgical preventive healing approach，LYMPHA），认为这是一种较为安全的操作。

2014 年，Boccardo 等发表了 LYMPHA 预防上肢淋巴水肿的 4 年随访结果[13-14]，总体较为理想。他们在 4 年间筛选出 74 例可疑术后上肢淋巴水肿高危患者进行即刻 LVA。筛选标准为 BMI ≥ 30 kg/m² 或术前淋巴显像 Kleinhans 转运指数（transport index，TI）≥ 10。在术后 1 年、4 年对患者进行随访。研究显示，仅 3 例患者出现上肢淋巴水肿的并发症，其余 71 例患者的患肢体积及淋巴显像 TI 均下降，提示上肢淋巴回流得到改善。应用 LYMPHA 后，乳腺癌腋窝淋巴结清扫术后上肢淋巴水肿的发生率为 4.05%，显著低于文献报道的腋窝淋巴结清扫术后上肢淋巴水肿的发生率（13%～65%），提示即刻 LVA 可有效预防上肢淋巴水肿。

Feldman 等将该技术进行了推广，3 年余对 37 例术后上肢淋巴水肿高危的女性患者进行了 LYMPHA[15]，其中 10 例因缺少合适静脉或淋巴管而未进行 LVA。在平均 6 个月的随访中，进行了 LVA 的患者术后上肢淋巴水肿的发生率为 12.5%，未进行的患者发生率为 50%，也佐证了 LYMPHA 的有效性。

穆蘭 等在 LYMPHA 的基础上改进了术中淋巴管断端的定位方式。他们采用近红外光显微镜下吲哚菁绿（indocyanine green，ICG）造影，即刻定位上肢淋巴回流主要淋巴管的断端，并进行 LVA，验证吻合口通畅，取得良好效果[16]。2019 年成功采用脱目镜 3D 超显微技术[17-18]，2020 年进行即刻淋巴管静脉吻合口通畅性量化分析，实现了该领域质的飞跃[19]。

（钱幼蕾 臧荟然 穆蘭）

参考文献

［1］陈佳佳，汪立，于子优，等．手法淋巴引流治疗乳腺癌术后上肢淋巴水肿．组织工程与重建外科杂志，2015，11（5）：310-312.

［2］O'Brien B M，Sykes P，Threlfall G N，et al．Microlymphaticovenous anastomoses for obstructive lymphedema．Plast Reconstr Surg，1977，60（2）：197-211.

［3］张涤生．显微淋巴外科在临床与实验研究中的新进展．实用外科杂志，1985，5（6）：328-331.

［4］Becker C，Assouad J，Riquet M，et al．Postmastectomy lymphedema：long-term results following microsurgical lymph node transplantation．Annals of Surgery，2006，243（3）：313-315.

［5］Cheng M H，Huang J J，Wu C W，et al．The mechanism of vascularized lymph node transfer for lymphedema：natural lymphaticovenous drainage．Plast Reconstr Surg，2014，133（2）：192e-198e.

［6］臧荟然，毕晔，穆蘭．乳腺癌术后上肢淋巴水肿的治疗与预防进展．中国修复重建外科杂志，2016，30（12）：1567-1570.

［7］穆兰花，张寒，陈茹，等．乳房再造和胸壁修复同时应用血管化的淋巴移植修复治疗乳腺癌术后上肢淋巴水肿．临床肿瘤学杂志，2013，18（1）：54-56.

［8］Chen R，Mu L，Zhang H，et al．Simultaneous breast reconstruction and treatment of breast cancer related upper arm lymphedema with lymphatic lower abdominal flap．Annals of Plastic Surgery，2014，73（9）：12-17.

［9］穆蘭，毕晔，彭喆，等．自体组织乳房再造及胸壁修复同期行吻合血管淋巴结组织移植及淋巴管静脉吻合治疗乳腺癌术后腋窝凹陷畸形及上肢淋巴水肿．中华整形外科杂志，2017，33（zl）：54-56.

［10］Thompson M，Korourian S，Henry-Tillman R，et al．Axillary reverse mapping（ARM）：a new concept to identify and enhance lymphatic preservation．Ann Surg Oncol，2007，14（6）：1890-1895.

［11］Dayan J H，Dayan E，Smith M L．Reverse lymphatic mapping：a new technique for maximizing safety in vascularized lymph node transfer．Plast Reconstr Surg，2015，135（1）：277-285.

［12］Boccardo F，Casabona F，De Cian F，et al．Lymphedema microsurgical preventive healing approach：a new technique for primary prevention of arm lymphedema after mastectomy．Ann Surg Oncol，2009，16（3）：703-708.

［13］Campisi C，Bellini B C，Campisi C，et al．Microsurgery for lymphedema：clinical research and long-term results．Microsurgery，2010，30（4）：256-260.

［14］Boccardo F，Casabona F，De Cian F，et al．Lymphatic microsurgical preventing healing approach（LYMPHA）for primary surgical prevention of breast cancer-related lymphedema：over 4 years follow-up．Microsurgery，2014，34（6）：421-424.

［15］Feldman S，Bansil H，Ascherman J，et al．Single institution experience with lymphatic microsurgical preventive healing approach（LYMPHA）for the primary prevention of lymphedema．Ann Surg Oncol，2015，22（10）：3296-3301

［16］Mu L，Peng Z，Zang H R，et al．Operating microscope with near infrared imaging function for indocyanine green lymphography in prevention of lymphedema with lymphaticovenous anastomosis immediately after mastectomy and axillary dissection．Microsurgery，2017，37（4）：354-355.

［17］穆蘭，刘岩，毕晔，等．脱目镜3D显微、超显微外科血管、淋巴管吻合术在两例乳腺癌根治术后乳房缺损修复中的初步应用．中华显微外科杂志，2019，42（5）：13-16.

［18］Mu L，Liu Y，Bi Y，et al．Primary clinical application of microsurgical arterial，venous and supermicrosurgical lymphovenous anastomoses performed using three-dimensional on-screen visualization．J Plast Reconstr Aesthet Surg，2020，73（2）：391-407.

［19］宋景涌，穆蘭，汤鹏，等．吻合口通畅性量化分析乳腺癌腋窝淋巴结清扫即刻预防性淋巴管静脉一例报告并文献复习．组织工程与重建外科，2022，18（1）：34-35.

第3节

带血运的淋巴结组织移植术

带血运的淋巴结组织移植（VLNT；又称淋巴组织瓣）填充修复腋窝凹陷是将淋巴结及其滋养血管以组织瓣的形式转移到腋窝[1-8]。这种方法的最大优势是在修复腋窝凹陷的同时，重建淋巴回流通路。目前研究显示，VLNT可有效预防和缓解淋巴水肿症状[9-12]。

一、患者评估

了解患者详细病史，排除乳腺癌复发或进展的情况。测量患者双侧臂围，留取照片资料。术前行淋巴显像，根据患者临床症状及TI对淋巴水肿程度进行分期。行多层螺旋CT血管造影，结合多普勒超声血流探测仪，在体表标记腹壁下动静脉主干及穿支位置，以及腹股沟区旋髂浅腹壁浅血管供应淋巴结情况[13]。

需严格把握手术指征，对于保守治疗1年以上效果不理想的中重度淋巴水肿患者，可以考虑行VLNT[14]。

二、手术准备与术前设计

患者取站立位，参照对侧乳房大小、患者对术后乳房大小的期望、患侧胸壁的缺损程度以及腹部可取的组织量，设计胸部切口和腹部皮瓣。由于需要兼顾切取旋髂浅动脉周围的淋巴结，腹部切口的位置较常规降低，必要时可设计平行腹股沟的附加切口。

三、手术方法与技巧

患者在全身麻醉下取仰卧位进行手术。

1. 胸部及腋窝受区

术中彻底松解腋窝的挛缩瘢痕，直至显露腋静脉。探查胸背血管分支，根据血管质地、管径情况及可利用的长度确定吻合部位。必要时暴露胸廓内动静脉。

2. 腹部及腹股沟供区

根据术前多层螺旋CT血管造影检查结果，分析腹部皮瓣的转移方式，确定携带旋髂浅血管供应淋巴结组织的一侧，待皮瓣转移后淋巴结组织置于腋窝腋静脉周围。根据术前设计切取腹部横行皮瓣。

如果选择以保留浅支的旋髂浅动脉为皮瓣血管蒂，则一般采取从"蒂部到皮瓣外缘"的手术方式。先在股动脉搏动处表面切开皮肤，逐层分离止血，找到旋髂浅静脉，并追至其汇入大隐静脉处，切取静脉血管蒂。若在术野中发现旋髂浅动脉，则朝股动脉发出点分离；如未发现旋髂浅动脉，则从股动脉主干寻找旋髂浅动脉发出点。寻找过程中，为保证不损伤旋髂浅动脉，需将深筋膜打开，同时打开股动脉鞘。找到旋髂浅动脉后（通常走行 1～1.5 cm 后分为浅支与深支），其浅支与淋巴结包含于脂肪组织中，并发出许多细小血管分支，仔细解剖并保留浅支。若术者拟同时保留深支，则需结扎其进入下方肌肉的分支。此时，整个皮瓣的动静脉血管蒂已准备好。观察血管蒂走行，保证其在皮瓣的中央位置，并设计皮瓣范围。有时，在从"蒂部到皮瓣外缘"的手术方式中，旋髂浅动脉未达到显微外科吻合要求，而腹壁浅动脉具有优势，则需术中改变手术方式，重新设计以腹壁浅动脉为蒂的淋巴结组织瓣。

如果选择以保留深支的旋髂浅动脉为皮瓣血管蒂，则一般采取从"皮瓣外缘到蒂部"的手术方式。先从髂前上棘、腹股沟韧带处开始剥离，如果未见旋髂浅动脉，则从缝匠肌外侧缘切开，在肌肉筋膜表面向蒂部方向剥离。发现皮瓣底面的旋髂浅动脉深支后，结扎动脉进入下方肌肉的分支。继续向蒂部分离直至找到股动脉发出点。切开蒂部上方的皮肤，分离皮下组织，找到旋髂浅静脉并追至其汇入大隐静脉处。切取静脉蒂后，最终完成皮瓣切取过程。

3. 血管吻合

若皮瓣蒂部血管侧与淋巴结为同侧，则只需吻合皮瓣蒂部血管，淋巴结的供应血管依赖皮瓣蒂部血管与旋髂浅血管的吻合。若皮瓣蒂部血管与淋巴结为对侧，需要分别吻合两组动静脉。淋巴结紧贴腋静脉。

4. 再造乳房塑形

以对侧乳房的乳房下皱襞为参考，先行再造乳房的乳房下皱襞重建，再行胸骨旁乳房内侧固定。需要时充填腋窝的皮瓣行去表皮。腋部、胸壁皮瓣下放置负压引流，注意避免引流管接触血管蒂吻合口和走行。

5. 供区关闭

腹部切口向头侧游离至剑突，尾侧游离至耻骨联合，重做脐孔，放置负压引流，屈膝屈髋位，分层关闭。

四、术后护理

术后尽量保持屈膝屈髋位 2 周，术后 1 天开始行弹力绷带（物理治疗）辅助治疗 1 年，并推荐第 1 个月每周 3 次，第 2 个月每周 2 次。应注意弹力绷带不能压迫腋区移植的淋巴结及吻合的动静脉。随访时间为术后 1 个月、3 个月、6 个月、12 个月和 24 个月。随访内容为临床症状，主要包括疼痛与肿胀程度的缓解情况。

五、典型病例

病例 1

患者女，45 岁，右侧乳腺癌改良根治术后放疗后 11 年，右侧上肢重度淋巴水肿。行 DIEP 乳房再造、腹股沟 VLNT（图 6-3-1 至图 6-3-5 和视频 6-3-1）。

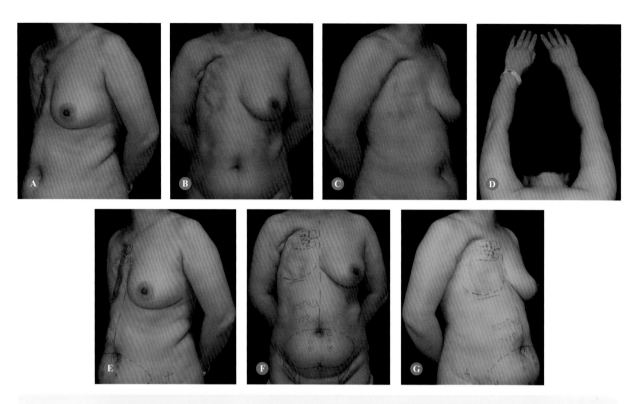

图6-3-1 A.术前右斜位。B.术前正位。C.术前左斜位。D.术前双上肢上举,背部。E.术前设计,右斜位。F.术前设计,正位。G.术前设计,左斜位

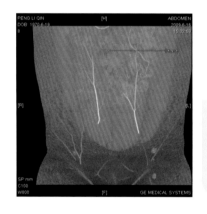

图6-3-2 术前多层螺旋CT。显示腹壁下动静脉主干及穿支位置,以及腹股沟区旋髂浅腹壁浅血管供应淋巴结数目及分布

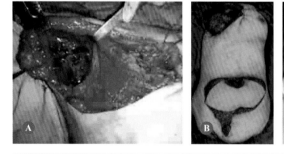
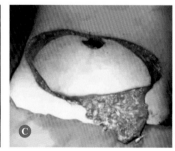
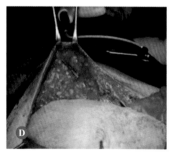

图6-3-3 携带腹股沟淋巴组织的横行下腹部皮瓣转移行乳房再造、腋窝充填、上肢淋巴水肿治疗。A.对腋窝瘢痕进行彻底松解,注意保护腋静脉,分离胸背血管,必要时以胸廓内血管作为受区血管。B.腹部供区和胸部受区同时进行。C.携带腹股沟淋巴组织的下腹部皮瓣。D.旋髂浅血管、腹壁浅血管的淋巴结组织的横行DIEP

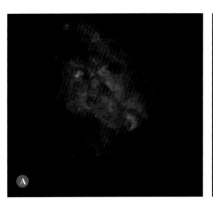
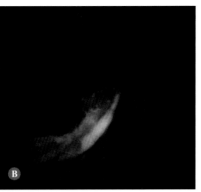
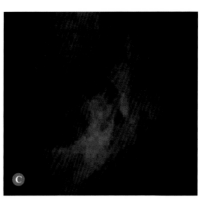

图 6-3-4 A.术中以 ICG 荧光引导淋巴组织切取。B.术中以 ICG 荧光验证皮瓣血管蒂动静脉吻合通畅。C.验证同侧旋髂浅血管淋巴组织血运充足

视频 6-3-1 吻合后视频

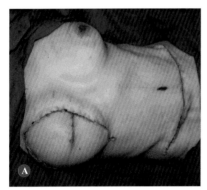
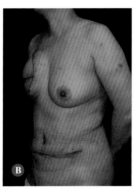
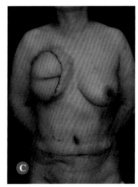
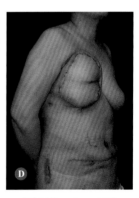

图 6-3-5 A.胸部乳房塑形、胸壁矫正、淋巴组织充填至腋窝。腹部供区分层关闭,腹壁整形、髂腰部整形、脐整形(术中屈膝屈髋位)。B.术后 3 周右斜位。C.术后 3 周正位。D.术后 3 周左斜位

病例 2

患者女,55 岁,右侧乳腺癌改良根治术后 8 年,重度上肢淋巴水肿 7 年。曾接受放疗。行腹部 TRAM 联合 DIEP,携带右侧腹股沟淋巴组织瓣转移,腹壁下动静脉分别与胸背动静脉行端 – 端吻合,彻底松解腋窝瘢痕,将腹股沟淋巴组织置于右侧腋静脉周围,行乳房再造、腋窝充填、上肢淋巴水肿治疗。术后 7 年随访,效果满意(图 6-3-6)。

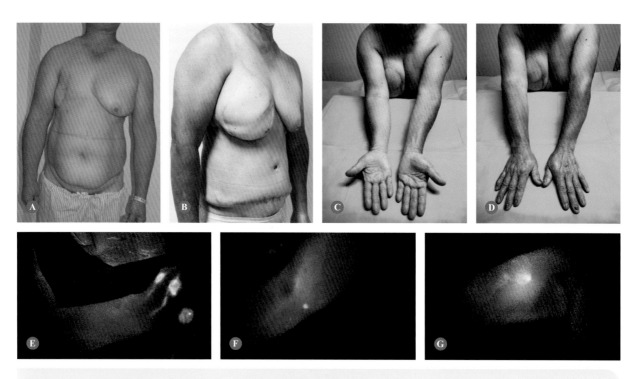

图 6-3-6 A.术前正位。B.术后 7 年,左斜位。C.术后 7 年,双上肢掌侧位。D.术后 7 年,双上肢背侧位。E.术后 7 年,右上肢亚甲蓝荧光示踪淋巴回流,手背可见淋巴管清晰。F.术后 7 年,前臂淋巴清晰回流,越过肘部。G.术后 7 年,上臂淋巴清晰回流,越过肘部向腋窝

病例 3

患者女,54 岁,因"右侧乳腺癌改良根治术后 5 年合并重度上肢淋巴水肿"入院。患者于 2015 年 1 月 16 日行右侧乳腺癌改良根治术,术后常规化疗、放疗。诊断:①右上肢淋巴水肿,重度。②乳房缺损,右侧乳腺癌术后(pT1N2M0,ⅢA 期)。③右侧腋窝瘢痕挛缩,术后放疗后。④腹部松弛,腹部脂肪堆积。于 2020 年 9 月 24 日行腹部 TRAM 联合 DIEP,携带右侧腹股沟淋巴组织瓣转移。腹壁下动静脉分别与胸背动静脉行端-端吻合,彻底松解腋窝瘢痕,将腹股沟淋巴组织置于右侧腋静脉周围,行乳房再造、腋窝充填、上肢淋巴水肿治疗。

术中在全身麻醉下完成以下操作:①右侧胸壁瘢痕切除术。②右侧腋窝瘢痕松解。③右侧胸壁瘢痕松解术。④左侧 TRAM 切取。⑤右侧 DIEP 切取。⑥右侧腹股沟淋巴结组织移植术。⑦右侧乳房再造。⑧右侧腋窝充填。⑨全腹壁整形术。⑩脐孔重建。

术后定期随访,再造乳房皮瓣成活良好,形态满意,右上肢酸胀疼痛感明显减轻,上臂周径明显减小,供区无不适,无酸胀疼痛感,下肢周径无增大。术后 1 年余随访,效果满意(图 6-3-7 至图 6-3-12)。

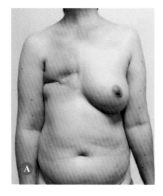
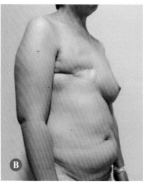
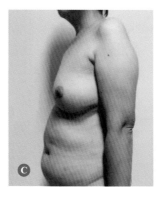
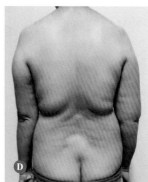

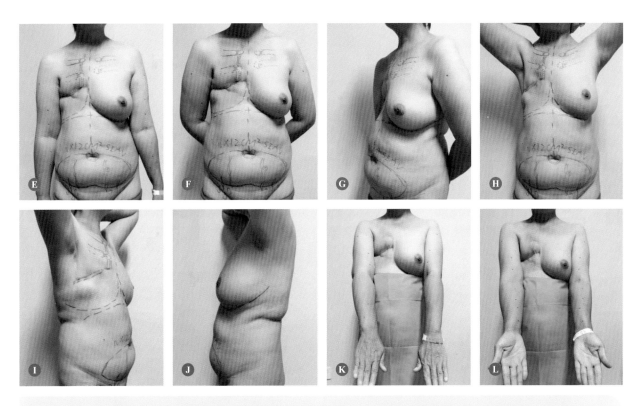

图 6-3-7 A.术前正位（自颈部至大腿中部）。B.术前左斜位。C.术前右侧位。D.术前背部。E.术前设计，正位（站立位，双上肢下垂位）。F.术前设计，正位（站立位，背手位）。G.术前设计，右斜位（站立位，背手位）。H.术前设计，正位（站立位，抱头位）。I.术前设计，左斜位（站立位，抱头位）。J.术前设计，右侧位（站立位，抱头位）。K.术前双上肢背侧。L.术前双上肢掌侧，左、右上臂周径最大相差 4.6 cm

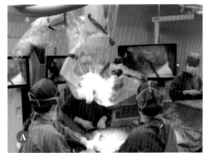
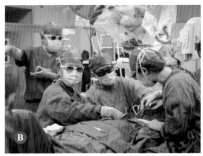
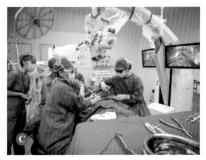

图 6-3-8 术中应用脱目镜三维可视超显微技术（Zeiss Kinevo 900）完成腹部左侧 TRAM 和右侧 DIEP 的分离、切取，以及腋窝深部瘢痕彻底松解及动静脉吻合

图 6-3-9 A.术中腹部受区和右侧胸部受区。B.手术结束，同时完成再造乳房塑形和腹壁髂腰部整形

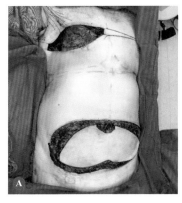
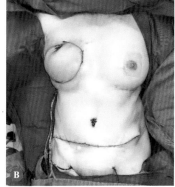

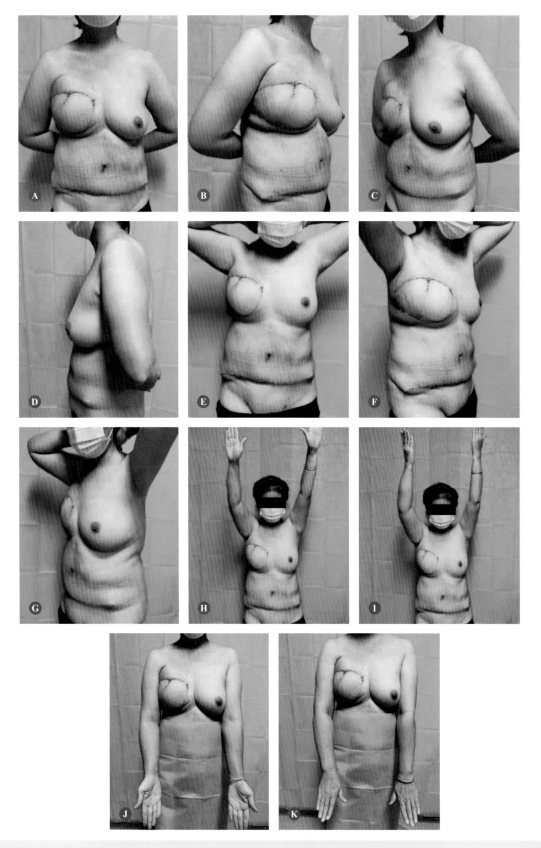

图6-3-10　术后30天随访。A.术后正位。B.术后左斜位。C.术后右斜位。D.术后右侧位。E.术后正位（抱头位）。F.术后左斜位（抱头位）。G.术后右斜位（抱头位）。H.术后双手上举掌侧。I.术后双手上举背侧。J.双上肢掌侧。K.双上肢背侧，患侧上肢周径最多减少3 cm

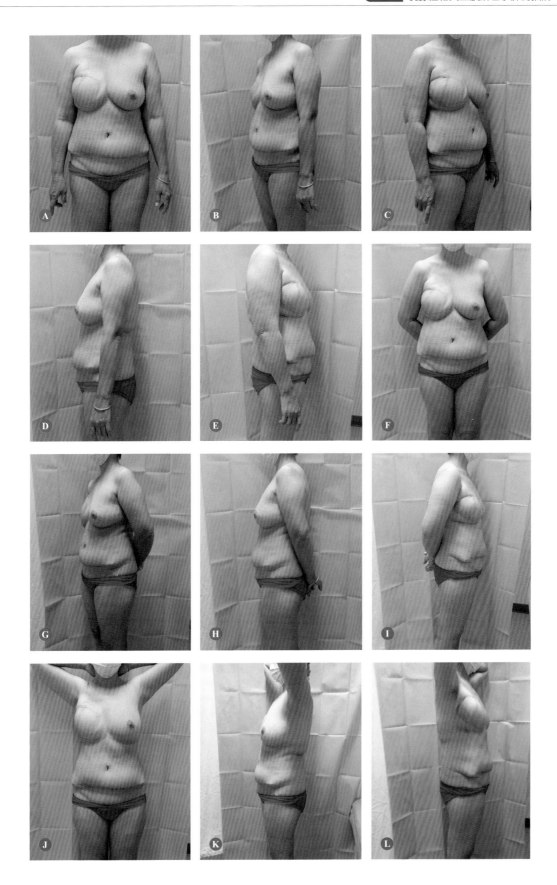

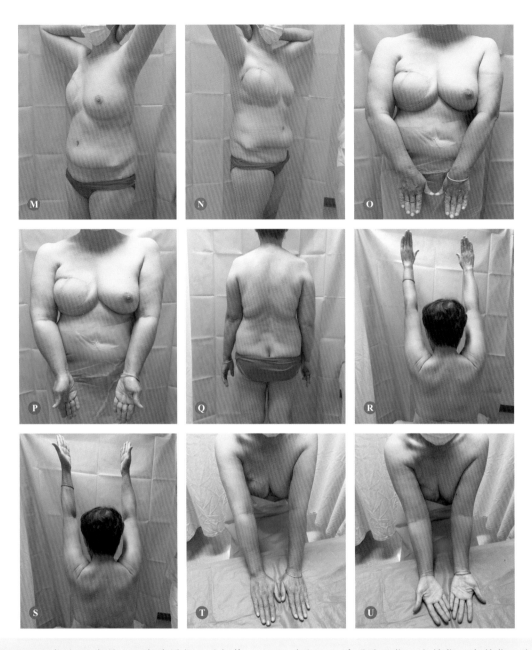

图6-3-11 术后13个月，双上肢周径几乎相等。A-E. 站立，双手下垂正位、右斜位、左斜位、右侧位及左侧位。F-I. 站立，分别为背手位正位、右斜位、右侧位及左侧位。J-N. 站立，分别为抱头位正位、右侧位、左侧位、右斜位及左斜位。O. 双上肢背侧。P. 双上肢掌侧。Q. 背侧（站立位）。R. 双手上举背侧。S. 双手上举掌侧。T. 双上肢背侧。U. 双上肢掌侧

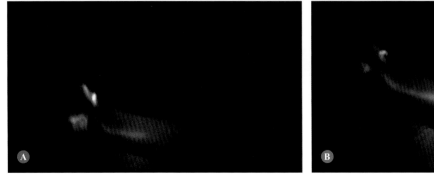

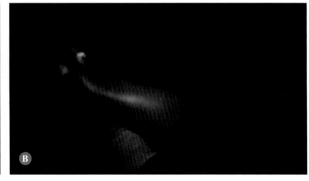

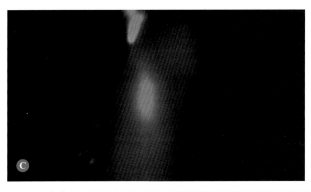
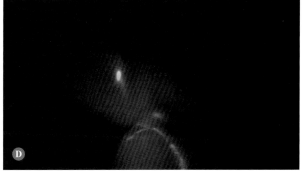

图6-3-12 A~C.右侧再造及淋巴组织移植侧手背、前臂及上臂可见淋巴回流良好。D.右侧上臂内侧可见淋巴回流良好，回流至腋区移植之淋巴组织

病例4

患者女，43岁，右侧乳腺癌术后乳房部分缺损，右侧腋窝淋巴结清扫术后6年，右侧上肢重度淋巴水肿。行LDMF右侧部分乳房再造＋腋窝瘢痕挛缩松解＋右侧胸壁淋巴组织瓣充填＋右腕部L-V吻合术（图6-3-13至图6-3-15）。

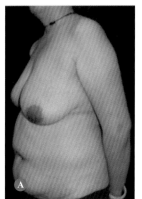
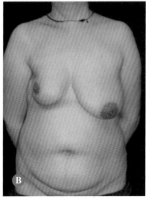
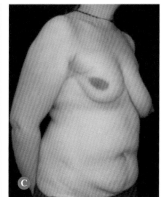
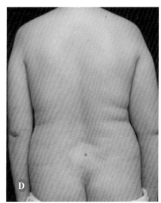

图6-3-13 A.术前右斜位。B.术前正位。C.术前左斜位。D.术前背部

图6-3-14 A.右侧部分LDMF联合右侧胸壁淋巴组织瓣切取。B.右侧部分LDMF联合右侧胸壁淋巴组织瓣经皮下隧道转移至胸部及腋窝受区。C.术中胸壁组织瓣内注射ICG。D.术中ICG荧光显示侧胸壁组织瓣显像证实携带淋巴组织

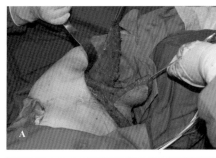
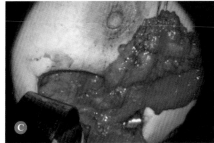
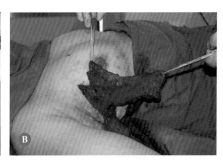
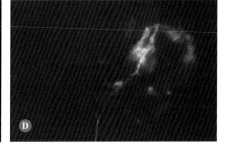

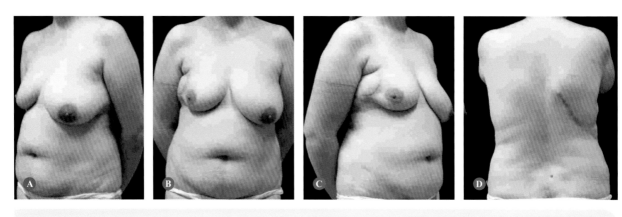

图 6-3-15　术后 2 年乳房形态改善、腋窝饱满、上肢淋巴水肿改善。A. 右斜位。B. 正位。C. 左斜位。D. 背部

病例 5

患者女，56 岁，右侧乳腺癌改良根治术后 15 年，乳房缺损，胸壁瘢痕，腋窝瘢痕挛缩，上肢重度淋巴水肿 10 年，保守治疗 1 年效果不佳。行胸壁腋窝瘢痕挛缩松解 + 右侧 LDMF+ 右侧胸壁淋巴组织瓣充填 + 右腕部 L-V 吻合术（图 6-3-16）。

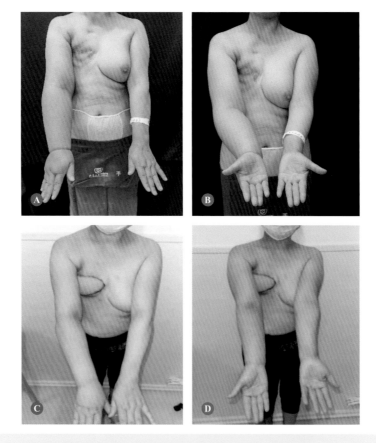

图 6-3-16　A. 术前双上肢背侧，患侧比健侧周径大 10 cm。B. 术前双上肢掌侧，患侧比健侧周径大 10 cm。C. 术前 1 个月双上肢背侧，患侧与健侧周径几乎相同。D. 术前 1 个月双上肢掌侧，患侧与健侧周径几乎相同

（穆蘭　吴煌福　刘岩　毕晔）

［1］赫捷，陈万青.2014中国肿瘤登记年报.北京：清华大学出版社，2015.

［2］Gärtner R，Jensen M B，Kronborg L，et al. Self-reported arm-lymphedema and functional impairment after breast cancer treatment‐a nationwide study of prevalence and associated factors. Breast，2010，19（6）：506-515.

［3］Pusic A L，Cemal Y，Albornoz C，et al. Quality of life among breast cancer patients with lymphedema：a systematic review of patient-reported outcome instruments and outcomes. J Cancer Surviv，2013，7（1）：83-92.

［4］王天峰，林本耀.乳腺癌腋清扫后上肢淋巴水肿成因与防治.中国肿瘤，2000，1：27-29.

［5］苏韦祯，穆兰花.乳癌术后上肢淋巴水肿的治疗进展.中国修复与重建外科杂志，2008，17（6）：935-937.

［6］马建勋，李比.乳腺癌术后上肢淋巴水肿的治疗.中国微创外科杂志，2013，13（4）：363-367.

［7］Quirion E. Recognizing and treating upper extremity lymphedema in postmastectomy/lumpectomy patients：A guide for primary care providers. J Am Acad Nurse Pract，2010，22（9）：450-459.

［8］Kaviani A，Fateh M，Yousefi Nooraie R，et al. Low-level laser therapy in management of postmastectomy lymphedema. Lasers Med Sci，2006，21（2）：90-94.

［9］Clodius L，Köhnlein H，Piller N B. Chronic limb lymphoedema produced solely by blocking the lymphatics in the subcutaneous compartment. Br J Plast Surg，1977，30（2）：156-160.

［10］穆兰花，张寒，陈茹，等.乳房再造和胸壁修复同时应用血管化的淋巴移植修复治疗乳腺癌术后上肢淋巴水肿.临床肿瘤学杂志，2013，18（1）：54-56.

［11］Chen R，Mu L，Zhang H，et al. Simultaneous breast reconstruction and treatment of breast cancer related upper arm lymphedema with lymphatic lower abdominal flap. Annals of Plastic Surgery，2014，73（9）：12-17.

［12］穆籣，毕晔，彭喆，等.自体组织乳房再造及胸壁修复同期行吻合血管淋巴结组织移植及淋巴管静脉吻合治疗乳腺癌后腋窝凹陷畸形及上肢淋巴水肿.中华整形外科杂志，2017，33（1）：161-167.

［13］Zhang H，Chen W，Mu L，et al. The distribution of lymph nodes and their nutrient vessels in the groin region：an anatomic study for design of the lymph node flap. Microsurgery，2014，34（7）：558-561.

［14］宋达疆，李赞，章一新，等.带蒂腹直肌肌皮瓣联合游离腹壁下动脉穿支皮瓣及携带髂腹股沟淋巴组织瓣行乳腺癌根治术后乳房再造及上肢淋巴水肿治疗的效果.中华烧伤杂志，2020，36（4）：273-279.

第4节

淋巴管静脉吻合术

淋巴管静脉吻合术（lymphaticovenous anastomosis，LVA）[1-4]是指将受阻的淋巴管与附近静脉进行吻合，从而重建淋巴回流通路。与淋巴结移植、皮瓣移植、VLNT相比，LVA具有创伤小、供区无淋巴水肿风险的优势，适用于Ⅰ～Ⅱ期淋巴水肿治疗。自2009年起陆续有针对乳腺癌相关淋巴水肿（breast cancer related lymphedema，BCRL）的预防（LYMPHA）的报道[3-6]。上肢LVA是一种从生理上解决乳腺癌术后淋巴水肿的手段，其发展依赖于超显微技术以及淋巴显像技术的进步。淋巴水肿程度的评定、微静脉淋巴管定位及吻合，是制约该技术发展的3个关键方面[7-8]。

乳腺癌术后淋巴水肿程度的测量方法尚无统一标准，各项研究中的标准不统一，给乳腺癌术后淋巴水肿的治疗效果研究带来了困难。乳腺癌术后上肢淋巴水肿的主要表现为上肢肿胀、体积变大变粗，严重者伴疼痛、反复发作的淋巴管炎及皮下组织蜂窝织炎。常用的判断淋巴水肿程度的手段包括：上臂不同部位的周径、上臂体积、计算机成像体积计算法和心理测评等。近年来出现的生物电阻抗光谱分析法（bioimpedance spectroscopy，BIS）能更加灵敏地探测出上肢细胞外液的聚集情况[7]。淋巴系闪烁造影术也是一种广泛用于评估上肢淋巴水肿的方法，可直观评估手术所建立的通路是否通畅并发挥作用，也可应用于乳腺癌前哨淋巴结的定位、上肢引流淋巴结的定位和术后淋巴水肿的早期诊断。

微静脉淋巴吻合术是一种技术含量高、操作复杂的手术，最重要的原因是难以定位皮下淋巴管，这主要是由于皮下淋巴管管径小（通常＜1 mm）且外观透明，而手术成功与否主要取决于成功吻合的淋巴管的数量。因此，寻找并定位适合的皮下淋巴管成为影响手术疗效的关键步骤。目前常用的方法为异硫蓝染料和ICG淋巴显像。异硫蓝染料是一种能使淋巴管着色的生物染料，安全有效，且不依赖其他检测仪器，方便且廉价。相比于异硫蓝的染色，ICG淋巴显像联合液晶静脉定位仪能够准确找到适于吻合的小静脉及淋巴管，有助于缩短手术时间，提高吻合数量，缩小手术切口，但其配套的摄像设备昂贵。ICG淋巴显像技术具有无创、准确的特点，有望提高今后上肢静脉淋巴管吻合术有效通道的数量。

我们团队自2018年应用亚甲蓝荧光、亚甲蓝蓝染和ICG荧光联合核素，对乳腺癌前哨淋巴结及上肢逆向淋巴回流进行术中示踪，取得初步经验。应用脱目镜三维可视超显微技术借助ICG造影完成腋窝淋巴结清扫术同期行预防性LVA，并借助Zeiss Kinevo 900FLOW800黑白荧光造影及彩色地图分析模块对淋巴管静脉吻合口的通畅性进行量化评估[9-10]。

一、患者评估

了解患者详细病史，排除乳腺癌复发或进展的情况。测量患者双侧臂围，留取照片资料。术前行淋巴显像，根据患者临床症状及TI值对淋巴水肿程度进行分期。须严格把握手术指征，临床Ⅰ~Ⅱ期淋巴水肿可重建淋巴回流，高危人群可行即刻LVA。

二、手术技巧

如行即刻手术（即预防性手术），常规行乳腺癌改良根治术，保留胸大肌、胸小肌，顺序清扫Ⅰ~Ⅲ站淋巴结；如行延期手术（即治疗性手术），术中需彻底松解腋窝的挛缩瘢痕，直至显露腋静脉。患侧上肢虎口和第二指蹼背侧分别注射ICG，以荧光脉管成像仪观察淋巴管走行。根据淋巴管走行情况，前臂及上臂各行2~3个切口，每个切口长约5 cm，分别于前臂、上臂及腋窝切口内解剖深、浅淋巴管，确认后予以标记，远端备显微吻合。吻合方法包括：①利用已切断的与淋巴管直径相仿的附近小静脉与上肢深淋巴管吻合，或将横断后的小静脉近端用无损伤缝线吻合在淋巴管断端周围组织上，这种吻合口很容易缝合，而且吻合后通畅率高。②在切口内仅见外径＜0.1 mm的集束状淋巴管，这种极细的淋巴管很难单根与静脉吻合，可采用套接集束状淋巴管静脉吻合术，以保证集束状淋巴管套入在静脉腔内。③于淋巴管附近仔细挑选直径≥0.3 mm的静脉，以带有瓣膜的静脉最佳，以防吻合后静脉回流致吻合口血栓，将解剖后的静脉、淋巴管平行放置行静脉淋巴管的侧-侧吻合。为防止静脉反流及吻合口静脉血栓，吻合完成后可将吻合口远端静脉结扎，使其成为一种改良的端-侧吻合，以有效转移淋巴液进入静脉循环，可在没有相应显微器械及技术、静脉直径明显大于淋巴管的情况下使用。在即刻手术中，由于患者尚未出现淋巴水肿，淋巴管未扩张，管径更小，吻合难度更大。

三、术后护理

治疗性手术术后1周内即可开始行弹力绷带（物理治疗）辅助治疗。应注意弹力绷带不能压迫腋区淋巴管静脉吻合处。随访时间为术后1个月、3个月、6个月、12个月和24个月。随访内容为临床症状，主要包括疼痛与肿胀程度的缓解情况。

四、典型病例

病例1

患者女，46岁，左侧乳腺癌改良根治术后，左侧上肢重度淋巴水肿。行DIEP乳房再造，腹股沟VLNT，左前臂LVA（图6-4-1至图6-4-7）。

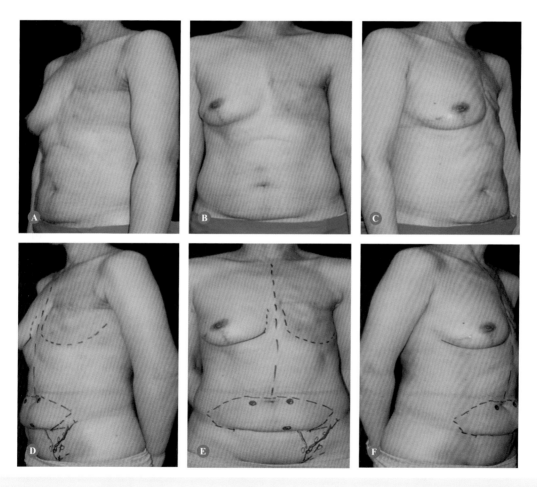

图6-4-1　A.术前右斜位。B.术前正位。C.术前左斜位。D.术前设计,右斜位。E.术前设计,正位。F.术前设计,左斜位［引自穆蘭，毕晔，彭喆，等. 自体组织乳房再造及胸壁修复同期行吻合血管淋巴结组织移植及淋巴管静脉吻合治疗乳腺癌术后腋窝凹陷畸形及上肢淋巴水肿. 中华整形外科杂志, 2017, 33（suppl）：54-60］

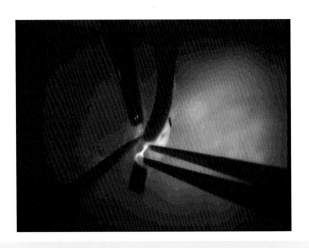

图6-4-2 术中左前臂掌侧，以 ICG 荧光示踪、定位表浅淋巴管，并验证淋巴管静脉吻合通畅［引自李广学，穆蘭，刘岩，等. 吲哚菁绿淋巴造影在超显微淋巴管静脉吻合中的应用. 中华整形外科杂志，2018，34（4）：271-273.］

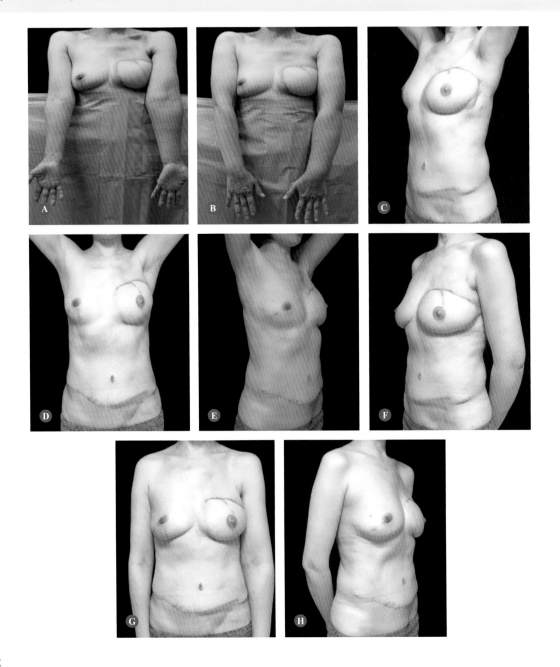

图6-4-3　A.术后3个月正位，双上肢掌侧。B.术后3个月正位，双上肢背侧。C.术后12个月双手抱头右斜位。D.术后12个月双手抱头正位。E.术后12个月双手抱头左斜位。F.术后12个月右斜位，左侧乳头再造术后3个月。G.术后12个月正位，左侧再造乳头文饰后3个月。H.术后12个月左斜位，左侧再造乳头文饰后3个月

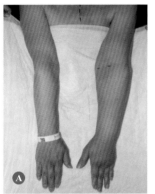 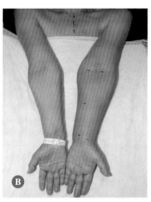 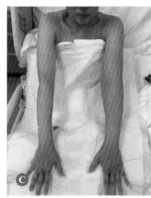 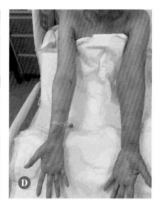

图6-4-4　A.术前双上肢背侧，术前左侧上肢周径较右侧上肢周径最多大4 cm，左手背肿胀明显。B.术前双上肢掌侧。C.术后1周双上肢背侧，左上肢周径明显减小，左手背肿胀消失。D.术后1周双上肢掌侧

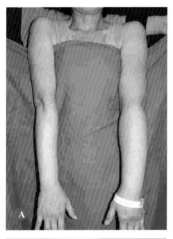 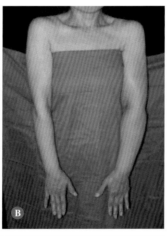 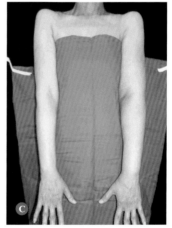

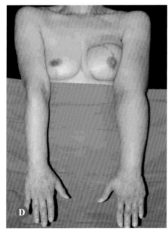 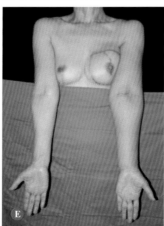

图6-4-5　上肢淋巴水肿的对比。A.术前。B.术后3个月。C.术后6个月。D.术后1年半双上肢背侧。E.术后1年半双上肢掌侧［引自穆蘭，毕晔，彭喆，等.自体组织乳房再造及胸壁修复同期行吻合血管淋巴结组织移植及淋巴管静脉吻合治疗乳腺癌术后腋窝凹陷畸形及上肢淋巴水肿.中华整形外科杂志，2017，33（suppl）：54-60］

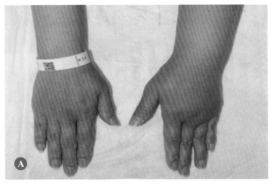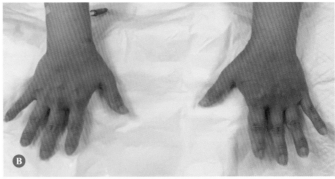

图6-4-6　患侧手背水肿情况。A.术前，患侧（左）手背较健侧（右）手背明显肿胀。B.术后1周，患侧（左）手背几乎与健侧（右）一致

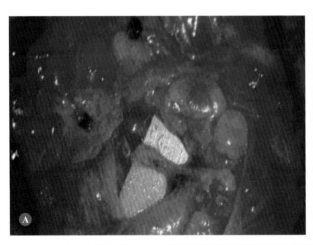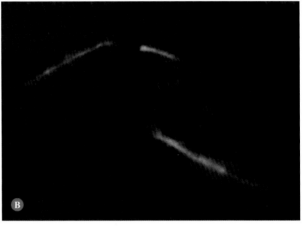

图6-4-7　术后2年，于患侧肘部掌侧行第二次LVA（11-0显微线端-端吻合）。A.Zeiss Pentero 900手术显微镜放大26倍下完成LVA。B.术中即刻ICG荧光示踪协助定位淋巴管，验证静脉淋巴管吻合口通畅

病例2

患者女，54岁，即刻腋窝LVA预防上肢淋巴水肿。术中先行双侧乳腺肿块活检术，病理回报：左侧乳腺浸润性癌，右侧乳腺浸润性癌。行手术治疗，双侧前哨淋巴结活检病理回报：左侧腋窝淋巴结（前哨1/4，清扫0/10）；右侧腋窝前哨淋巴结（0/6）。行左侧乳腺单纯切除术，左侧腋窝淋巴结清扫术，应用右侧游离DIEP行左侧乳房再造，左侧腋窝淋巴管静脉（L-V）超微吻合术，右侧乳腺单纯切除术，右侧前哨淋巴结切除术，应用左侧游离DIEP行右侧乳房再造，亚甲蓝前哨淋巴显影，ICG左侧上臂淋巴显影，显微血管、淋巴管吻合术，全腹壁、髂腰整形术，脐整形术（图6-4-8至图6-4-10）。

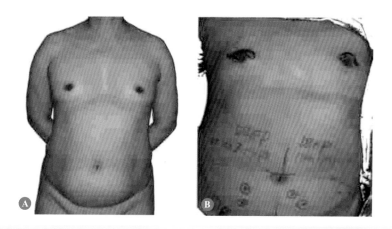

图 6-4-8　术前及术前设计。A. 术前正位。B. 术前设计，拟将腹部横行双侧腹壁下动脉穿支皮瓣一分为二，游离移植，分别吻合于双侧腋窝胸背动静脉，行即刻双侧乳房再造

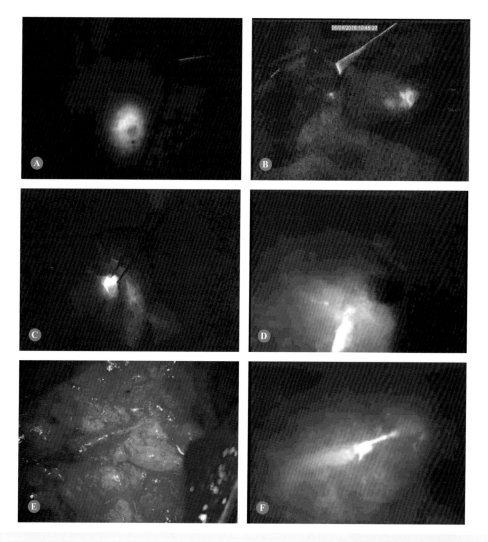

图 6-4-9　A. 术中于患侧上臂内侧中 1/3 处皮下注射 ICG，行左上臂逆向淋巴引流显影。B. 显示主要淋巴引流管引流至腋窝。C. 术中由乳腺肿瘤外科医生根据乳腺癌肿的情况，决定该引流左上肢的淋巴结需要清扫。D. 清扫后，在 26 倍放大近红外荧光下，可见淋巴管断端。E. 将上臂回流的淋巴管断端（约 0.3 mm）与腋区附近的静脉（约 1.0 mm）套接吻合。F. ICG 荧光显影验证吻合通畅

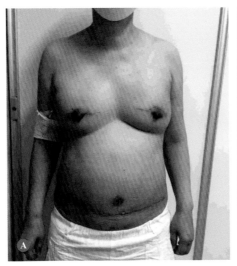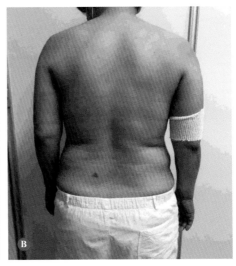

图6-4-10 术后2个月。A.术后2个月,患者双侧再造乳房形态满意。B.左侧上臂周径明显小于对侧

病例3

患者,女性,48岁,右侧隐匿性乳腺癌,行左侧保留乳头乳晕皮肤的乳腺切除术+乳房假体植入乳房再造+右侧腋窝肿物切除+淋巴结清扫+即刻LVA(图6-4-11和图6-4-12)。

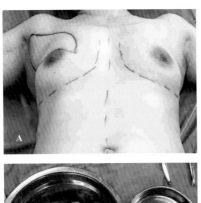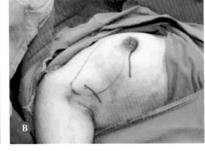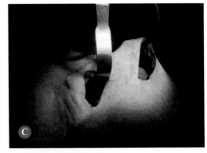

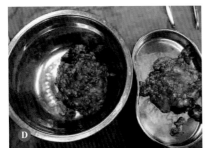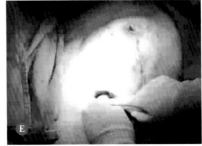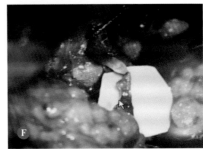

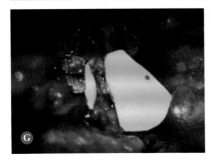

图6-4-11 A.术前设计,站立位标示双侧乳房下皱襞、乳房及腋窝切口位置。B.术中暴露患侧上臂。C.保留乳头乳晕皮肤的乳腺切除、腋窝肿瘤切除及淋巴清扫术后。D.术中腋窝切除的肿物(右)及乳腺切除的标本(左)。E.乳房假体植入行即刻右侧乳房再造。F.术中即刻进行LVA,上肢回流淋巴管(L)断端与腋窝静脉(V)断端行端-端吻合。G.LVA完毕

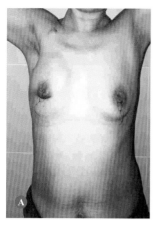
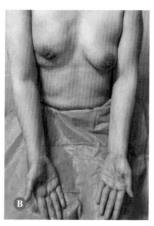
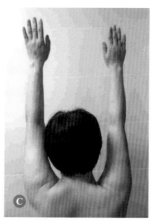
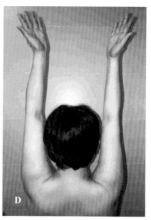

图 6-4-12 术后 3 个月随访。A. 双上肢抱头位，正位，显示再造乳房（右）与对侧乳房基本对称，腋窝（右）与对侧相比仍有凹陷畸形。B. 双上肢周径、质地基本对称，未发生淋巴水肿。C. 双上肢上举位背侧，显示双上肢周径、质地基本对称，未发生淋巴水肿。D. 双上肢上举位掌侧，显示双上肢周径、质地基本对称，未发生淋巴水肿

病例 4

患者女，28 岁，左侧乳腺癌，行左侧乳腺癌改良根治术＋软组织扩张器植入术＋上肢淋巴回流示踪＋侧胸淋巴组织即刻转移修复术，术后接受放疗、化疗及内分泌治疗。放疗结束后半年取出左侧扩张器，植入乳房假体，对侧乳房下皱襞入路行胸大肌筋膜下乳房假体植入隆乳术。术后 4 年，乳房形态基本对称，患侧乳房上外侧及腋前襞仍不够饱满，计划进一步行自体颗粒脂肪注射填充，双侧上肢周径相同，无淋巴水肿发生（图 6-4-13）。

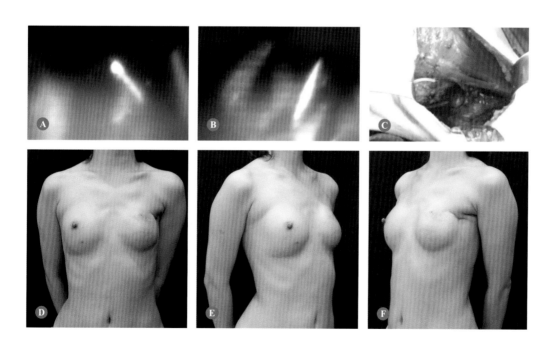

197

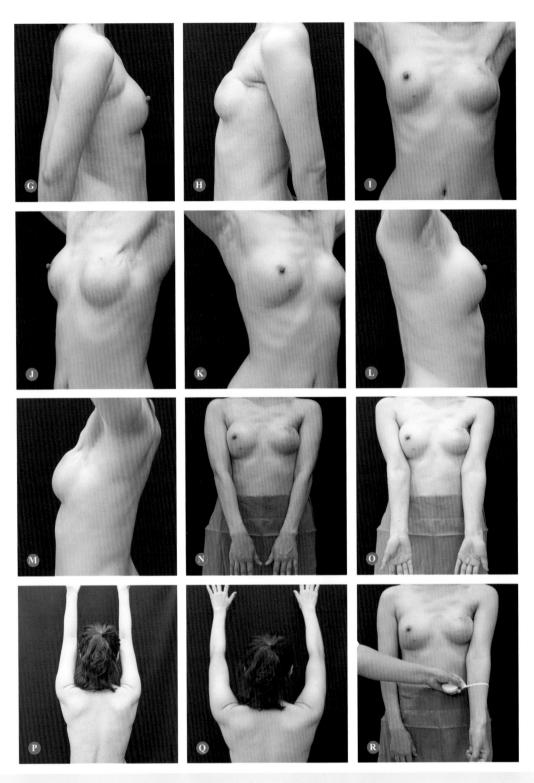

图6-4-13　A~B.腋窝淋巴结清扫后，即刻亚甲蓝荧光显影，可见上肢回流断端淋巴液漏出。C.侧胸淋巴组织瓣带蒂转移行腋窝即刻修复术术中。D.取出左侧扩张器，植入乳房假体，对侧乳房下皱襞入路行胸大肌筋膜下乳房假体植入隆乳术。术后4年，正位。E 术后4年，左斜位。F.术后4年，右斜位。G.术后4年，左侧位。H.术后4年，右侧位。I.术后4年，双手抱头正位。J.术后4年，双手抱头右斜位。K.术后4年，双手抱头左斜位。L.术后4年，双手抱头左侧位。M.术后4年，双手抱头右侧位。N.术后4年，双上肢背侧。O.术后4年，双上肢掌侧。P.术后4年，双上肢上举掌侧。Q.术后4年，双上肢上举背侧。R.术后4年，双上肢周径测量，基本对称

病例 5

患者女，43 岁，双侧乳腺癌，全身麻醉下行右侧乳腺癌单纯切除、腋窝前哨淋巴结切除术、左侧乳腺癌改良根治术、腋窝淋巴结清扫术和 LVA。术中应用脱目镜 3D 超显微技术（Zeiss Kinevo 900）进行淋巴管静脉超显微吻合术。术中应用显微镜下 ICG 荧光定位上肢回流淋巴管断端，验证吻合后通畅（图 6-4-14 至图 6-4-19）。

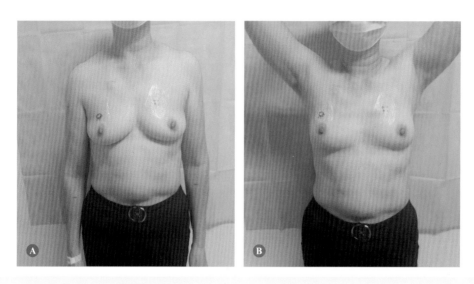

图 6-4-14　A. 术前正位。B. 术前双手抱头位

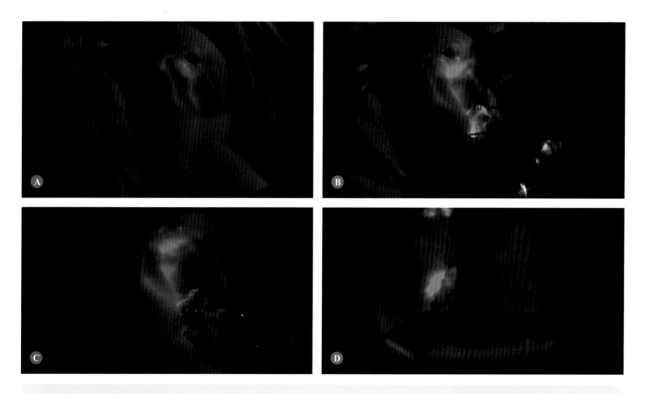

图 6-4-15　A. 亚甲蓝荧光及蓝染示踪右侧前哨淋巴结。B. 右侧腋窝可见前哨淋巴结荧光显影。C. 前哨淋巴结切除后，腋窝不再有荧光显影。D. 左侧腋窝淋巴结清扫后，术中显微镜下 ICG 荧光定位左上臂逆向回流淋巴管断端

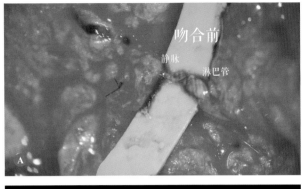

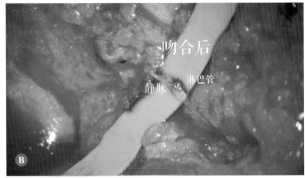

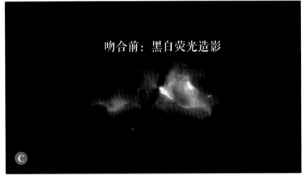

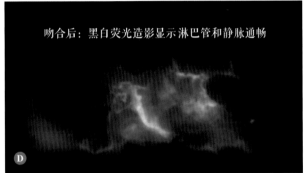

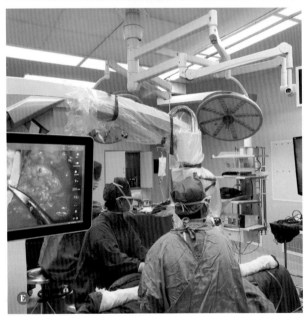

图6-4-16 术中应用脱目镜三维可视超显微技术完成腋窝淋巴结清扫术同期预防性LVA，并借助Zeiss Kinevo 900 FLOW800ICG黑白荧光造影

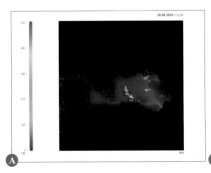

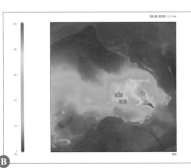

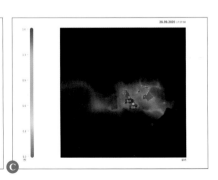

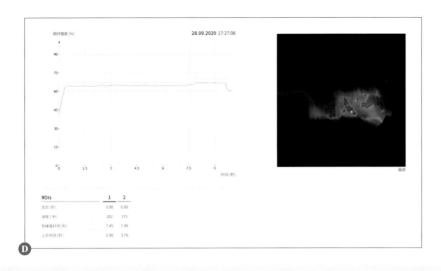

图 6-4-17 Zeiss Kinevo 900 FLOW800ICG 彩色地图分析模块对淋巴管静脉吻合口的通畅性进行量化评估。A. 速度：表征荧光信号流经的快慢（该数值与管壁厚度或管壁阻力有关），此次淋巴管与静脉吻合时两者管壁厚度基本一致，数值（375 *vs.* 382）提示静脉的管壁厚度可能稍小于淋巴管，但无显著差异。B. 强度：荧光信号在管内的强度（70 *vs.* 67）基本一致，在一定程度上可表征吻合后通畅且无渗漏。C. 延迟：荧光信号到达的时间相同，代表吻合后通畅且无延迟。D. 图表分析，通过曲线的斜率和特性可见淋巴管和静脉内液体流动的特性一致（两者曲线是"追随"的）

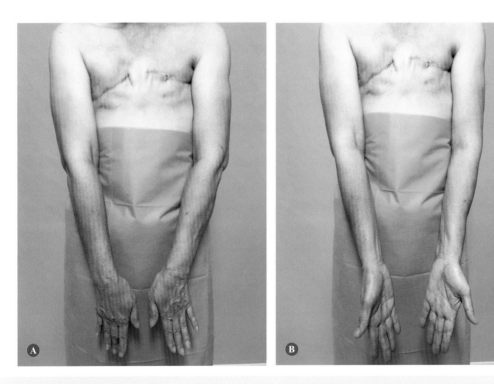

图 6-4-18 术后 13 个月，患者左侧（腋窝淋巴结清扫即刻 LVA）上臂与右侧（腋窝前哨淋巴结精准切除）上臂周径几乎相同，无肿胀等不适

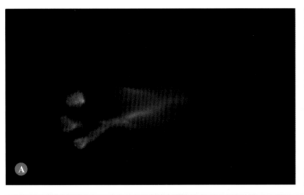 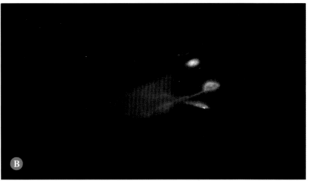

图6-4-19　A.左侧手背,即刻 LVA 后 13 个月,亚甲蓝荧光可见淋巴回流通畅。B.右侧手背,腋窝前哨淋巴结精准切除后 13 个月,亚甲蓝荧光可见淋巴回流通畅

(穆兰　刘岩　吴煌福　汤鹏　钟晓捷　宋景涌　刘侠)

参考文献

[1] O'Brien B M, Sykes P, Threlfall G N, et al. Microlymphaticovenous anastomoses for obstructive lymphedema. Plast Reconstr Surg, 1977, 60 (2): 197-211.

[2] 张涤生. 显微淋巴外科在临床与实验研究中的新进展. 中国实用外科杂志, 1985, 5 (6): 328-331.

[3] Boccardo F, Casabona F, De Cian F, et al. Lymphedema microsurgical preventive healing approach: a new technique for primary prevention of arm lymphedema after mastectomy. Ann Surg Oncol, 2009, 16 (3): 703-708.

[4] Boccardo F, Casabona F, De Cian F, et al. Lymphatic microsurgical preventing healing approach (LYMPHA) for primary surgical prevention of breast cancer-related lymphedema: Over 4 years follow-up. Microsurgery, 2014, 34 (6): 421-424.

[5] Feldman S, Bansil H, Ascherman J, et al. Single institution experience with lymphatic microsurgical preventive healing approach (LYMPHA) for the primary prevention of lymphedema. Ann Surg Oncol, 2015, 22 (10): 3296-3301.

[6] Mu L, Peng Z, Zang H R, et al. Operating microscope with near infrared imaging function for indocyanine green lymphography in prevention of lymphedema with lymphaticovenous anastomosis immediately after mastectomy and axillary dissection. Microsurgery, 2017, 37 (4): 354-355.

[7] Thompson M, Korourian S, Henry-Tillman R, et al. Axillary reverse mapping (ARM): a new concept to identify and enhance lymphatic preservation. Ann Surg Oncol, 2007, 14 (6): 1890-1895.

[8] Lee B B, Bergan J, Rockson S G, et al. Lymphedema: a concise compendium of theory and practice. London: Springer, 2012.

[9] 穆兰, 周艳虹, 修骋, 等. 亚甲蓝荧光联合亚甲蓝蓝染双示踪在乳腺癌前哨淋巴结活检中的应用. 中华医学会整形外科学分会第十九次全国学术交流会, 2021.

[10] 宋景涌, 穆兰, 汤鹏, 等. 吻合口通畅性量化分析乳腺癌腋窝淋巴结清扫即刻预防性淋巴管静脉一例报告并文献复习. 组织工程与重建外科, 2022, 18 (1): 34-35.

穆籣大夫和这本书

这本书终于可以付梓出版，它饱含着穆籣大夫和同事多年的心血和我们全家的付出，从 2016 年动笔到现在几经沉浮，她能写出这部书并非偶然。

穆籣 1964 年 3 月出生于河南省许昌市。她的父亲是消化内科医生，母亲是一名护士。3 岁的她不得不被送到乡下，10 岁时才返回许昌。这段在农村的岁月让她感受到农民的朴实、真诚与善良和农村生活的不易，懂得了吃苦耐劳才会有收获。

1982 年，她的高考成绩名列许昌市第三名，虽然已超过清华大学的分数线，但自幼受学医父母的影响立志当医生，同时为了圆儿时的梦想 —— 四季穿裙子的她毫不犹豫地选择了广州的中山医学院（现为中山大学中山医学院）。大学 6 年，她一直刻苦读书，成绩优异。

大学毕业前一年，成绩位于全年级前 10 名的她选择并已经被中山医科大学的眼科中心聘用为 1988 年的正式员工。为了和我这名北京人在一起，她最终来到中国医学科学院整形外科医院成为一名整形外科医生。

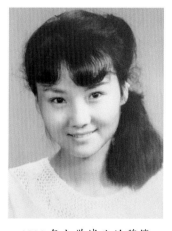

1988 年大学毕业的穆籣

"协和医院是优秀人才聚集之地，只有努力学习、奋斗，你在这里才有未来。"在李森恺教授的建议下，她考入中国协和医科大学研究生院，并选择了乳房再造作为她的博士研究课题。在导师李森恺教授的指导下，潜心阅读的大量文献让她了解了乳房再造的历史经纬，知晓了当时国际上该领域的发展水平和发展方向，以及该领域国内技术水平与国际的差距。对于胸、腹部皮瓣和血管的解剖研究为她日后熟练实施乳房再造术打下坚实的基础。有学者称单凭严义坪教授指导她做的腹部皮瓣透明标本就能达到博士毕业的水平。胸廓内动脉远、近心端能否同时作为动脉供区血管营养移植的皮瓣？善于思索的李养群教授在临床工作中提出的这一问题被李森恺教授认为是一个原创的设想。他们在临床上大胆应用，从而成功地解决了单一动脉难以为胸部大面积游离移植来的皮瓣供血的难题。越研究越感到乳房再造事业浩如烟海。

博士毕业不久的穆籣听从导师"出国看世界"的建议来到比利时根特大学医院，师从擅于使用穿支皮瓣进行乳房再造的 Blondeel 教授。穿支皮瓣可以尽可能小地减少供区损伤，而当时国内显微外科界对此概念还知之甚少！她阅读了大量的穿支皮瓣文献，用心跟随 Blondeel 教授出门诊、上手术，对穿支皮瓣从理论到临床有了深刻的理解。同时，她珍惜做动物实验的机会，苦练显微外科技术。半年的历练让她学到最多的是比利时医生对工作认真、严谨的态度。在比利时学习的经历使她对乳房再造有了更新的认识：乳房是上天赐予人类最美丽和最重要的器官之一，是安放在女性身体上的艺术珍品。在比利时，乳房再造已经是乳腺癌常规治疗的一部分。经 Blondeel 教授再造后的乳房与健侧乳房在形态和大小上均十分相似，甚至更美，充分印证了整形外科医生是一个神圣而又高尚的职业，是人体美的雕塑师。学好乳房再造术，为中国乳腺癌患者再造美丽的乳房这一信念深深地埋在她的心底。随着学习的深入，穆大夫越来越觉得自己担负着把先进理论和技术带回祖国的使命。缩小我国与国际乳房再造技术差距成了她的目标。

2000 年 7 月，她作为中国大陆第 3 位获得美国整形外科教育基金的医生赴美学习 1 年。她完全按照自己的意愿选择了 3 位乳房再造泰斗级的教授和 1 位乳腺外科教授：Stephen S. Kroll、Robert J. Allen、William W. Shaw 和 Helena R. Chang。穆大夫跟随这 4 位医生出门诊、进病房、观摩手术，进一步强化了乳房再造的理论和方法。在医疗方面，给她留下最深印象的是美国对乳腺癌患者的治疗方式：多学科会诊制度 ——

相关的所有科室医生在门诊对乳腺癌患者进行会诊，制订从诊断到治疗（包括术后康复）的完整诊疗计划，并严格执行。她珍惜时光，除了本专业以外，还想全面了解美国医生的培养制度，因此尽可能参加住院医师的所有医疗活动：每周 1 次的读书报告会（5：30~6：30 am），查房开医嘱（6：30~7：30 am），8：00 am 刀碰皮，每个周末也要在 7：30 am 前开完医嘱。她还参加了一些美国整形外科专科培训课程。美国年轻医生认真而超负荷地工作给她留下深刻的印象。

路易斯安那州立大学医院的 Robert J. Allen 教授是穿支皮瓣乳房再造之父，他因善良、耐心的为人之道和敬业、认真的工作态度被穆大夫尊为毕生的老师。他创造机会让穆大夫跟他一起上手术，讲解每步的要点和注意事项，还会认真指导和修改穆大夫的论文。穆大夫向 Allen 教授介绍了胸廓内动脉远、近心端均可作为供血的来源，Allen 教授用此方法首次成功地完成一例困难型乳房再造术，之后对此方法大加赞赏，多次使用并推广。后来他组织了一个多国家乳房再造学术团体 —— 国际乳房整形再造专家组（GABR），并邀请穆大夫成为会员。

位列美国癌症治疗第一的 M. D. Anderson 癌症中心的 Stephen S. Kroll 教授博学而睿智，著作颇丰，自 20 世纪 70 年代起发表了大量乳房再造文章，穆大夫是在读博期间阅读文献时认识他的。

穆大夫在出席美国整形外科协会年会时，不仅聆听了美国整形医生在各个领域的最新研究成果，还目睹了获奖医生在年会上身着盛装携夫人走过红地毯，登台领奖并接受同行赞誉的盛况。作为获奖者的 Shaw 教授邀请她参加了在其漂亮的别墅里举行的家宴。她明白这份尊敬和荣誉都是来自整形外科医生多年的勤奋。那一篇篇论文、一部部著作正是他们为自己能登上荣誉的高峰耗费心血搭建的台阶。

回国后，她积极地介绍并建议使用穿支皮瓣对 1 例乳腺癌切除术后的患者实施了乳房再造术，当时主刀的徐军教授随后发表了中国国内第一篇腹部穿支皮瓣乳房再造的文章。自此，她积极发表乳房再造的论文，在多个学术会议上推广乳房再造技术。

因乳腺癌而被切除的乳房有必要再造吗？穆大夫为什么这么执着地从事这项工作？这些疑问随着我亲身的经历得以揭晓。2006 年，我陪她去美国参加一个乳房再造的国际会议。会上一位来自挪威的医生介绍以前挪威民众和政府认为切除癌变的乳房后，乳腺癌的治疗就结束了，没有必要再造乳房。但是，乳房切除术后没有进行再造的患者中 1/4 有自杀的倾向，很多患者婚姻破裂。为此，一些乳腺癌患者积极向社会呼吁，希望政府重视和支持乳房再造。挪威的一个电视节目邀请了 5~6 名因乳腺癌而切除了一侧乳房的患者，面容憔悴的她们讲述完乳房再造的理由后，一齐勇敢地裸露上身，当众展示残缺的胸部。那一刻我全身不住地颤抖，全场鸦雀无声。那位医生继续动情地讲着，一段时间后同一家电视台又请来这几位女士。最后一张幻灯片显示她们再次褪却上装，展示乳房再造术后完美的胸部，更令人瞩目的是她们灿烂的笑容，而为她们手术的就是这位讲者。他告诉观众，乳腺癌患者已经争取到了挪威政府的支持，此时全场爆发出热烈的掌声。

一位优秀的医生不仅能治好患者的疾病，而且能为整个社会的和谐、文明和进步做出贡献。潜移默化，与这些世界上优秀的整形外科医生交流必然能让你知道什么是优秀，怎样变得优秀。

针对当时中国乳腺癌切除术后乳房再造率很低，乳房切除后一期再造率更低的现状，她在中央电视台和北京电视台等多家媒体向大众推广国际乳腺癌的先进治疗理念，告诉中国人因乳腺癌被切除的乳房可以再造，呼吁中国女性积极提出乳房再造的要求，勇敢接受乳房再造术。乳房再造术不仅再造乳房，而且再造女性的信心和家庭的稳定，这是中国人民文明、进步的标志。

时光飞逝，2014 年初她年届五旬，深深地感受到岁月催人。整形外科医院作为专科医院，在乳房再造特别是即刻乳房再造的开展方面存在瓶颈。想成规模、系统地开展这项工作，必须要在综合医院组建团队。此时，北京大学人民医院的王杉院长把她作为优秀人才引进到该院，为该院和北京大学国际医院创建整形外科并担任科主任。

一进入北京大学人民医院她就全身心地投入工作。有次下班一进屋，她双眼放光地对我和儿子说："今天我们做了一例手术，绝对是中国第一例。"在家里，有时她说着话，沉寂片刻后眼神游离，话题就又转移到乳房再造上，儿子觉得她做乳房再造术入了魔，给她起了个外号叫"穆超疯"。她实施显微外科即刻乳房再造手术常常在傍晚 5 点以后开始，凌晨才结束。我就在家里等着，直到她进了家门我才放心。有时迷迷糊糊刚入睡的我被她推醒或被她的手机铃声惊醒，她把手机放到我的耳边兴奋地说："你快听我吻合的动脉搏动声多好听！"值班医生或护士每小时用多普勒超声监听皮瓣 1 次，然后用微信传给她请她确认是否稳妥。电话里的多普勒超声吵得我睡不着觉，而对她而言，那就是世界上最动听的催眠曲，她被电话唤醒，听到多普勒超声的声音完好后，马上就能入睡。

在北京大学人民医院工作的 5 年间，穆大夫兢兢业业，实施了多例高难度的 I 期和 II 期乳房再造术。开展了淋巴管静脉吻合术治疗上肢淋巴水肿等多项新技术，并多次获奖。培养了 5 名研究与乳房再造相关课题的博士生，无私地主动让科室的 4 名主治医师利用她的课题晋升为副主任医师。5 年间发表了 20 余篇核心论文，7 篇 SCI 论文。她创造机会促使年轻医生多次登台演讲，与国际级整形外科专家进行理论交流并同台手术。

多年来，穆大夫赴多地讲课，很多医生希望她能写一本乳房再造方面的专著。2016 年她萌生了撰写本书的想法。这部书中的病例均由她亲自实施手术，凝聚着她的心血。病例的特点、手术目的、适应证、方案选择、术前设计、术中实施、并发症处理、随访结果、体会、注意事项，条理分明地跃然纸上，她要把她 30 余年的乳房再造术经验、教训和感悟呈现给有志于乳房再造的医生，目前国内还没有这类专著。理想虽不宏伟，实施起来却异常艰难。白天她要完成医院的医、教、研工作，晚上有时间就写书，甚至是在出差的飞机上也打开电脑写，节假日更是她写书的最佳时间。整理多年前的原始图片、病例资料和近期随访的资料、查阅最新文献……费时费力，2018 年经过她和科室同事们的努力，初稿交至出版社。接下来就是对此书的反复修改及新内容的增加。

2020 年 5 月我们可爱的小孙子出生了，他给全家特别是穆大夫带来了太多的慰藉。有一次穆大夫抱着快满月的孙子和儿子聊天，儿子轻轻地抚摸婴儿的头说："等他长大了也让他像您一样当个好大夫吧。"那一天她突然意识到作为一名好大夫，她还没有完成自己的梦想就开始在家含饴弄孙。公公常说的"得给这个社会留下点东西"，母亲的那句"我培养你不是让你做家务的，是让你以后对国家有用的"回响在她的耳边。

原海南省人民医院乳腺科主任汤鹏和钟晓捷教授与她合作多年，2020 年 8 月邀请她来新建的海南省肿瘤医院考察，吴世政院长的真情让她决定来该院全职工作。我那时因病刚出院不久，在她来海南之前，我与穆大夫约定顶多不定期去海南会诊，但想想她钟爱的、未竟的事业和众多的乳腺癌患者，另外也为圆她自幼就想到四季都能穿裙子的地方的梦想，我服从了她的意向。儿媳一家人也深明大义，担负起照顾小孙子的重任。

从那时起，她又聚精会神地投入到工作中。2022 年初，她又被聘请到与她合作近 20 年的海南医学院第二附属医院（海南省农垦医院）。乳腺科的吴煌福教授与穆大夫联手在 2009 年完成了海南省 5 例乳房再造术，填补了海南省该领域的空白，现在又再次一起工作。王毅书记和郑武平副院长为她能放开手脚开展工作大开绿灯，相关科室的医生与她积极配合，除组建了如 20 年前美国那样的多学科协作团队，并开展了一系列新课题的研究外，还完成了多项国家级和省级继续教育课程，多次举办了国际和国内学术会议。可喜的是，在海南工作期间，她发表核心期刊论文 20 余篇，其中 SCI 论文 7 篇，使她从医以来发表核心期刊论文超过百篇。

2021 年，我俩又相继患病住院，其父亲年迈离世，两位母亲也体弱多病入院治疗多次。这些变故也不得不让她多次考虑放弃这本书。两家医院的院、科领导和同事都积极地鼓励和帮助她继续完善这本书。今年初我又因病住院，出院后她以便于照顾我为名把我接到海口养病，但在过去的 4 个月里，她经常早上 7 点出门，半夜才回来。她和同事们又完成了多例海南省乃至全国乳房再造方面的首例手术，书中新增加的许多精彩内容就是来自这两家医院的病倒，直到 2022 年 7 月 4 日的今天，她还在书里添加了上周才完成的一个病例。对这本书她和同事不停地修改，说她倾尽心血毫不为过。

遗憾的是这篇文字并不能如我所愿全面、真实地记录或描述穆大夫，因为她把在人生中经历的一些挫折都删除了。她说国家和医院为我们的生活、学业和工作创造了我们在大学毕业时做梦都想不到的优越条件，这让她能一直不忘初心地从事钟爱的乳房再造事业，她已经感到非常幸福了，个人经历过的那些坎坷不值一提。每当遇到不如意，她就爱朗诵"两岸猿声啼不住，轻舟已过万重山"。有一次她若有所思地对我说："黄河曲折奔腾到海数千里的原因是遇到了高山险阻，盘桓而行虽然增加了它的行程，但也让它看了更多的风景，滋润了更多的土地，孕育了更多的生命。我到过四家医院工作，每次的离别虽然是依依不舍，但也把国际乳腺癌治疗的先进理念和乳房再造技术带到了不同的医院，为那里培养了一批人，造福了很多患者。"历史对于旁观者是一段故事，但对于亲历者来说却是切身的喜悦或感伤，丰富的经历何尝不是人生的财富。

今天傍晚阵雨过后，年近六旬的我俩漫步在海口湾的沙滩上，习习凉爽的海风吹来，看着海天交界处如血般的夕阳和灿烂的晚霞、如织的航船，庆幸生长在这个辽阔、美丽、平安的国家，也感叹时光飞逝。回想往事历历在目，风景因走过而美丽，命运因努力而精彩，作为一名医生她没有虚度年华，也没有碌碌无为。工作上取得的这些成绩要感谢生养、教育我们的父母；感谢指导过我们的老师；感谢身边的同事；感谢患者和家属的信任。躯体的不适不断提醒着我们的年龄，但想想这部快要出版的专著，还有即将付诸实施的工作计划，对美好的明天依然充满期待。

多次主持和参与的国际学术交流活动帮助她和中国同道认识了世界，也帮助世界认识了中国整形外科。后生可期。

视频 1 穆籣大夫及整形外科医生携乳腺癌术后乳房再造患者"医患同台旗袍秀"

视频 2 穆籣大夫接受采访

黄雷

2022 年 7 月 4 日

致谢

一路走来，我非常幸运。感恩、感谢。

衷心感谢中国医学科学院整形外科医院凌怡淳教授和李森恺教授，为我指明了专业方向，3 年博士研究生的学习历程奠定了我日后的事业基础。感谢导师一路的鼓励，让我有信心坚持。感谢严义坪教授，及其具有划时代意义的解剖工作。

感谢比利时根特大学整形外科主任 Phillip N. Blondeel 教授，让我第一次接触了"穿支皮瓣"的理论和技术，豁然开朗。严谨、执着的他是我一直以来的楷模。

感谢 M. D. Anderson 癌症中心 Stephen S. Kroll 教授、路易斯安娜州立大学医院整形外科 Robert J. Allen 教授、加利福尼亚州立大学洛杉矶分校整形外科 William W. Shaw 教授及乳腺中心主任 Helena R. Chang 教授，老师们的言传身教使我终身受益。感谢 Robert J. Allen 教授近 22 年的支持，让我一路前行，勇往直前。

2009 年我在英国利物浦皇家医院整形外科留学 3 个月，2010 年赴澳大利亚墨尔本皇家医院 G. I. Taylor 实验室参加"四肢修复重建"研讨会，2018 年亲临日本东京大学观摩 Isao Koshima 教授手术。得益于持续深入的国际学术交流，像一直在吸取学术营养，使命感指引我一直向前。

感谢徐军教授、李养群教授、马小兵教授，感谢朱晓峰教授、刘元波教授、杨明勇教授、赵振民教授、尹宁北教授、靳小雷教授。"老南二"的精神。

感谢北京大学人民医院整形外科医疗美容科成员的全力以赴。

感谢北京大学国际医院整形美容中心李东主任及全体医护对我工作的配合。

感谢海南省肿瘤医院整形外科医疗美容科全体成员的厚积薄发。

感谢海南省肿瘤医院健康促进宣教室叶青主任对本书一字字、一句句的校正。

感谢 12 年来与海南省医学院第二附属医院乳腺甲状腺外科吴煌福主任的合作，感谢郑武平副院长的多学科团队协作。

感谢海南省肿瘤医院乳腺外科主任汤鹏、钟晓捷主任 10 余年的合作。

感谢上海交通大学第九人民医院整复外科董佳生教授、复旦大学中山医院整形外科亓发芝教授、中南大学湘雅医学院附属肿瘤医院李赞教授的大力支持。

感谢我的家人，感谢父母的培养和妹妹及女儿的贴心陪伴，感谢黄雷教授的一路相伴，无论春夏秋冬，一如既往地支持和照护。感谢儿子黄沐能健康成长，在你身上看到了传承。感谢公公婆婆的大力支持。感谢儿媳杨祎、孙子黄川及亲家的辛勤付出，让我没有后顾之忧，专心事业。

感谢我的学生们，教学相长，共同进步。

感谢中山医学院，感谢一起成长的同学们，圆了我的"医生"梦。感谢湘雅医学院的老师和同学，让我选择了正确的方向。

感谢患者及家属的理解和信任，这是最好的认可，也是价值的体现。

感恩、感谢！

一如既往，不忘初心、牢记使命、砥砺前行。

穆兰

2022 年 1 月 6 日于北京